NHKきょうの健康

腰痛　ひざ痛　五十肩・腱板断裂　股関節痛
関節リウマチ　骨粗しょう症・圧迫骨折　を予防・改善！

関節・骨を守る 295のQ&A事典

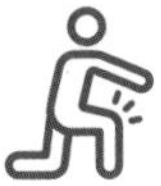

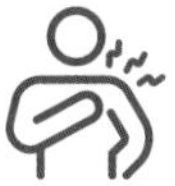
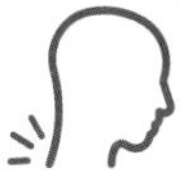
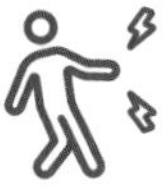

編「きょうの健康」番組制作班、主婦と生活社ライフ・プラス編集部

主婦と生活社

本書は、Ｅテレ「きょうの健康」の番組内容をもとに、
新たな取材を加えて構成・編集したものです。

はじめに

「腰が痛い」「ひざが痛くて歩けない」など、年齢を重ねるにつれて、体のあちこちが痛むという方は多いでしょう。１つの痛みが別の関節の痛みを起こし、複数の関節に問題を抱えている人も珍しくないと思います。

腰、肩、股関節、ひざなどの「関節」と「骨」は、体をスムーズに動かし、支えている〝かなめ〟です。いくら「脳」が元気でも、肝心の「体」が動かなくなってしまっては「健康長寿」とはいえません。実際、要支援や要介護となる原因のうち、大きな割合を占めているのが「関節疾患」と「骨折・転倒」です。将来、寝たきりにならないためには、関節・骨などの運動器の障害を予防・改善することが重要なのです。

本書では、「腰痛」「ひざ痛」「肩の痛み・こり」「股関節痛」「関節リウマチ」「骨の病気（骨粗しょう症、圧迫骨折など）」の関節や骨に関わる病気について、知りたいこと、気になることをＱ＆Ａ形式で紹介しています。これらの病気は、病院で治療をしていても、運動や生活習慣・環境の見直しなど、患者さん自らの実践をなくして改善はありません。その際、「痛みがあるときは運動をしてもいいのか？」「薬をのむ必要は？」といったさまざまな疑問や不安が生じてくることと思います。それらを解消するＱ＆Ａを厳選し、掲載しています。

本書をご自宅に常備し、何か悩みがあった場合に役立てていただければ幸いです。皆さまの心身がいつまでも健康であることを願っています。

「きょうの健康」番組制作班

の質(QOL)が低下！

いつまでも元気で過ごすために 関節と骨を守る

私たちが健康で生活を楽しめるのは、骨や関節を中心とした運動器官がうまく働いてくれているからこそ！　加齢などからくる運動器官の痛みやしびれを予防・改善して、いつまでも元気な骨と関節を目指しましょう。

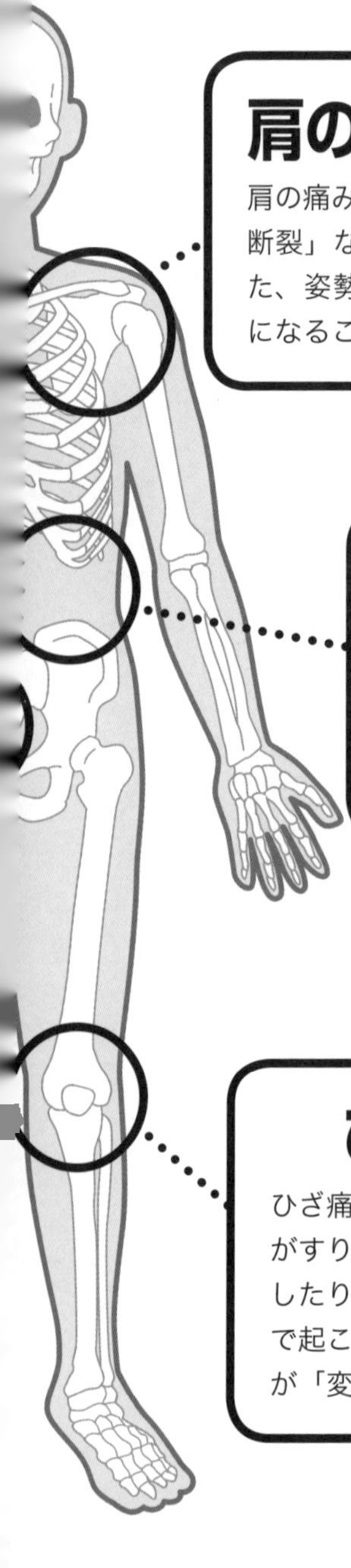

肩の痛み・こり

肩の痛みは、「五十肩」や「腱《けん》板《ばん》断裂」などによって起こる。また、姿勢や体形が肩こりの原因になることもある。

→第3章

腰痛

老化した腰椎に、加齢や激しい運動、生活習慣、ストレスなどさまざまな要因が加わって、腰痛が起こる。

→第1章

ひざ痛

ひざ痛の多くは、関節軟骨がすり減って、炎症を起こしたり変形したりすることで起こる。中高年に多いのが「変形性ひざ関節症」。

→第2章

放置していると生活

関節リウマチ

関節リウマチは自己免疫疾患の１つで、全身の関節に腫れや痛みが生じる。近年では、治療法が進歩して改善可能な病気に。

→第5章

股関節痛

股関節に痛みがあらわれる原因の多くは、関節軟骨がすり減っていく「変形性股関節症」。中高年の女性に多くみられる。

→第4章

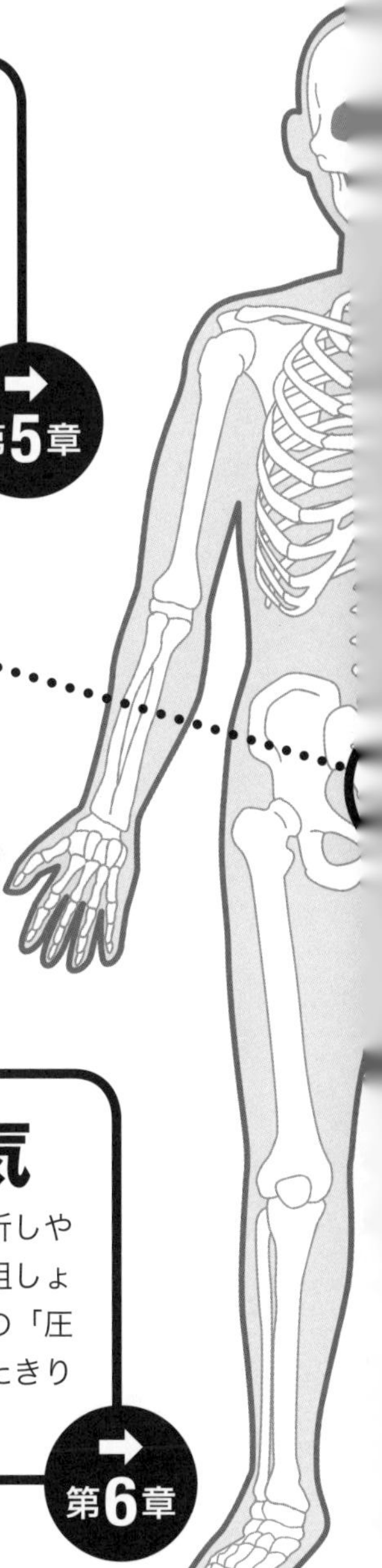

私たちが体を動かすときは、脊椎を中心に、肩関節、股関節、ひざ関節の大きな関節が連動し合っています。１つの関節に障害が起こると、痛みだけでなく、歩行やさまざまな動きに不自由が生じるようになるため、早期に治療を始めることが大切です。

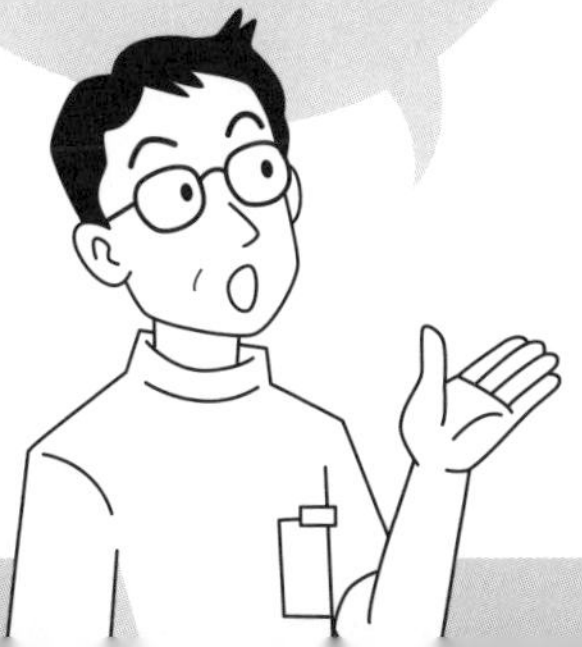

骨の病気

骨がもろくなって骨折しやすくなる病気を「骨粗しょう症」といい、背骨の「圧迫骨折」などから寝たきりになる可能性もある。

→第6章

関節・骨の病気は寝たきりの要因に！

関節・骨の病気は加齢に伴うものが多く、進行すると寝たきり状態や要介護・要支援を招くこともあります。とくに、支援や介護が必要となる原因のトップは「転倒、骨折」や「関節疾患」などの運動器の障害です。

「要介護・要支援」の原因

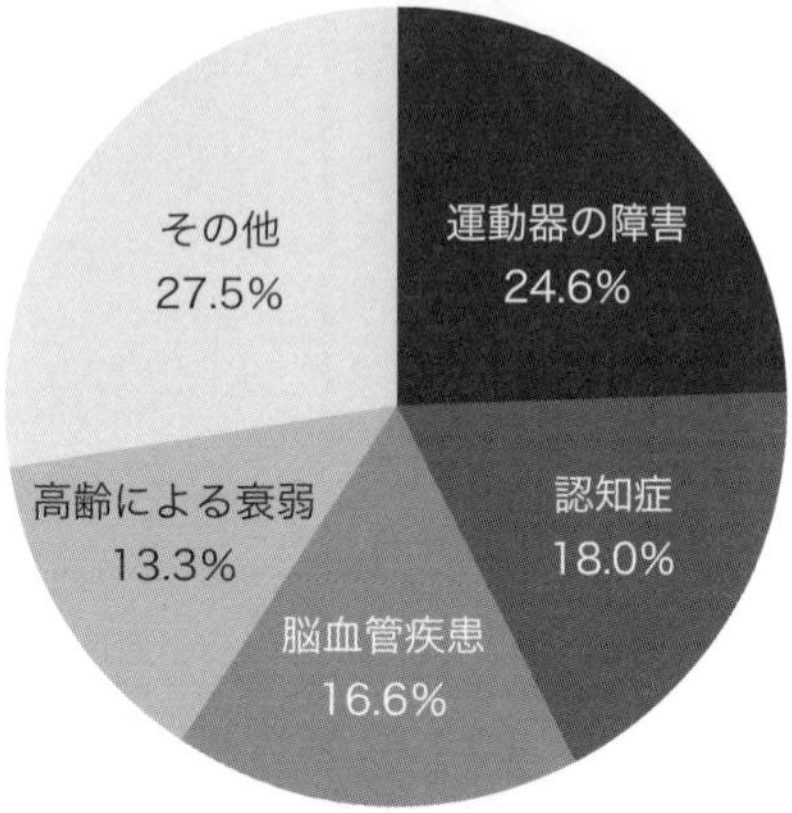

厚生労働省　2016年国民生活基礎調査より作図

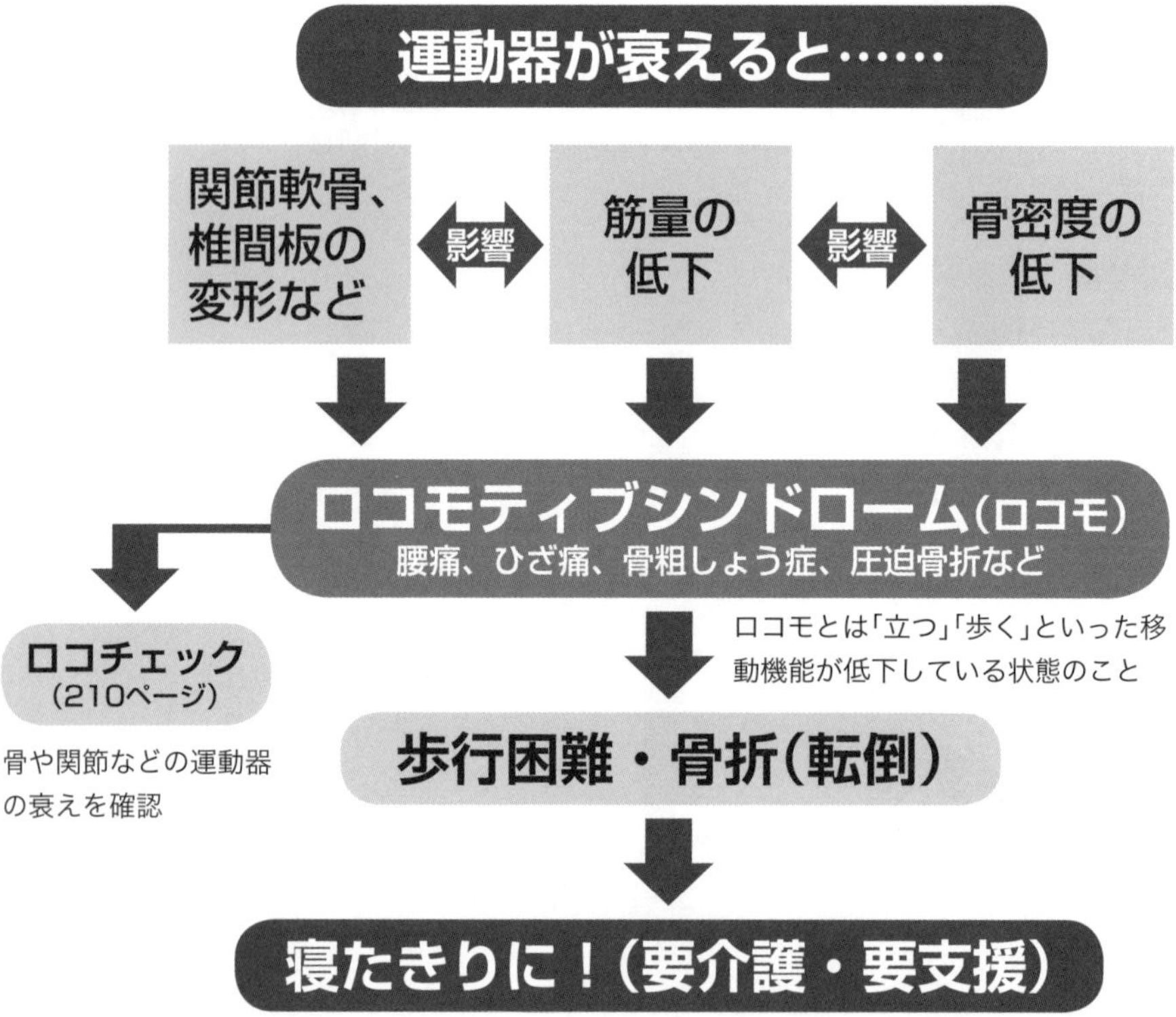

"痛み"が"痛み"を呼ぶ悪循環！

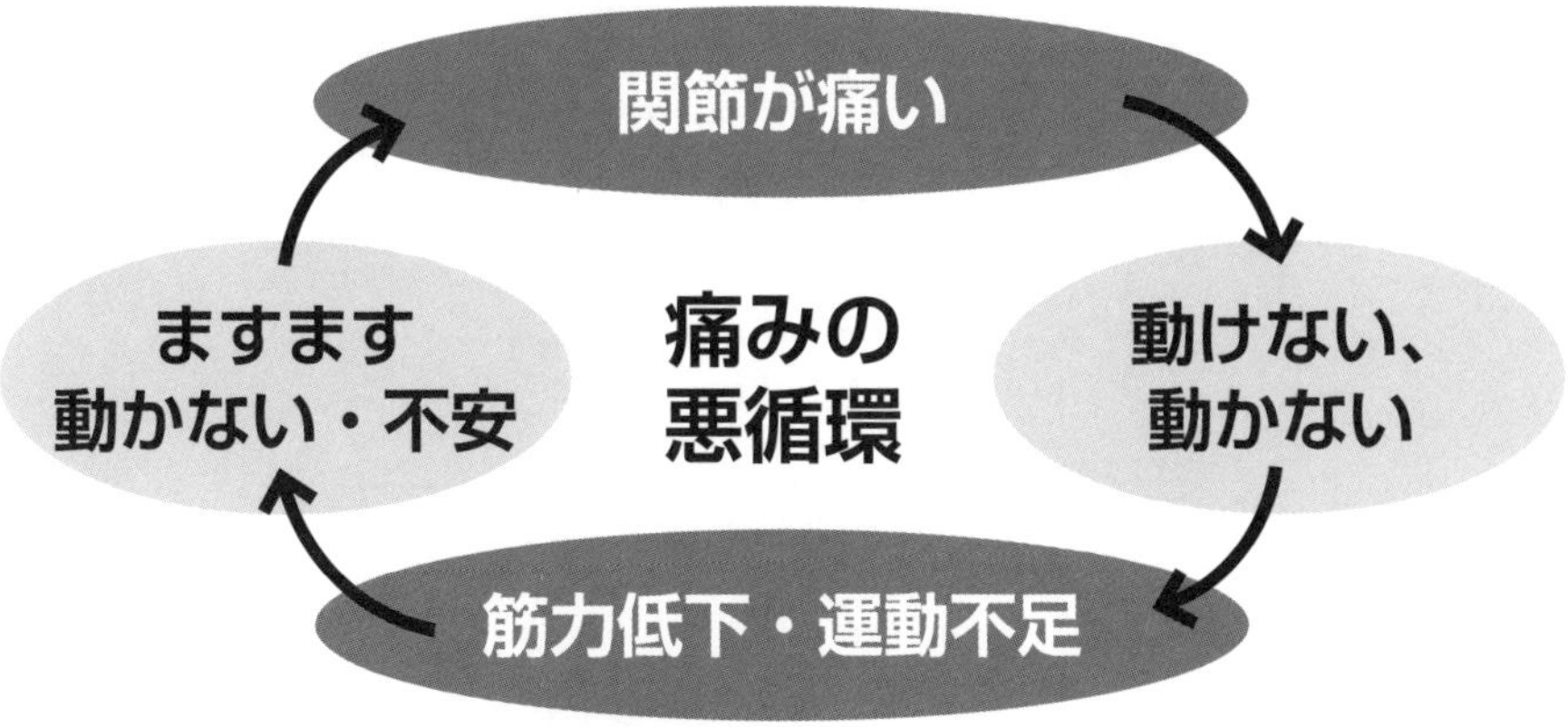

悪循環を
断つ

**運動・食事・生活スタイル
を改善!!**

痛みで体を動かさなくなると、関節の柔軟性や筋力が低下して、さらに痛みが増加する悪循環に陥ります。この流れを断つには、適度な運動を取り入れ、骨や関節をつくる食生活、関節を守る生活スタイルの見直しが大切です。

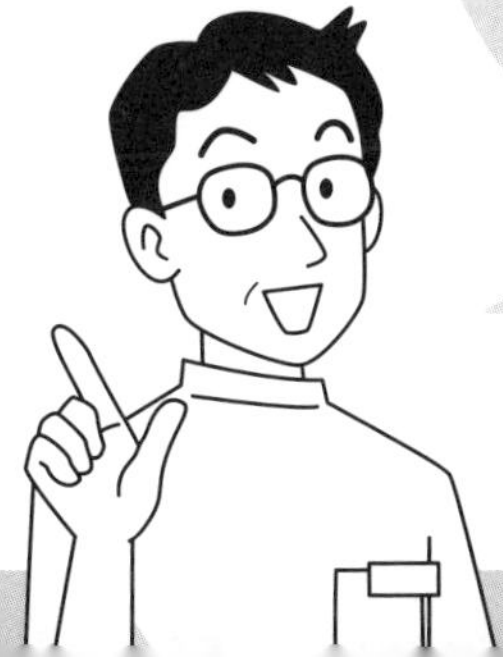

NHKきょうの健康

関節・骨を守る295のQ&A事典

目次

第3章 「肩の痛み・こり」の疑問・悩みを解決!

第4章 「股関節の痛み」の疑問・悩みを解決！

第5章「関節リウマチ」の疑問・悩みを解決！

制作協力／NHKエデュケーショナル
阿久津哲雄、原良太朗、山地美樹
カバーデザイン／清水肇(prigraphics)
本文デザイン／(有)ケイズプロダクション
本文イラスト／佐藤加奈子
執筆協力／(有)エディプロ　余田雅美
編集協力／(株)文研ユニオン　市原一幸
編集担当／飯田祐士

本書を読まれる皆さんへ

病気や病態の基本情報、Q＆Aで疑問・悩みに答えます

各章の冒頭ではその病気や病態について知っておきたい全体情報をまとめ、診断、治療法、セルフケアなどについてそれぞれの基本情報と覚えておきたい「ポイント」を挙げています。まず基本を押さえたら、Q&Aであなたの疑問・悩みの答えを見つけてください。

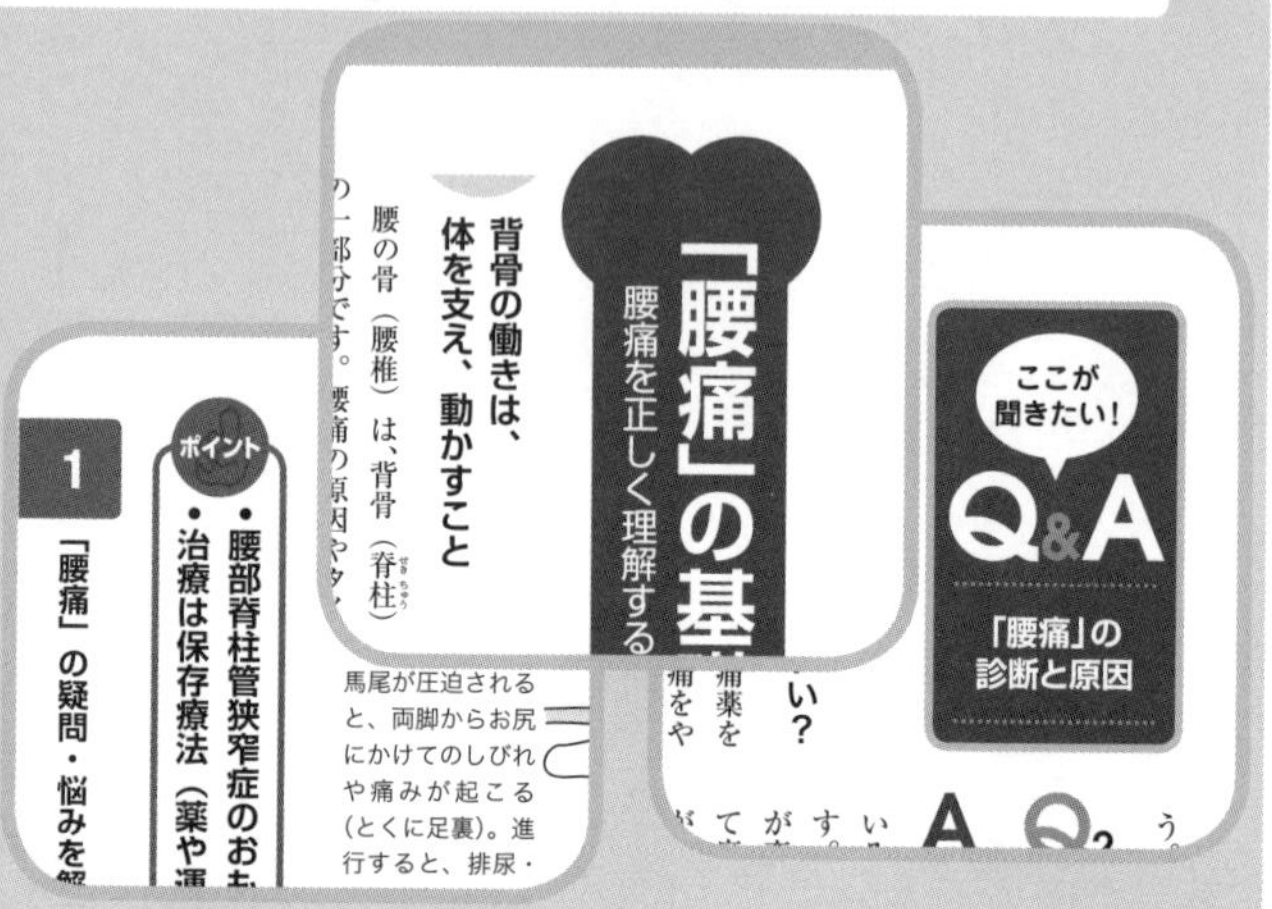

自宅でできる体操・筋トレを始めてみましょう

本書で取り上げている関節・骨の病気は、ふだんから体操や筋トレを取り入れることで、症状を改善・予防することができます。各章に自宅で簡単にできる改善運動を紹介しています。目安となる回数を挙げていますが、あくまでも自分のペースで調節してください。また、痛みが強いときや体調がすぐれないときは運動を控えてください。

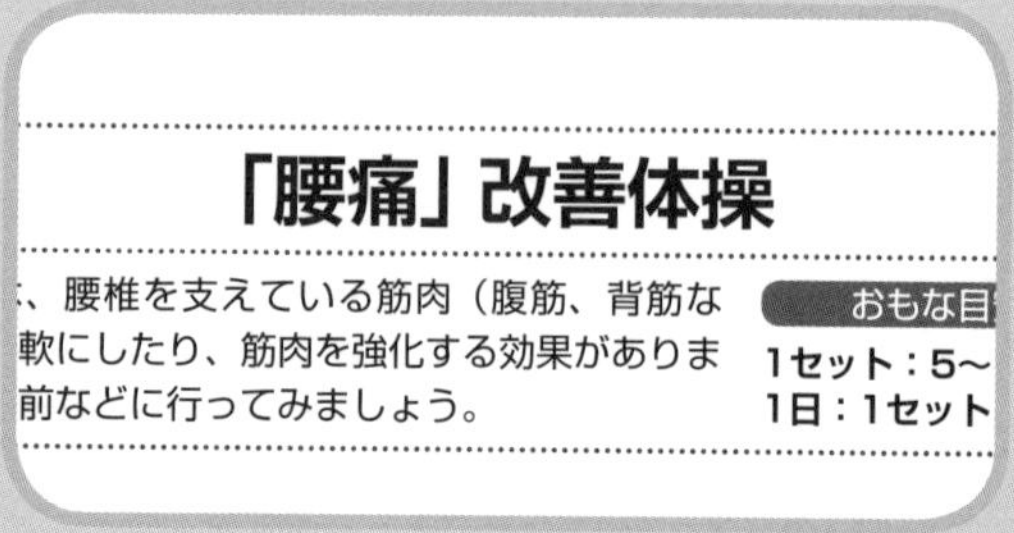

治療目標は人によって違うことがあります

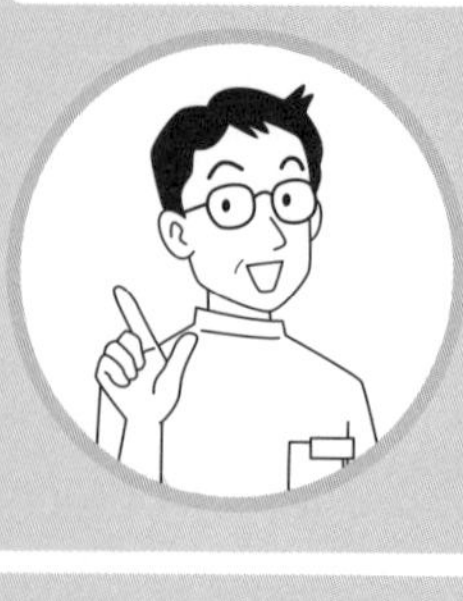

治療の目標は、患者さんの年齢やライフスタイルなどによって異なることがあります。とくに高齢者の方は、全身の健康状態や生活状況なども考慮して検討されます。具体的な治療については、かかりつけの医師に確認してください。

第1章

「腰痛」の疑問・悩みを解決!

年齢を問わず、大勢の人が腰痛の悩みを抱えています。腰痛のなかには安静にしていれば自然に治るものもありますが、治療しなければ悪化してしまうものもあります。長引く痛みの原因をつきとめ、適切な治療法や再発予防の方法をQ&Aで回答します。

監修 紺野愼一
(福島県立医科大学医学部整形外科学講座教授)

「腰痛」の基礎知識

腰痛を正しく理解するために、背骨のしくみと働きを知る

背骨の働きは、体を支え、動かすこと

腰の骨（腰椎）は、背骨（脊柱《せきちゅう》）の一部分です。腰痛の原因やタイプを知るために、脊柱のしくみと働きを知っておくとよいでしょう。

脊柱は、24個の椎骨《ついこつ》という小さな骨が積み重なったもので、その下に仙骨と尾骨がついています。24個の椎骨は、「頸椎《けいつい》」「胸椎」「腰椎」という3つの部位に分かれています。

背骨は、ゆるいS字カーブを描いています。椎骨と椎骨の間にクッションの役割を果たす椎間板と椎間関節があるため、体を動かしたときに椎骨同士がぶつからない構造になっています。

また、腹筋、背筋が脊柱を支えており、上半身を前後左右に動かすことを可能にしています。

脊柱の中を通る神経は、全身に伸びている

背骨の中は脊柱管という空洞になっていて、脊髄《せきずい》という太い神経が、脳から頸椎と胸椎の脊柱管の中を通っています。腰椎の脊柱管にまでくると、「馬尾《ばび》」と呼ばれる神経の束が通っています。さらに馬尾は下半身へと伸びているため、これらの神経が障害されると、腰痛だけでなく、足にも痛みやしびれがあらわれることがあります。

腰椎の老化だけで腰痛が起こることはない

背骨で老化の影響を受けやすいのが椎間板です。加齢によって椎間板の水分が失われて薄くなります。すると、椎間板はクッションの役目を果たせなくなります。そこに重い物を持ったりするなどして強い圧力が加わると、椎間板の

脊柱のしくみ

背骨は、頸椎が7個、胸椎が12個、腰椎が5個の、合計24個の椎骨が合わさってできている。背骨は横から見るとゆるいS字カーブを描いている。腰椎の部分は前方に向かってカーブしており、この形が体の重みを支えるのに適している

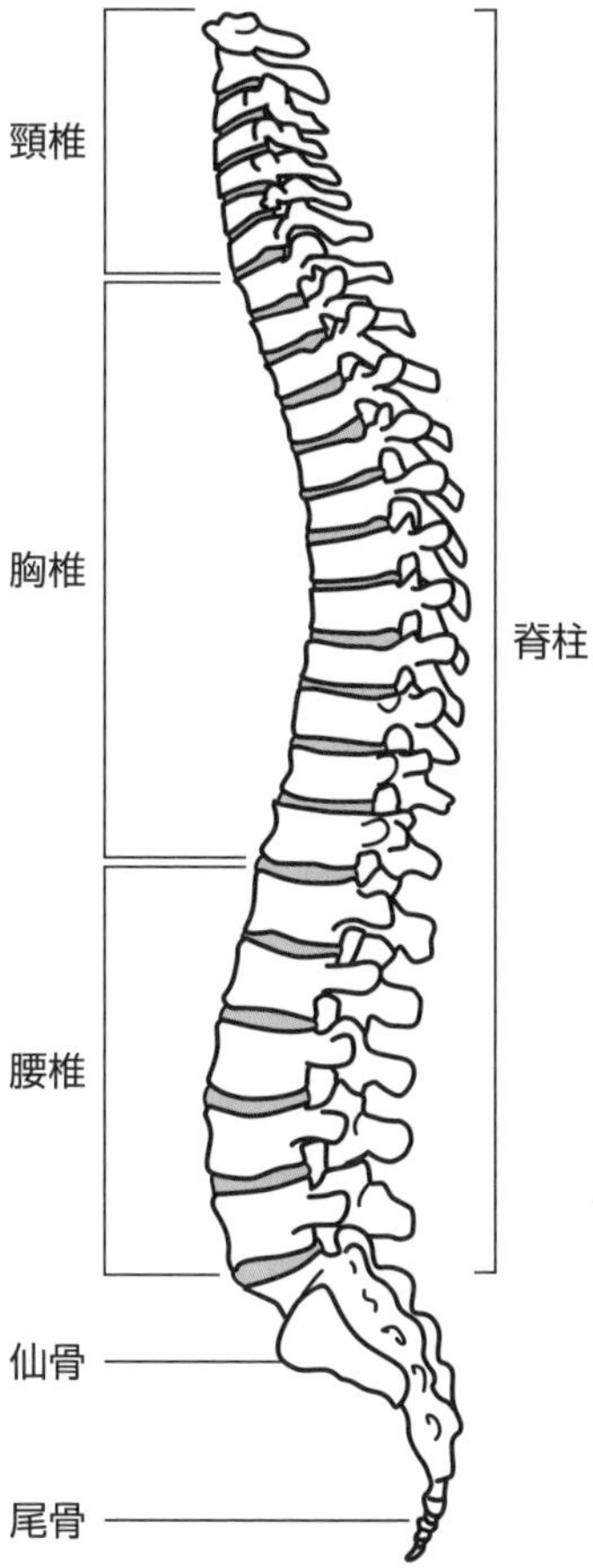

腰椎のしくみ

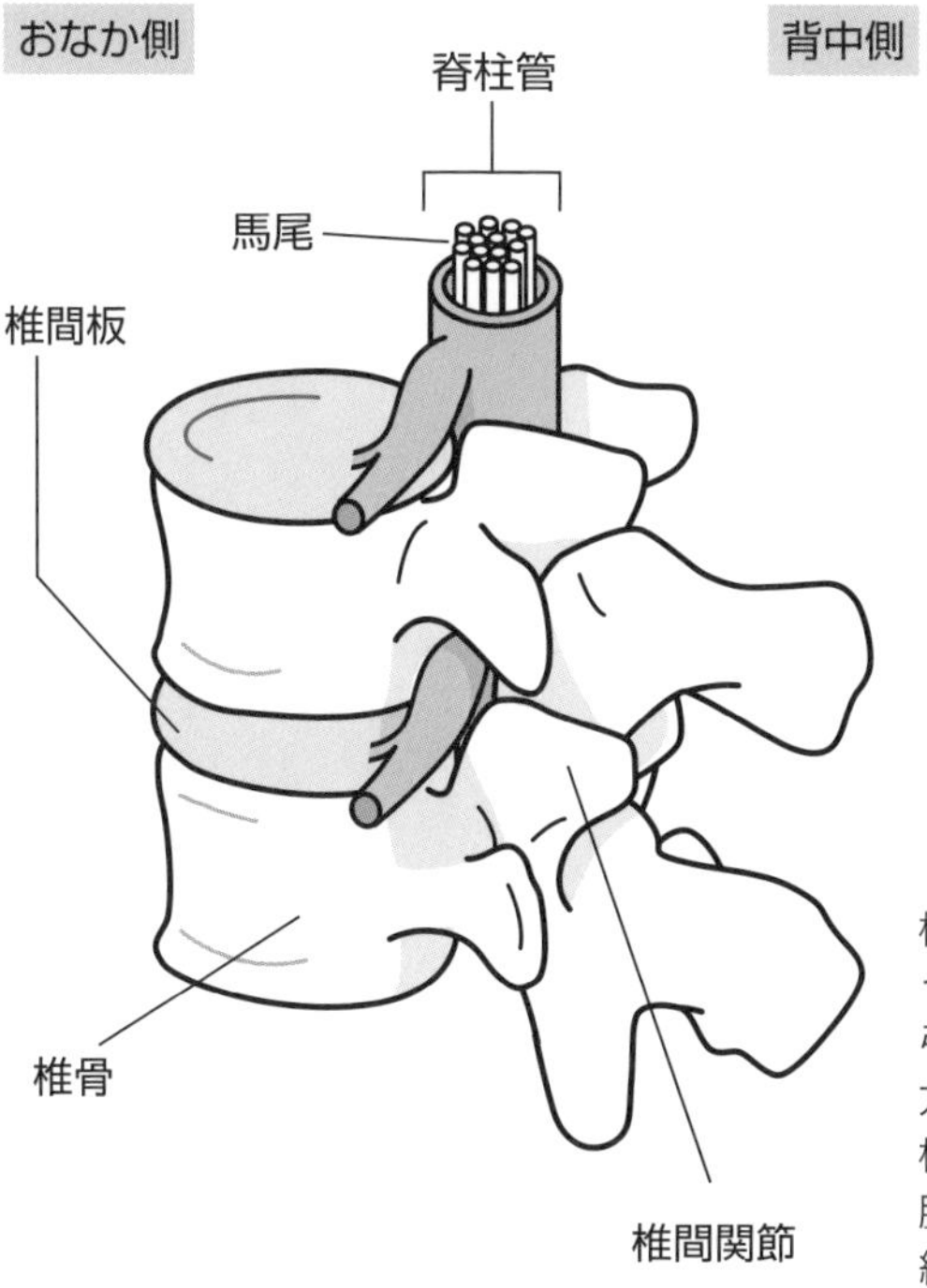

椎骨は、前方(おなか側)は缶詰のような形をしていて、後方(背中側)は弓のような複雑な形をしている。前方を椎体といい、後方を椎弓という。椎体と椎弓の間には脊柱管があり、腰椎部分の脊柱管の中には馬尾(神経の束)が通っている。椎骨と椎骨は、前方は椎間板、左右後方は椎間関節でつながれている

腰痛を起こす要因

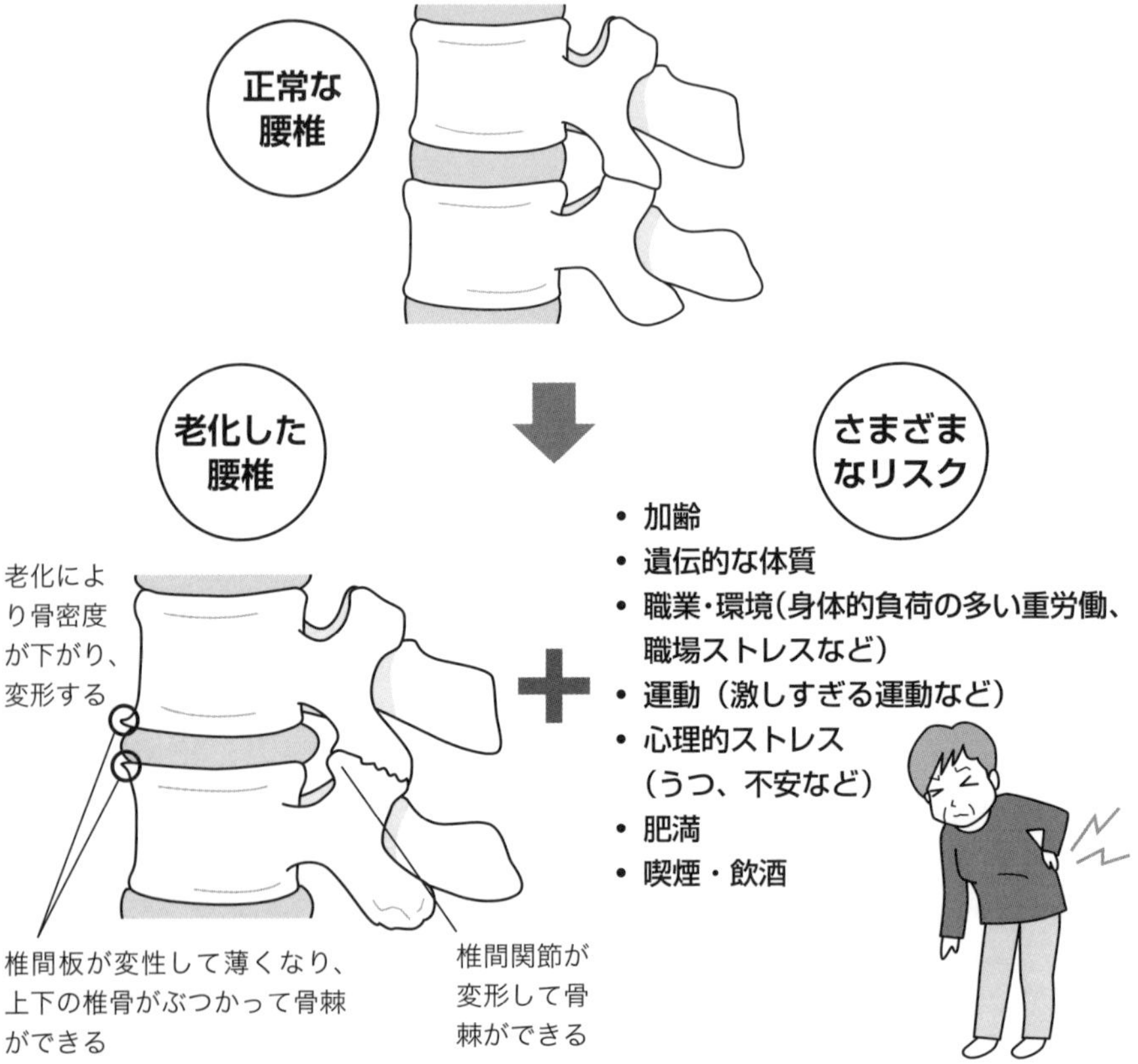

中にある髄核が飛び出して、椎間板がつぶれて薄くなることがあります。さらに、上下の椎骨がぶつかり合いやすくなり、骨の一部にとげが生じることもあります。これを骨《こつ》棘《きょく》といいます。

ただし、加齢による骨の変形などがあっても、それだけで腰痛は起こりません。腰痛を引き起こす要因が加わってはじめて、腰痛が起こったり悪化したりします。

腰痛の発症にかかわる要因には、姿勢や動作などのほか、運動不足や喫煙といった生活習慣も関与しています。

急性腰痛と慢性腰痛の違い

腰痛が発症して3か月以内に痛みが治まるものを「急性腰痛」と

いいます。一般に「ぎっくり腰」と呼ばれ、重い物を持ち上げるなどして、突然、腰に痛みを起こします。多くは1週間から1か月でよくなります。再発を繰り返すことはありますが、慢性化することはほとんどありません。

痛みが3か月以上続くものを「慢性腰痛」といいます。慢性腰痛の原因はさまざまで、腰椎以外の障害や病気などのほか、心理的ストレスも深く関与しています。

　慢性腰痛は、単なる腰の病気と捉えるのではなく、患者さんの健康状態の一部をあらわしたものと考えてもよいでしょう。

坐骨神経痛とは

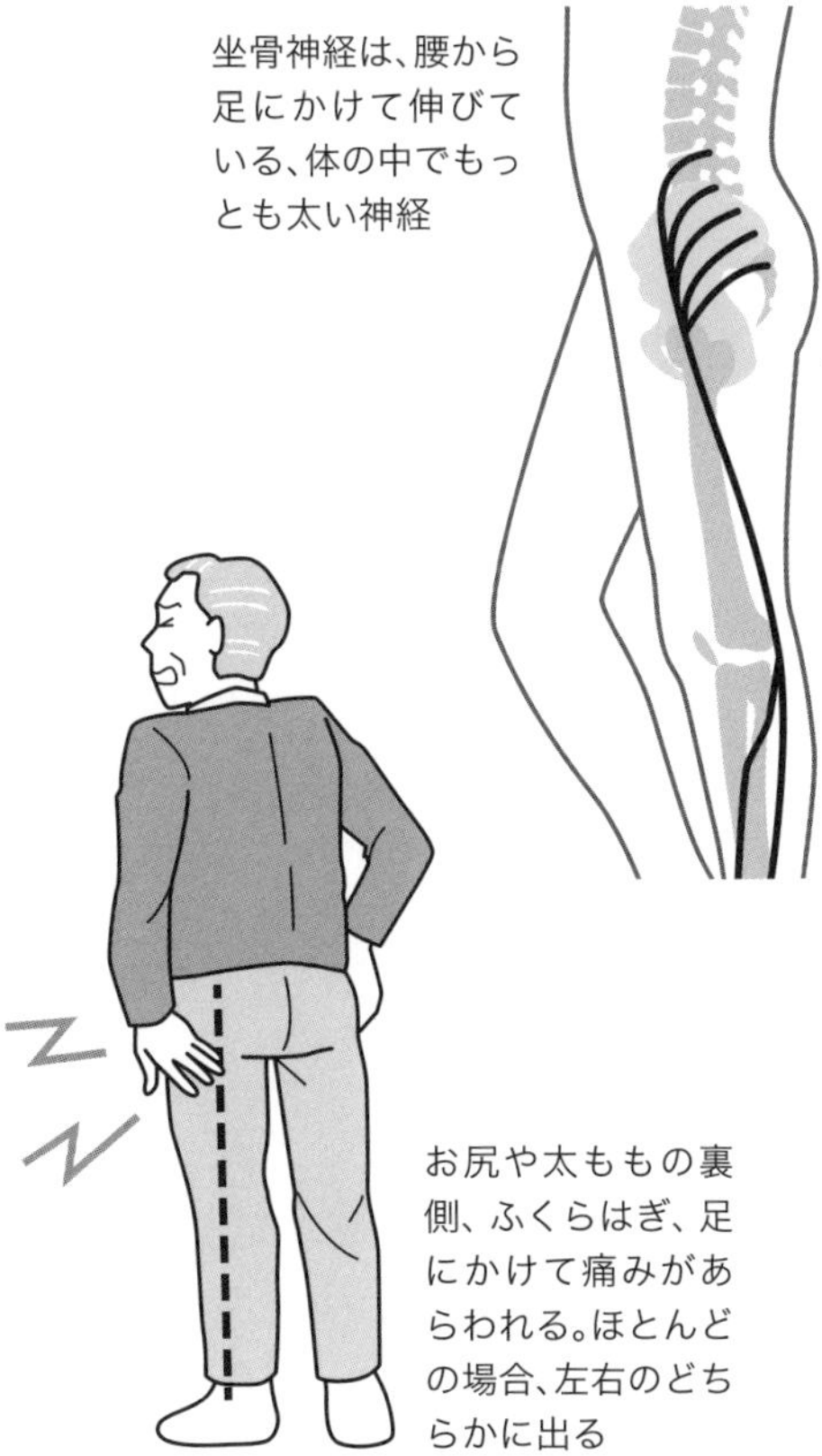

痛み以外にしびれや麻痺などもあらわれる

腰以外に痛みがあらわれることもあります。また、腰の痛みに加えて、腰からお尻、足にかけて響く「放散痛」を伴うものもあります。

　放散痛の1つに「坐骨神経痛」があります。腰椎から足にかけて伸びる坐骨神経が障害されることで起こる、痛みやしびれなどの症状です。坐骨神経痛の多くは、「腰椎椎間板ヘルニア」や「腰部脊柱管狭窄症」などの症状の1つとしてみられます。

　そのほかに、姿勢や動作に関係なく腰以外にも痛みが生じる「関連痛」があります。関連痛は、内臓の病気などで起こることがあります。

「腰痛」の診断と原因

診断の流れ

①問診・診察

自覚症状、症状があらわれるきっかけ、生活環境などの情報を集める。患者さんを観察し（視診）、直接触って（触診）、身体所見を確認する

診察の一例

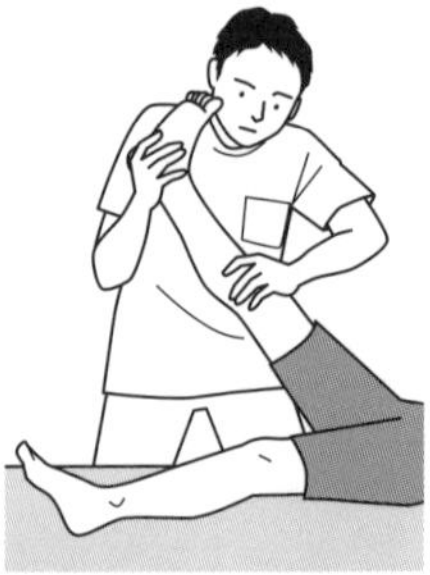

腱反射を調べたり、知覚検査などを行って神経障害の有無を調べる

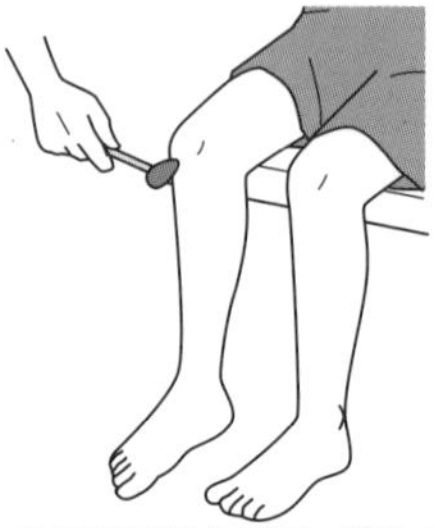

伸ばした足を持ち上げて、痛みの出現を確認する（下肢伸展挙上テスト）など、痛みやしびれの出方を調べる

↓

②画像検査

基本的にはX線検査で、必要に応じてMRI検査を行う

↓

③その他の検査

血液検査、骨粗しょう症の検査など。精密検査で、椎間板の状態を調べる造影検査などを行うこともある

↓

診　断

診察と画像検査で原因をつきとめる

腰痛が起きたら、整形外科を受診しましょう。次の流れで診断が行われます。

①問診・診察

問診で痛みのタイミングや程度などを確認し、歩き方や姿勢などを調べたり（視診）、関節や神経、筋肉の状態を触って調べます（触診）。

②画像検査

X線検査、MRI（磁気共鳴画像）検査を行います。X線検査は、骨の変形や腫瘍の有無などを調べます。MRI検査では、椎間板や神経の状態がわかります。

ポイント

- 問診と診察、画像検査で腰痛を診断
- 原因特定されなくても、重大な病気の有無を知ることが大切

腰痛の原因

原因特定の有無	原因
原因が特定できる腰痛	**椎骨、筋肉、椎間板など** **腰椎の直接障害** ・圧迫骨折 ・腰椎椎間板ヘルニア ・腰部脊柱管狭窄症　など 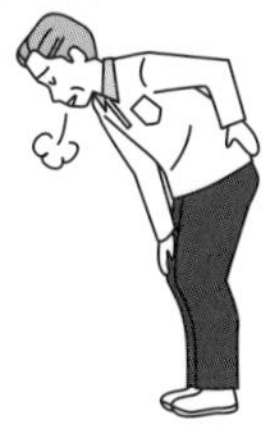
	がんの転移、感染症 ・肺がん、腎臓がん、大腸がん、前立腺がんなどのがんが腰椎に転移 ・骨への細菌の感染（高齢者、免疫が低下している人などに多い）
	臓器の周囲にある神経への刺激 ・消化器系：胃潰瘍、胆石、膵炎など ・泌尿器系：尿路結石、腎炎など ・循環器系：解離性大動脈など ・婦人科系：子宮筋腫、子宮内膜症など
原因が特定できない（特定することが難しい）腰痛	・椎間関節性　・身体的ストレス ・筋、筋膜性　・精神的ストレス ・椎間板性 ・血管性 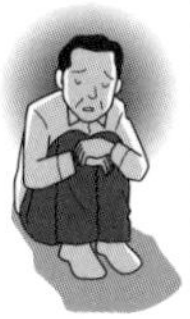

③その他の検査

がんの転移、感染症によって腰痛が起こることもあるため、疑いがあるときは血液検査を行います。高齢の女性では、骨粗しょう症によって腰痛を引き起こすことがあるため、骨密度測定を行うこともあります。精密検査として、造影検査も行われます。

痛みの原因を特定できないこともある

痛みの原因を特定できるのは、腰椎が直接障害された場合やがん、感染症などによる腰痛です。一方、原因を特定できない腰痛もあり、腰痛全体の約85％を占めているといわれていました。しかし、最近ではその割合はもっと少ないと考えられています。

ここが聞きたい！

Q&A

「腰痛」の診断と原因

Q1 市販の湿布や薬で対処するだけでもいい？

A 市販の湿布や消炎鎮痛薬を使っても、一時的に腰痛をやわらげることができるかもしれませんが、原因を調べないまま放っておくと、腰痛が悪化してしまうことがあります。

また、腰痛には重大な病気が隠れていることもあります。

病気を見逃さないためにも、原因を調べて早く腰痛を改善させるためにも、整形外科を受診しましょう。

Q2 すぐに受診したほうがよい腰痛とは？

A 多くの場合、腰痛が起こっても、横になって安静にしていると、徐々に痛みがやわらぎます。しかし、2、3日しても痛みが変わらない、あるいは日を追って痛みが徐々に強くなる、就寝中も痛みがある、発熱がある場合などは、がんや細菌感染の悪化が考えられます。

また、突然、突き刺すような激しい腰痛が起こった場合は、解離性大動脈瘤《りゅう》（大動脈解離）の可能性が考えられます。

痛みをがまんしていると命にかかわるため、早急に受診してください。

Q3 腰痛があるのに「異常なし」と言われたのはなぜ？

A 腰痛があるのに、画像検査をしても、腰痛の原因となる所見がみられないことがあります。腰痛は、必ずしも画像検査で原因が明らかになるとは限りません。そのため、主治医は「異常なし」と告げたのでしょう。

この場合の「異常」とは、腰椎の直接的な障害だけでなく、命にかかわる病気を意味しています。つまり、重大な病気の心配はないと理解してください。

また、精神的ストレスが原因で腰痛が発生することも少なくありません。その場合でも、対処方法を身につけることで、腰痛の改善を図ることができます（44ページ）。

Q4 歳をとったら腰痛があってもしかたがない？

A 骨の老化は避けられませんが、それだけで腰痛が起こるわけではありません。腰痛を引き起こした原因を調べて、きちんと対処すれば、多くの腰痛は改善します。一度、整形外科を受診して、検査を受けることをおすすめします。

Q5 精密検査で行われる検査とは？

A 椎間板造影は、椎間板に針を刺して造影剤を注入し、椎間板の詳しい状態やヘルニアの部位などを調べる検査です。ＭＲＩの診断性能が進歩したため、以前ほどは行われなくなりました。

また、神経ブロック療法という治療法がありますが、これは治療と同時に、痛みの原因となる部位を調べることもできます。神経やその周囲に局所麻酔薬を注射して、痛みがなくなれば、その部位が患部と推定できます。

そのほかにもさまざまな検査法があります。医師の説明をよく聞き、納得して検査を受けることが大切です。

Q6 医師に腰痛の症状をうまく伝えるには？

A 問診と診察で腰痛の原因を特定できることも多いため、問診でより多くの情報を医師に伝えることが大切です。

医師が知りたいおもな情報は、「いつから」「どこが」「どんなふうに」「どんなときに」「その他の症状」

医師に症状を伝えるポイント

①「いつから」…時期、経過

- いつから痛みが起こったか
- 痛みが日ごとに強くなっているか　など

②「どこが」…部位、範囲

- どの部位が痛むのか
- 腰以外に痛む部位（背中、お尻、足など）はあるか　など

③「どんなふうに」…性質、程度

- 激しい痛みか、弱い痛みか
- 痛みの程度はどのくらいか　など

④「どんなときに」…痛みが起こるタイミング

- 腰を曲げると痛い、歩くときに痛い
- 横になっても痛いのか　など

⑤その他の症状…腰痛とともに起こる症状

- しびれ、麻痺
- 排尿障害
- 発熱　など

の5つです。

Q7 腰痛はクセになる？

A 急性腰痛、いわゆる「ぎっくり腰」は、多くの場合、1か月ほどで自然とよくなります。しかし、なかには、ぎっくり腰を何度も繰り返す人がいます。腰痛がクセになっているというより、腰椎を支える筋肉が衰えていたり、加齢による腰椎の変性などで、痛みを起こしやすくなっていると考えられます。また、腰痛を引き起こす姿勢や動作をとっている可能性もあります。

ただし、椎間板ヘルニアなどが原因の場合もあるため、一度、病院で検査を受けたほうがよいでしょう。

Q8 痛みがあるときは、ずっと安静にすべき？

A 激しい腰の痛みがあるときは、横になって安静にしているのが一番です。多くの場合、1～2日で痛みがやわらいでいきます。しかし、それ以上寝ていても、痛みはほとんど変わりません。むしろ、痛みに対する過度な不安などで体を動かさないと、精神的ストレスが大きくなり、腰痛の悪化・再発を招くことがあります。できるだけ起き上がって体を動かすようにします。

Q9 運動不足と過度な運動、腰痛に悪いのは？

A 運動不足で筋肉が弱くなると、背骨を支えることができなくなって腰椎に負担がかかり、腰痛を引き起こしやすくなります。

一方、よく運動している人にみられる腰痛は、激しい運動を続けたり、間違ったフォームでトレーニングしたりすることで起こります。

運動不足も過度な運動も、腰痛の危険因子です。腰痛を起こさないために、日常生活の中に適度な運動を取り入れましょう。

Q10 なぜ、喫煙が腰痛によくないのか？

A 喫煙している人と、喫煙していない人では、喫煙していない人のほうが、腰痛が少ないという研究が報告されています。

これは、たばこに含まれるニコチンが、椎間板のまわりにある血管の血行を悪化させ、椎間板を変性させやすいためと考えられています。

また、喫煙はカルシウムの吸収を低下させ、骨密度を低下させます。骨がスカスカになると、腰痛が起こりやすくなります。

Q11 腰痛になりやすい姿勢、作業とは？

A 重い荷物を持ち上げるといった、腰に大きな負荷がかかる作業は、腰痛の危険因子です。また、立った状態よりもイスに座っているほうが腰に負担がかかります。長時間、座ったまま作業をする人は、腰痛を起こしやすいので注意が必要です。

日ごろから腰に負担のかからない姿勢を心がけることが、腰痛の予防につながります。

姿勢による腰への負担

まっすぐ立つ姿勢を1とした場合の、腰にかかる負担を比較。日常生活の何気ない姿勢も、腰に負担がかかっている。長時間、同じ姿勢を続けると、それだけ腰への負担が大きくなる

基準

1倍
まっすぐ立つ

1.4倍
イスに座る

1.5倍
立って、20度前かがみになる

1.85倍
イスに座って、20度前かがみになる

2.2倍
立って20度前かがみになり、重い荷物を持ち上げる

2.75倍
イスに座って20度前かがみになり、重い荷物を持ち上げる

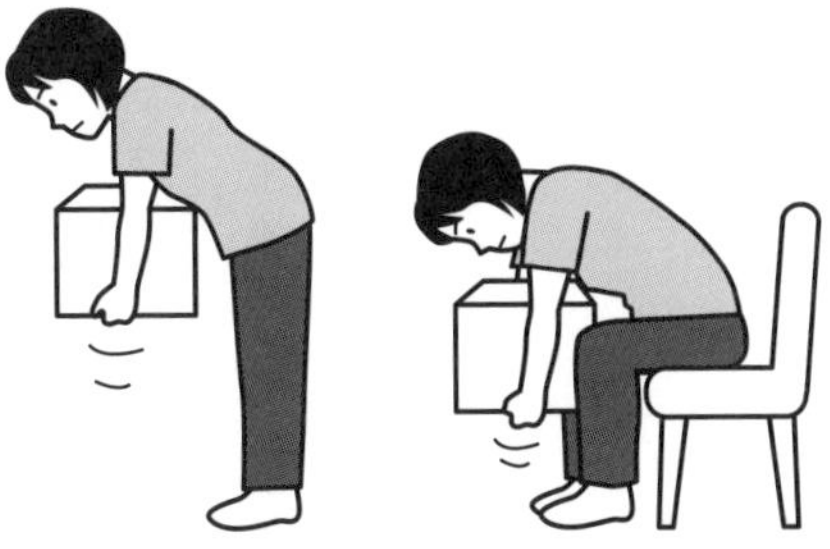

重い物を持ち上げるとき、腰には2倍以上の負担がかかる。イスに座って持ち上げると、さらに腰への負担は大きくなる

「腰部脊柱管狭窄症」による腰痛

脊柱管が狭くなり神経が圧迫される

「腰部脊柱管狭窄症」は、背骨の後ろ側にある脊柱管が狭くなり、その中の神経が圧迫されることで起こります。最大の原因は、加齢による背骨の変形です。腰部脊柱管狭窄症は早い人では40歳代から起こり、60歳代になると増加します。高齢者の腰痛の原因で多いのは、この腰部脊柱管狭窄症です。

典型的な症状は脚のしびれや歩行困難

腰部脊柱管狭窄症の症状でもっとも多くみられるのは、脚のしびれや痛みです。腰痛も起こりますが、中心的な症状ではありません。

また、典型的な症状に「間欠跛《かんけつは》行《こう》」があります。しばらく歩くと脚にしびれや痛みが出て歩けなくなりますが、少し休んだり、前かがみになると楽になるため、また歩けるようになるというものです。

腰部脊柱管狭窄症は、神経が圧迫される場所によって「神経根型《しんけいこん》」と「馬尾型《ばび》」に分けられます。

神経根型は、神経根が圧迫されて神経に炎症が起こります。坐骨神経痛が代表的な症状です。神経根型のほとんどは、数年内に自然に治ります。

馬尾型は、馬尾が圧迫されて神経に炎症が起こります。両脚の足の裏にしびれがみられます。進行すると、手術をしても症状が残り、寝たきりにつながることもあるので、早期の治療が必要です。

保存療法を中心に重症の場合は手術も検討

治療は、保存療法と手術が中心です。保存療法は薬物療法や運動療法、ブロック療法などがあります。重症の場合を除き、治療は薬物療法から始めます。神経根型の多くは、薬や運動で改善します。

手術は、骨の一部を切除して神経の圧迫を取り除く除圧術を行い、背骨が不安定な場合などでは、骨

ポイント

・腰部脊柱管狭窄症のおもなリスク要因は「加齢」
・治療は保存療法（薬や運動）、手術が中心

腰部脊柱管狭窄症のタイプ

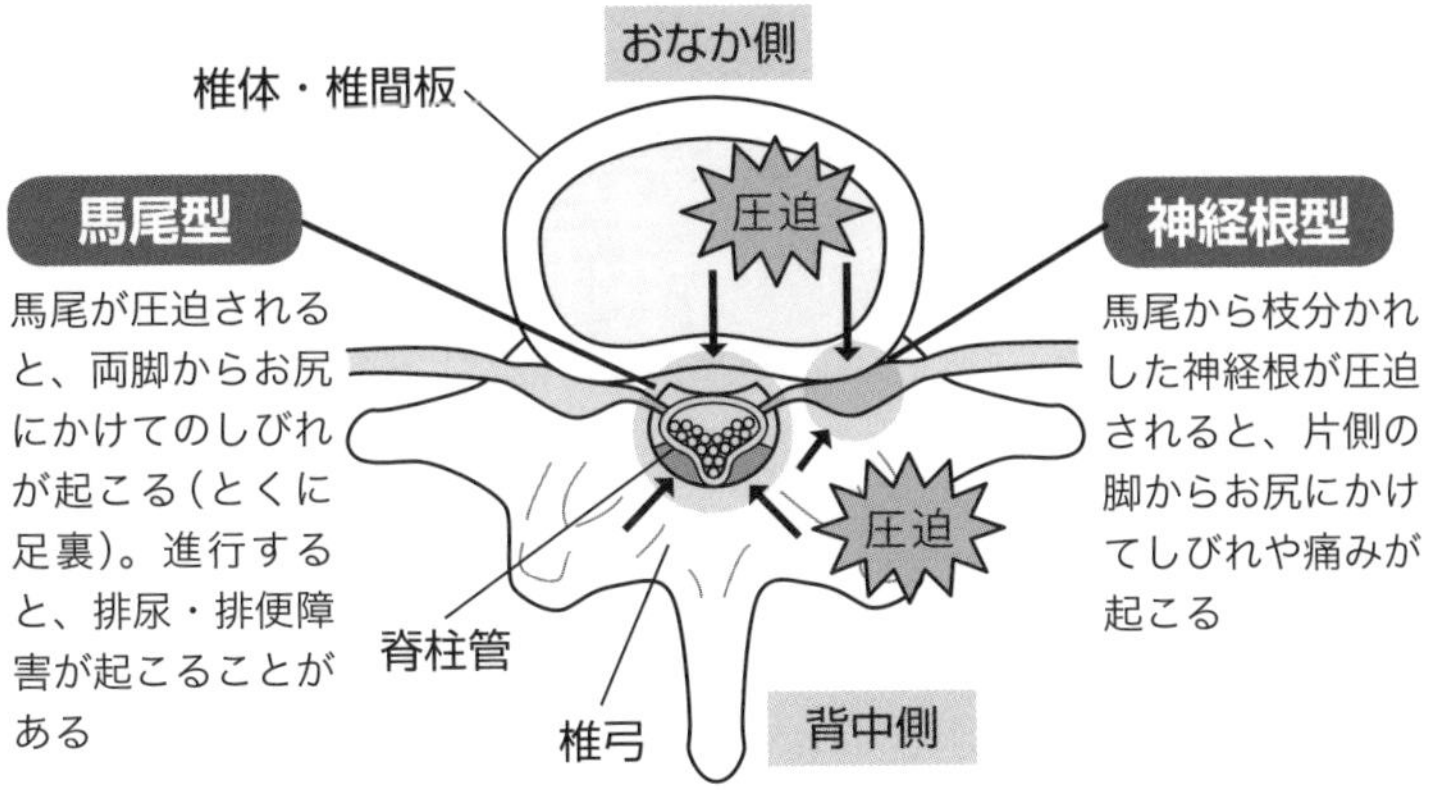

間欠跛行

間欠跛行で歩行が苦痛になると、日常生活に支障が出る

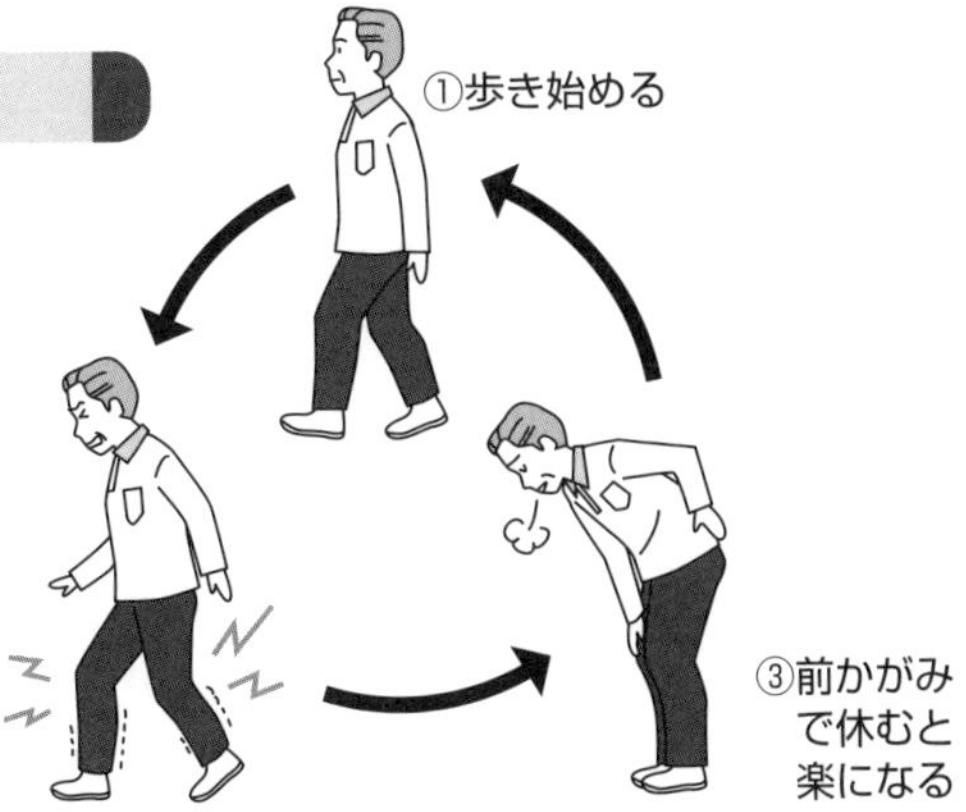

を移植して椎骨を固定します。除圧術の所要時間は1～2時間で、1～2週間の入院を要します。

　手術の選択は、症状の進行や年齢、体力などさまざまな要因を考慮して、検討します。手術後に腰痛が残ることもあるので、医師の話をよく聞いて決断することが大切です。

生活の中に運動を取り入れる

　運動は、脚のしびれや痛みを直接取り除くことはできませんが、全身の健康状態をよくする効果があります。また、体を動かすことで慢性的な痛みをやわらげることができます。腰に負担をかけない運動を生活の中に取り入れて、習慣にしましょう。

ここが聞きたい!

Q&A 「腰部脊柱管狭窄症」による腰痛

Q12 腰部脊柱管狭窄症になりやすい人とは?

A 最大の原因は加齢です。40歳以上の腰部脊柱管狭窄症の患者は約365万人と推定されています。若い人にはほとんどみられず、高齢になると増えていきます。

また、加齢に加えて、生まれつきの背骨の構造や体質、腰に大きな負担をかけるような生活をしている人など、さまざまな要因がかかわって、腰部脊柱管狭窄症を発症します。

Q13 腰部脊柱管狭窄症は治すことができる?

A 腰部脊柱管狭窄症の「神経《しんけい》根《こん》型」は、軽症であれば多くが自然に治ります。また、薬物療法や運動などの保存療法で改善されやすく、手術でも症状がとれやすいタイプです。

一方、「馬尾《ばび》型」は、保存療法でよくなることは少なく、おもに手術で症状を取り除きます。ただし、進行した場合は、手術をしても症状が残ることがあるため、馬尾型は治りにくいタイプといえます。

Q14 馬尾型が進行した場合の症状とは?

A 馬尾が圧迫されると、圧迫された馬尾以下の神経に影響が及び、さまざまな症状があらわれます。最初は両脚のしびれですが、馬尾への圧迫が強くなると、お尻の周囲にも症状があらわれます。馬尾は膀胱につながり、お尻周辺の筋肉を調節しているため、進行すると尿失禁や便秘などの排尿・排便障害が起こります。

これらの症状と腰部脊柱管狭窄症が結びつかず、症状が悪化してしまうことがあるので注意が必要です。

Q15 どのような薬物療法が行われる?

A 薬物療法の目的は、腰部脊柱管狭窄症によるしびれや痛みを改善することです。

最初に使うのは、神経への血流を改善させるプロスタグランジン

おもな薬物療法

薬の種類	使用するタイプ	特徴
プロスタグランジンE_1製剤	神経根型 馬尾型	血流を改善して脚のしびれを改善する。副作用はほとんどない。第一選択薬
非ステロイド性抗炎症薬（NSAIDs）	神経根型	脚の痛みを軽減する。副作用は胃腸障害など。長期服用は避ける
プレガバリン（神経障害性疼痛治療薬）	神経根型 馬尾型	しびれや痛みを起こす神経の過剰な興奮を抑える。副作用はふらつきなど

E_1製剤です。神経根型の多くが、3か月ほどの投与でしびれが改善します。

プロスタグランジンE_1製剤と組み合わせて使うことが多いのが、非ステロイド性抗炎症薬（NSAIDs）です。ただし、高齢者には副作用が多いため、神経障害性疼《とう》痛《つう》治療薬のプレガバリンなどが使われます。

これらで効果が認められない場合は、医療用麻薬の弱オピオイドを使うこともあります。

Q16 どんなときにブロック注射を行うの？

A ブロック注射は、局所麻酔薬を神経の近くに注射して、痛みの経路をブロックする治療法です。神経根型で歩行できないほど痛みが強い場合に、すぐに痛みをとるために行います。一方、馬尾型の症状への効果はあまり期待できません。

Q17 運動すると、どんなよいことがある？

A 痛みや脚のしびれで体を動かさなくなると、筋力が低下します。

ウォーキングや自転車こぎ、体操など無理のない有酸素運動で全身を動かしましょう。筋力を維持し、ロコモティブシンドローム（6ページ）や寝たきりを予防できます。

また、運動はがん、動脈硬化、骨粗しょう症、認知症などの予防にも効果があります。痛みがあっても運動することで、健康寿命をのばすことができます。

Q18 おすすめの運動、避けたほうがよい運動とは？

A 　フィットネスバイクを使った自転車こぎがおすすめです。腰部脊柱管狭窄症の人は、前かがみの姿勢をとると楽になるため、この姿勢で運動できる自転車は最適です。フィットネスバイクだと転倒の心配もなく、テレビや音楽を楽しみながら運動できます。

　反対に、体を反らせるような動きは、しびれや痛みが起こりやすいので避けましょう。持病がある人は、主治医とメニューを相談したうえで運動してください。

しびれや痛みを軽減する姿勢

立っているとき

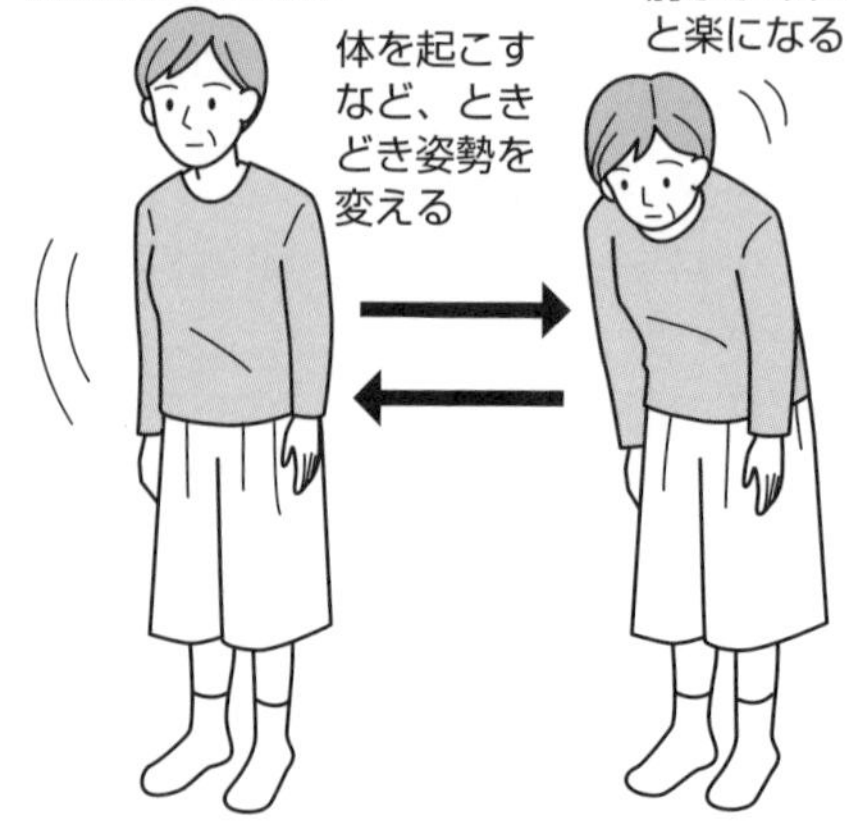

前かがみの状態から姿勢を戻すときに、体を反らしすぎないよう注意する

寝ているとき

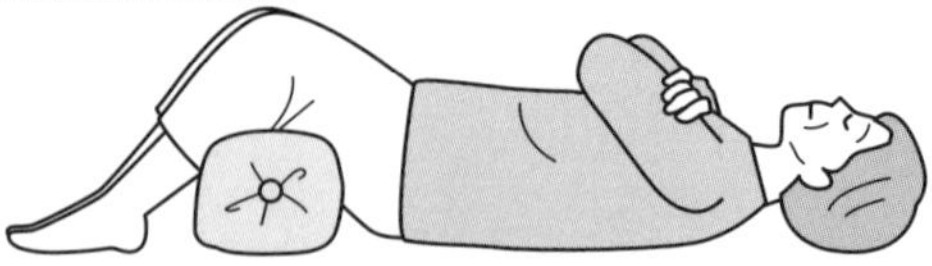

仰向けになり、ひざを軽く曲げる。ひざの下にクッションを置くとよい。うつ伏せの姿勢は、体を反らすことになるので避ける

Q19 しびれや痛みを軽減する方法は？

A 　腰部脊柱管狭窄症のしびれや痛みは、前かがみになるとやわらげることができます。前傾することで脊柱管が広がり、神経への圧迫がゆるくなるためです。反対に、体を反らせると、脊柱管が狭くなって症状が強くなります。

　ただし、前かがみの姿勢を続けていると、腰に負担がかかるので注意します。寝るときは、仰向けになり、ひざの下にクッションを置くと楽になります。

Q20 手術は早く受けるべきか？

A 　一般的に、腰部脊柱管狭窄症はゆっくりと進行します。

保存療法を行ってから、手術を検討しても遅くはないでしょう。

馬尾型の場合は、薬物療法を行っても改善しなければ、早い段階で手術を検討します。

一方で、たとえ手術を受けたいと思っても、高齢や体力、持病などの問題で、すぐ手術できるとは限りません。今の自分の年齢や状態を考えたうえで、早めに手術を受けるという選択肢もあります。

開放手術と内視鏡手術のメリット

	メリット	向いている人
開放手術	・安全性が高い ・合併症のリスクが低い ・手術を行う医療機関が多い	・復帰を急がなくてもよい ・合併症のリスクを抑えたい ・狭窄部位が複数ある
内視鏡手術	・体への負担が少ない ・回復が早く、入院日数が短い	・早く社会復帰したい ・スポーツなどにすぐ取り組みたい

Q21 手術のデメリットは？

A 手術をしても症状が残ってしまうことがあります。足裏のしびれ、こむら返り、慢性腰痛などです。手術をしたのに症状が残ると、気が滅入ってしまうかもしれません。もちろん、痛みなどが改善されて歩けるようになるケースもあります。

Q22 内視鏡手術のメリットは？

A 背中から腰の部分を切開して行う開放手術のほかに、小さく切開した部分から内視鏡を挿入して行う内視鏡手術もあります。内視鏡手術のメリットは、術後の痛みが軽く、入院日数が少ないことです。ただし、今のところ手術のできる医療機関は限られています。どちらの手術を選ぶかは、患者さんの術後の生活などによって変わります。主治医とよく相談したうえで手術を受けてください。

Q23 末梢動脈疾患も似た症状があらわれる？

A 末梢動脈疾患は、下肢の血管の内腔が狭くなったり、詰まったりする病気です。腰部脊柱管狭窄症と同じく間欠跛行《かんけつはこう》があらわれますが、治療法は異なります。命にかかわる病気のため、早めに循環器内科や血管外科での検査が必要です。

「腰椎椎間板ヘルニア」による腰痛

飛び出した髄核が神経を圧迫する

「腰椎椎間板ヘルニア」は、椎間板に圧力が加わって、椎間板内にある髄核が背中側に飛び出すなどして、馬尾《ばび》や神経根《しんけいこん》を圧迫することで起こります。圧迫された神経は炎症を起こし、激しい痛みを引き起こします。

腰椎椎間板ヘルニアは、腰痛に加えて、多くの場合、麻痺《まひ》やしびれなどの神経症状を伴います。また、痛みは腰だけでなく、お尻から太ももにかけても起こることがあります。

飛び出した髄核が馬尾を圧迫して起こる馬尾障害は、両脚のしびれや筋力低下、排尿障害を引き起こし、ほうっておくと寝たきりになる場合があります。

脚のしびれや痛みが長引くときは、整形外科を受診して治療を受けましょう。

ヘルニアがあっても症状が出ないことも

X線検査やMRI検査で椎間板ヘルニアの存在が確認されても、症状があらわれないことがあります。椎間板ヘルニアのほかに、さらに椎間板への圧迫が加わったときに、腰痛やしびれなどが起こると考えられています。

また、うつや不安、精神的ストレスなどが要因として加わることもあります。

基本は保存療法。馬尾障害などでは手術も

腰椎椎間板ヘルニアは、多くの場合、とくに治療を行わなくても、6か月くらいで自然に消失します。したがって、よほどの支障がない限り、保存療法から始めます。

保存療法の目的は、痛みの軽減です。薬物療法、コルセットの装着、温熱療法などを組み合わせて行います。痛みが強いときは、神経ブロック療法が行われます。ほとんどの場合、こうした保存療法

ポイント

・腰椎椎間板ヘルニアの症状は、腰痛、麻痺やしびれなど
・治療の中心は痛みを軽減させる保存療法

腰椎椎間板ヘルニアの治療法

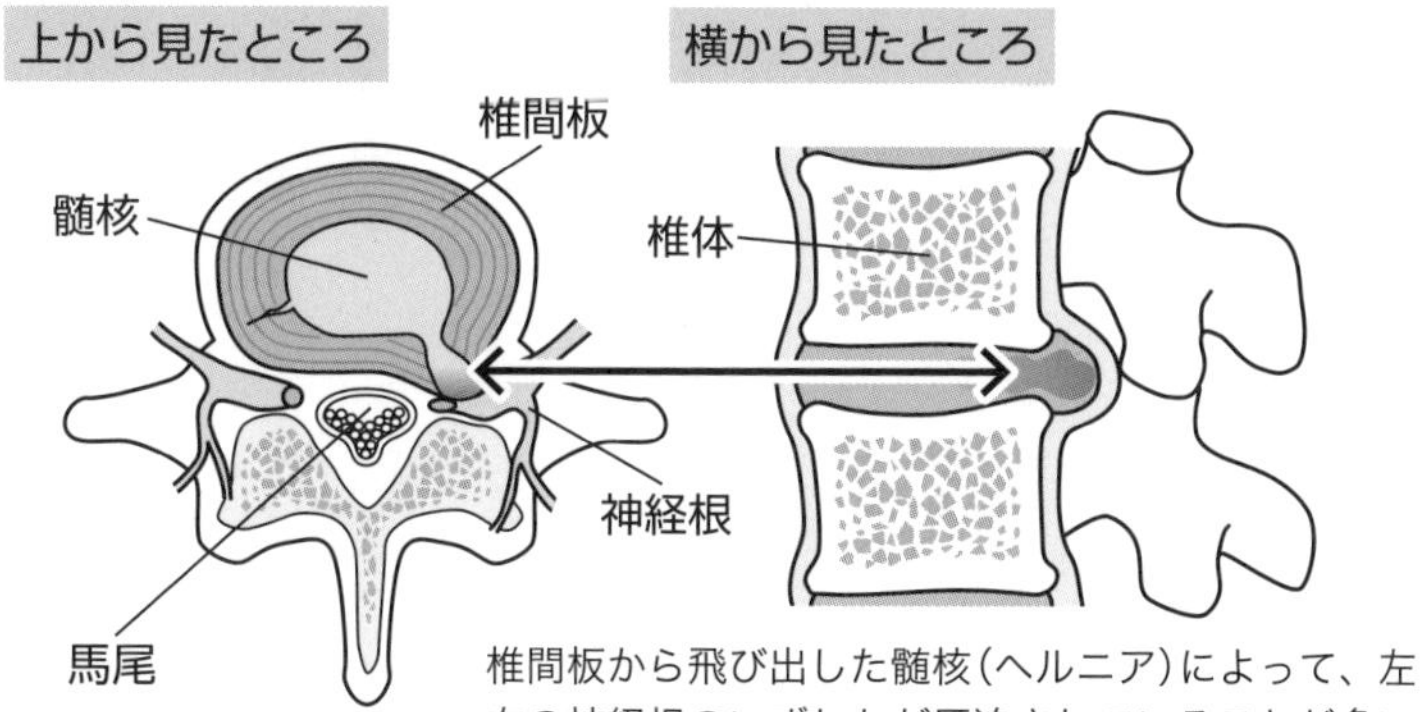

椎間板から飛び出した髄核（ヘルニア）によって、左右の神経根のいずれかが圧迫されていることが多い

↓

保存療法（痛みの軽減）

薬物療法、コルセットなどの装着、温熱療法、神経ブロック療法などを行う

↓

手術療法

＜後方椎間板摘出術＞	＜内視鏡下摘出術＞
・馬尾障害があり、保存療法で症状が改善しない場合に行う ・背中の一部を切開し、椎弓の一部を切り取って、飛び出した髄核を取り除く	・小さく切開して内視鏡を挿入して行う ・回復が早いなどのメリットがあるが、高い技術を必要とするため、手術できる医療機関は限られている

で症状は改善されます。

保存療法を3か月くらい行っても症状が改善しない場合は、手術を検討します。

多くの場合、手術で痛みなどの症状は改善しますが、なかには症状が残ることもあります。主治医とよく相談したうえで手術を受けることが大切です。

再発を防ぐために体を動かす

治療で腰痛が改善しても、筋力が低下したままだと再発しやすくなります。再発を防ぐために、体を動かす習慣をつけることが大切です。運動は、筋力低下を防ぐだけでなく、腰椎椎間板ヘルニアの原因でもあるストレスの発散にもなります。

ここが聞きたい！

Q&A

「腰椎椎間板ヘルニア」による腰痛

Q24 腰椎椎間板ヘルニアになりやすい人とは？

A 腰椎椎間板ヘルニアになりやすいのは、10〜40歳代の若い人が中心です。発症理由の1つに遺伝が関係していますが、必ずしも発症するわけではなく、さまざまな要因が重なって起こると考えられています。

環境要因も関係しています。とくに重い荷物を持つ職業の人や、喫煙者などは、椎間板ヘルニアになりやすいことがわかっています。

Q25 ほかの腰痛との見分け方は？

A 腰痛のほかに、「腰や脚に麻《ま》痺《ひ》がある」「歩くと脚がしびれる、痛みが出る、脱力感がある」「脚に力が入らないため、つま先立ちができない」「尿が出にくい、残尿感がある」などの神経症状が1つでもある場合は、腰椎椎間板ヘルニアの疑いがあります。

Q26 しびれがあってもほうっておいて大丈夫？

A 腰椎椎間板ヘルニアには、腰部脊柱管狭窄症と同様に、「神経根《しんけいこん》型」と「馬尾《ばび》型」があります。神経根型は症状が進行しにくいタイプですが、馬尾型はほうっておくと進行して排尿障害などがあらわれ、生活に支障をきたすことがあります。

腰痛のほかに「しびれはあるが、痛みはない」「脚の両側にしびれや痛みがある」「両脚の足裏にしびれがある」「お尻の周囲がしびれる」「お尻のまわりがほてる」「歩くと尿をもらしそうになる」などの症状が1つでもある場合は、馬尾型の疑いがあります。早めに受診することをおすすめします。

Q27 たばこやお酒は控えたほうがよい？

A たばこについては、1日に10本吸うと、ヘルニアのリスクが約20％上がるという報告があります。そのほかにも、喫煙が椎間板の変性に影響を及ぼすというデータもあります。したがって、喫煙は危険因子の1つと捉えられています。

また、たばこは体内の血流を悪化させるため、痛みやしびれなどにも悪影響を及ぼすことが考えられます。腰痛の改善・予防のために、禁煙を心がけましょう。

お酒については、腰椎椎間板ヘルニアとの直接的な関係は認められていません。

Q28 スポーツが原因になることもある？

A 野球、ゴルフ、水泳、エアロビクス、ラケットスポーツなど、さまざまなスポーツと腰椎椎間板ヘルニアの関係を調べた研究がいくつもありますが、いずれも腰椎椎間板ヘルニアの発生に関係はないと報告されています。

ただし、激しい運動を過度に続けたり、間違ったフォームで運動をした場合は、腰椎に負担がかかることが考えられます。

Q29 薬物療法の内容は？

A 痛みや坐骨神経痛には鎮痛薬を使います。非ステロイド性抗炎症薬（ＮＳＡＩＤｓ）、アセトアミノフェン、神経障害性疼《とう》痛《つう》治療薬のプレガバリンなどが使われます。また、医療用麻薬の弱オピオイドを使うこともあります。

神経自体が障害されて起こる痛みには、抗うつ薬や抗てんかん薬を使うこともあります。抗うつ薬は、脳内の痛みを感じにくくするシステムを補助します。抗てんかん薬は、神経細胞の異常な興奮を抑えて、痛みをやわらげます。

これらの薬を組み合わせて、痛みを軽減します。

Q30 コルセットをしたほうがよいか？

A 痛みがあるときにコルセットを装着すると、腰への負担が軽くなり、痛みが起こりにくくなります。ただし、痛みを恐れて、いつまでも装着していると、腹筋や背筋の筋力が低下するので注意が必要です。

Q31 保存療法のみで症状は改善できる？

A 腰椎椎間板ヘルニアの約90%の患者さんが、約3か月の保存療法で症状が改善されるということがわかっています。保存療

手術を検討するタイミング

排尿障害・排便障害がある

- 尿が出にくい
- 尿失禁
- 便秘
- 便失禁　など

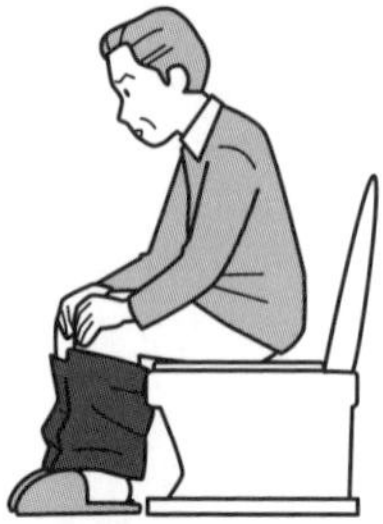

一刻も早い手術を
重症の馬尾障害が考えられ、早急な手術が望ましい

神経障害による脚の脱力感、運動障害がある

- つまずきやすい
- 脚の脱力感　など

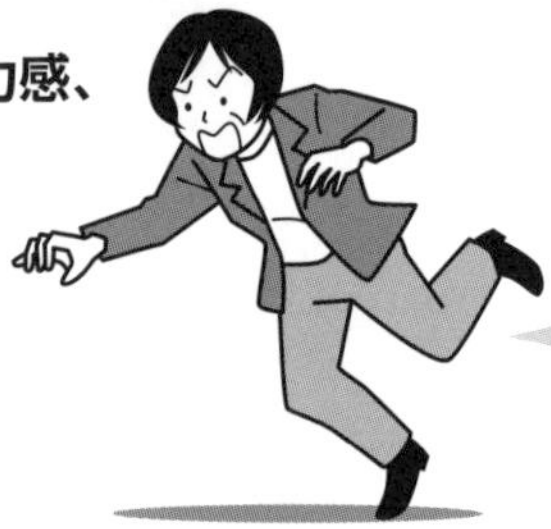

できるだけ早く手術を
ほうっておくと、症状が残る可能性がある

保存療法を3か月続けても症状が改善しない、腰痛や坐骨神経痛で日常生活に支障が出ている

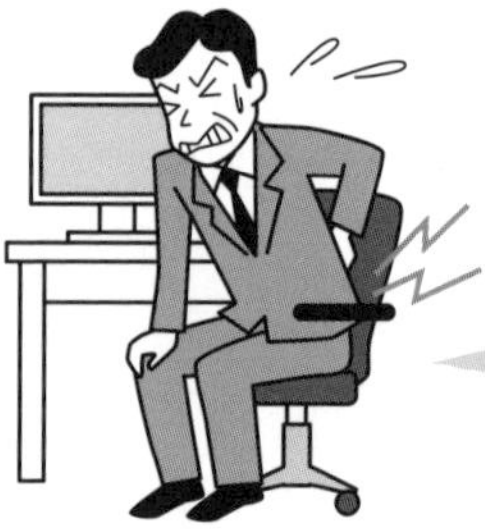

患者さんの希望に合わせて検討
緊急性はないので、患者さんの希望を聞いたうえで検討する

法を行っている間は、できるだけ体を動かして、ふだんどおりの生活を送ることがポイントです。

Q32 保存療法で効果がないと手術すべき?

A 保存療法を続けても効果が認められない場合は、手術が検討されます。とくに腰や脚にしびれや麻《ま》痺《ひ》などの神経障害が強い場合や、排尿障害がある場合などは、早めに手術を検討すべきです。

Q33 傷が小さく、回復が早い手術も選択できる?

A 腰椎椎間板ヘルニアの手術でよく行われているのは、後方椎間板摘出術です。この手術は通常、背中の筋肉を大きく切開して行われます。

一方、顕微鏡を使って手術する顕微鏡手術や、内視鏡を切開部分に入れて手術する内視鏡手術などは、皮膚の切開が小さくてすみます。

背中を大きく切開する手術法に比べて顕微鏡手術や内視鏡手術は傷口が小さいため、術後の痛みが少なく、入院期間も短くなります。しかし、髄核などを十分にとりきれない可能性もあります。また、手技を習得した医師でなければできないので、施術できる病院も限られます。

手術を検討する場合、これらの手術法が可能かどうかを主治医に確認し、メリットとデメリットを相談したうえで決めてください。

Q34 手術後の生活で注意すべきことは？

A 手術直後でも、コルセットを装着した状態で歩くことができます。退院後は、とくに安静にする必要はなく、ふだんどおりの生活を送ってかまいません。

ただし、手術後2年以内に再発することが多いので、その間は重い荷物を持ち上げたり、長時間の運転など椎間板に負担のかかる動作はできるだけ避けてください。

Q35 手術を受ける病院選びのポイントは？

A 脊椎手術を多く行っている病院が1つの目安になるでしょう。[※1]日本脊椎脊髄病学会では、300例以上の脊椎手術の実績を持つ医師を公表しています。[※2]日本整形外科学会などのホームページも併せて参考にしてください。

病院選びとともに大切なのが、主治医とよく話し合い、納得したうえで手術を受けることが大切です。

Q36 腰椎椎間板ヘルニアは再発するか？

A 腰椎椎間板ヘルニアの保存療法は痛みを軽減するものなので、同じ椎間板の場所から再発する可能性があります。

腰椎椎間板ヘルニアの手術を受けた患者さんの再手術率は、5年後で4～15％といわれています。手術で神経を圧迫している髄核を摘出することはできても、椎間板の変性は治すことができないためです。また、将来、違う場所の椎間板が変性して、新たなヘルニアが起こる場合もあります。

※1：日本脊椎脊髄病学会　http://www.jssr.gr.jp/general/advisor/
※2：日本整形外科学会　http://www.joa.or.jp/public/index.html

急性腰痛症の発症

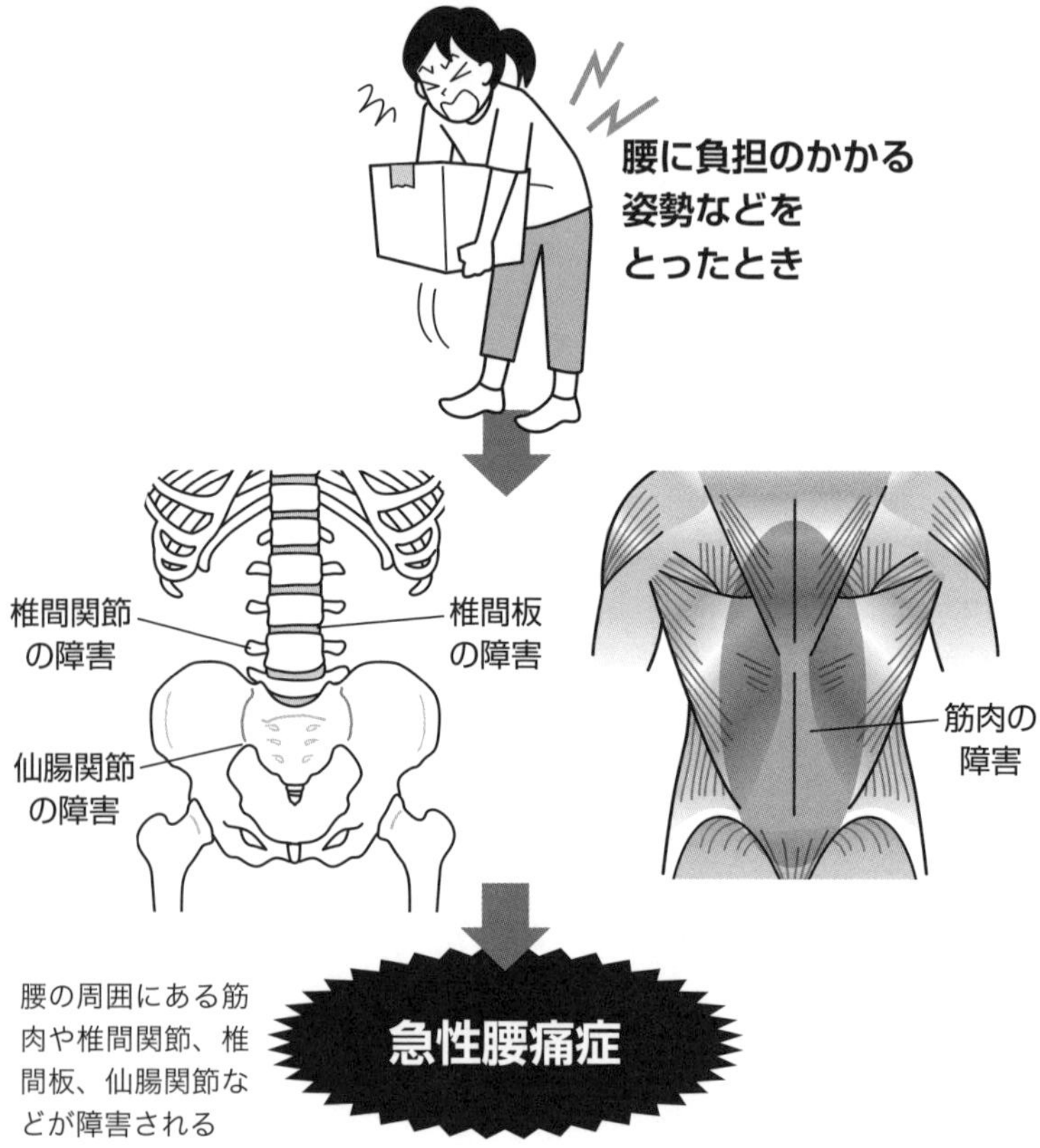

突然、激痛があらわれる「急性腰痛症」

「急性腰痛症」は、ぎっくり腰ともいい、突然、腰に激しい痛みがあらわれます。

急性腰痛症の原因は、筋肉が障害されている場合もあれば、腰椎の椎間板、椎間関節、仙腸《せんちょう》関節（仙骨と腸骨の間にある関節）などが障害されていることも考えられます。しかし、画像検査を行っても異常がわからないことが多く、多くの場合、原因を特定できません。そのため、急に起こった激しい腰痛で、痛みの原因となる病気がなければ、急性腰痛症と考えます。

急性腰痛症は、前かがみで重い荷物を持ち上げたときや、急に姿勢を変えたときなどに、腰に大きな負担がかかって発症します。発症から1週間程度で症状は軽くなりますが、なかには1か月以上かかる場合もあります。

骨粗しょう症による腰痛

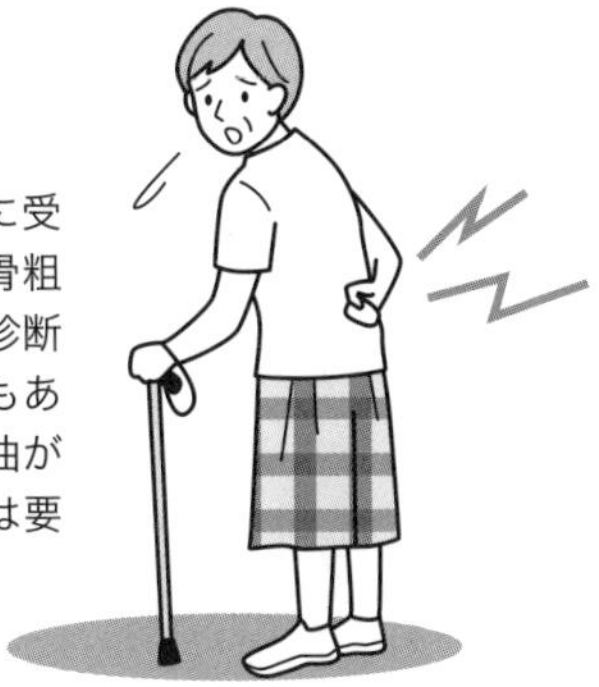

腰痛のために受診すると、骨粗しょう症と診断されることもある。背中が曲がっている人は要注意

早めに体を動かして、日常生活に復帰する

急性腰痛症が発症した直後は、腰に負担がかからない楽な姿勢をとります。かつては、安静が第一といわれていましたが、長期間、体を動かさないと、腰痛を悪化させてしまうことがわかっています。2〜3日で痛みがやわらぐので、多少の痛みは我慢してでも積極的に体を動かすことが大切です。

薬物療法では、「非ステロイド性抗炎症薬（NSAIDs）」がよく使われます。そのほかにも、精神的ストレスがある場合は、「抗うつ薬」や「抗不安薬」を使うこともあります。

「骨粗しょう症」で腰痛が起こることもある

腰痛の原因の1つに「骨粗しょう症」があります。骨粗しょう症によって骨密度が低下すると、「圧迫骨折（222ページ）」を起こすことがあります。背骨の中でも圧迫骨折を起こしやすいのが腰椎です。腰椎に圧迫骨折が起こると、激しい腰痛を引き起こします。

腰痛がある人で、「背中が曲がってきた」と思われる場合は、骨粗しょう症が疑われます。早めに整形外科を受診して、適切な診断・治療を受けましょう。

ポイント

- 急性腰痛症は1週間ほどで症状がよくなる
- できるだけ体を動かすことが、早期の回復につながる

ここが聞きたい！

Q&A

骨・筋肉が原因の腰痛

Q37 急性腰痛症を起こしやすい姿勢、動きとは？

A 急性腰痛症を起こしやすい姿勢でもっとも多いのが、前かがみです。

とくに、前かがみの状態で重い荷物を持ち上げたりしたときに、腰に大きな負担がかかって強い痛みが起こります。

また、急に腰をひねったり、くしゃみをしたときなど、「急に姿勢を変えたとき」も腰痛を招きやすいタイミングです。

Q38 急性腰痛症は、安静時にも起こる？

A 急性腰痛症は、腰に負担がかかりやすい姿勢や動きが要因のため、安静時に起こることはありません。

安静時に腰の痛みが起こる場合は、内臓の病気が疑われます。早めに病院へ行き、腰痛が起こるタイミングをきちんと説明して原因を調べてもらいましょう。

Q39 急性腰痛症の対処には、冷やす？ 温める？

A 急性腰痛症の発症直後は、腰を冷やします。これは、原因はわからなくても、多くの場合、椎骨や筋肉などが障害されて、炎症を起こしていると考えられるた

急性腰痛症の原因となる姿勢、動き

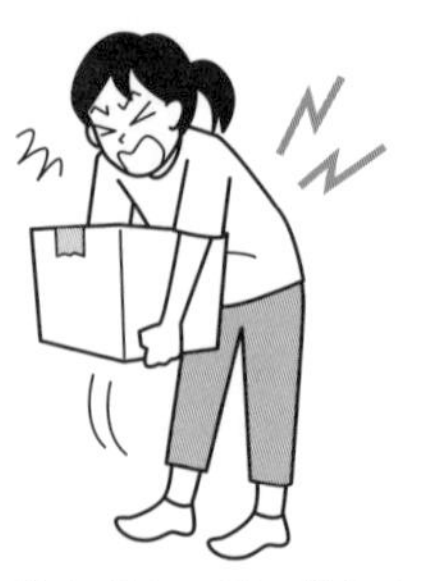

前かがみで重い荷物を持ち上げたとき

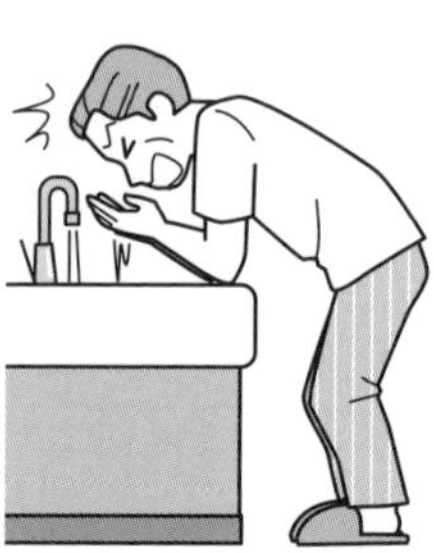

前かがみで顔を洗っているとき

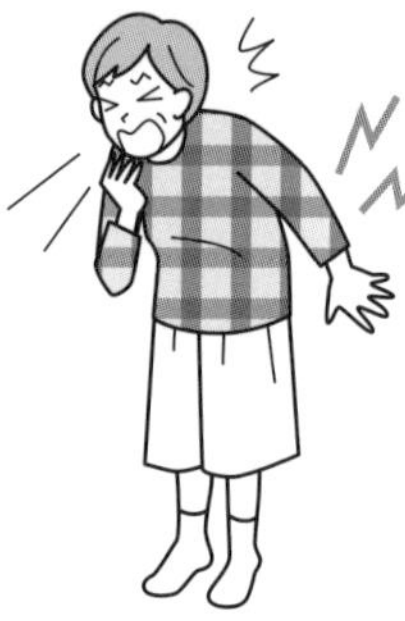

くしゃみをしたとき

めです。水でぬらしたタオルや冷湿布などを使用します。
　冷やしたあとで、腰を温めて楽になるようなら、入浴などで温めてもよいでしょう。

Q40 腰痛の発症直後に、とるとよい姿勢は？

A 腰に負担がかからない楽な姿勢をとりましょう。横向き寝になるときは、ひざを軽く曲げます。
　仰向けでは、ひざを軽く立てます。ひざの下にクッションなどを入れるとよいでしょう。両脚を低めの台に乗せても、腰が楽になります。

発症直後にとる楽な姿勢

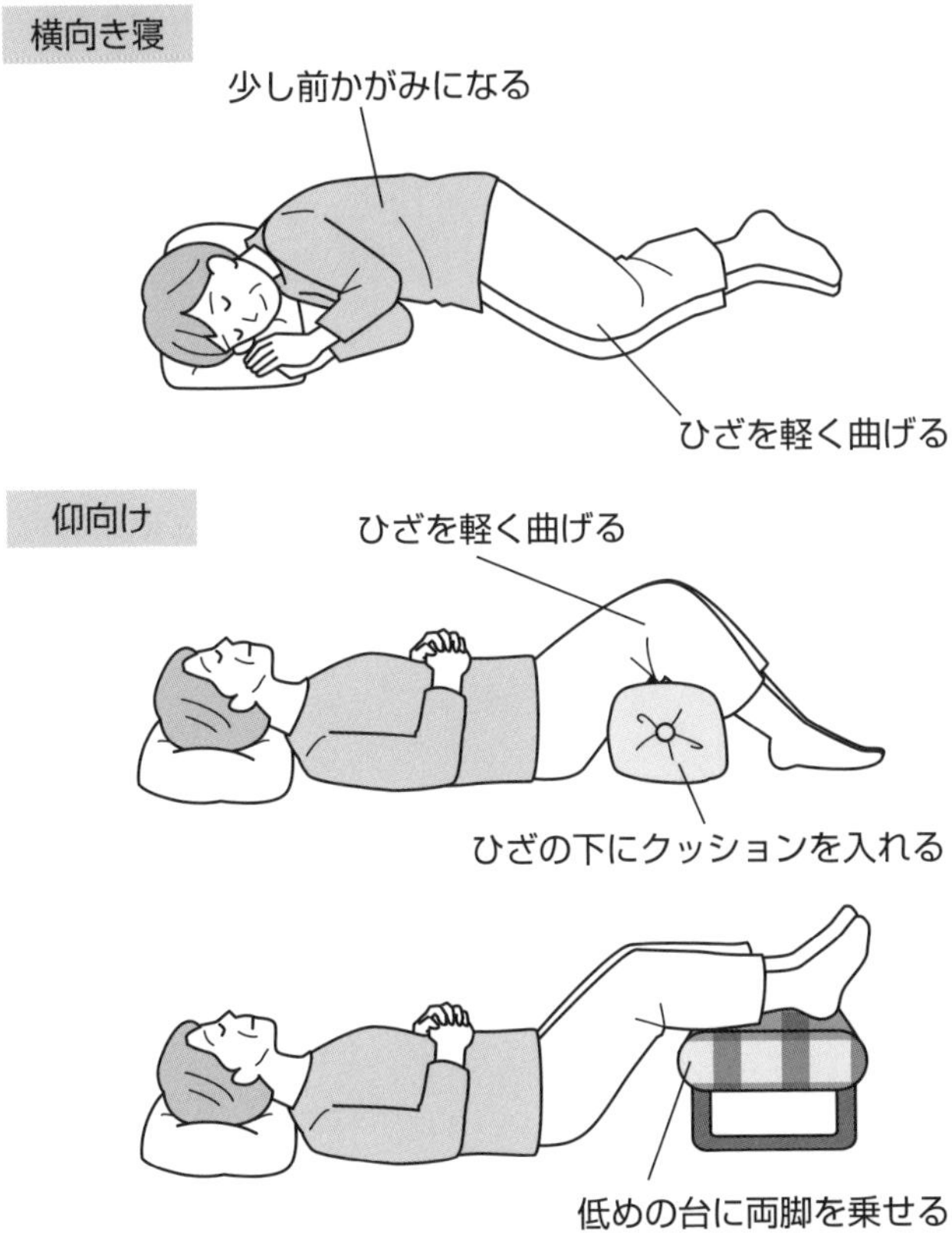

Q41 急性腰痛症は、病院に行かなくても治る？

A 急性腰痛症は、ほとんどの場合、１週間程度で痛みはやわらぎ、１か月以内には自然に治ります。痛みが軽くなったら、無理のない範囲で体を動かしていけば、元の生活を取り戻すことができるはずです。
　ただし、痛みが続いたり、日に日に痛みが強くなるようなら、整形外科を受診してください。

Q42 マッサージや整体は効果がある?

A 確かに、マッサージや整体などの民間療法で腰の痛みが楽になったという声はあります。ただし、そうした施設では、検査・診断を行うことはできません。

急性腰痛症にもまれに重大な病気が隠れていることがあります。痛みがやわらぐことと、病気の治療は別と考えてください。

Q43 急性腰痛症では、どのような検査をする?

A 症状や発症したタイミングなどを調べる問診と、視診・触診などで、おおよその病因を絞り込むことができます。さらにＸ線検査などの画像検査で、診断がつけられます。何度も急性腰痛症を繰り返している人は、より詳しい検査を行うこともあります。

Q44 予防のため痛み止めをのみ続けてもいい?

A 一般に、痛み止めにはのみ薬の「非ステロイド性抗炎症薬（ＮＳＡＩＤｓ）」が使われます。ＮＳＡＩＤｓには腹痛や食欲不振、潰瘍といった副作用があります。長期間にわたって漫然とのみ続けていると、胃腸障害が起こりやすくなるため、腰の痛みが強いときにだけ服用すべきです。

Q45 急性腰痛症から慢性腰痛になる?

A 慢性腰痛とは、３か月以上腰痛が続く場合をいいます。急性腰痛症は、ほとんどの場合、１週間ほどで痛みがやわらぎ、１か月以内に治ります。しかし、なかには炎症がおさまっても痛みが長く続くことがあり、慢性腰痛になることがあります。

Q46 急性腰痛症は再発する?

A 急性腰痛症を一度経験すると、再発しやすい傾向があります。発症から１年以内に約４分の１の人が再発するという報告もあります。

再発を恐れて日常生活を制限するのではなく、しっかりと体を動かすことが大切です。

Q47 再発を防ぐために心がけることは?

急性腰痛症の再発予防

再発を防ぐには、急性腰痛症を起こしやすい姿勢をとらないことが大切

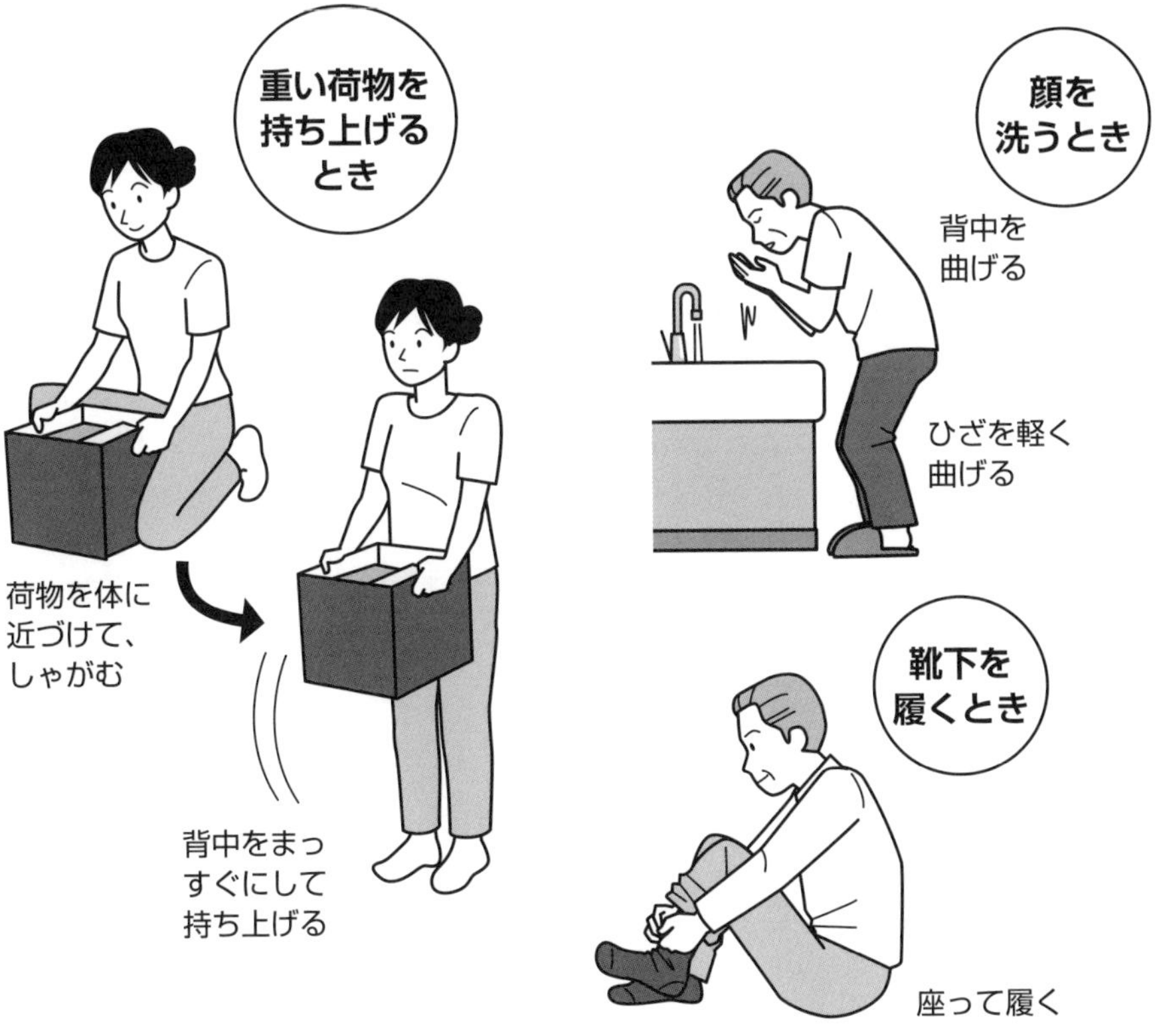

A 腰に負担がかかる姿勢や動作を回避します。同じ姿勢や動作が続く場合は、腰に負担がかからないコツを身につけましょう。

ストレスが腰痛に影響を与えることもあるため、ストレスを軽減することも大切です。また、適度な運動を行ったり、肥満を防ぐなど、生活習慣の改善を心がけます。

Q48 高齢者の急な腰痛は骨粗しょう症が関係？

A 高齢者の急な腰痛は、骨粗しょう症が原因の可能性があります。骨粗しょう症は、初期は症状がなく、進行すると腰痛や圧迫骨折を起こします。骨粗しょう症と腰痛の両方の治療が必要になるので、まずは整形外科を受診してください。

心因性による腰痛

痛みをやわらげるメカニズム

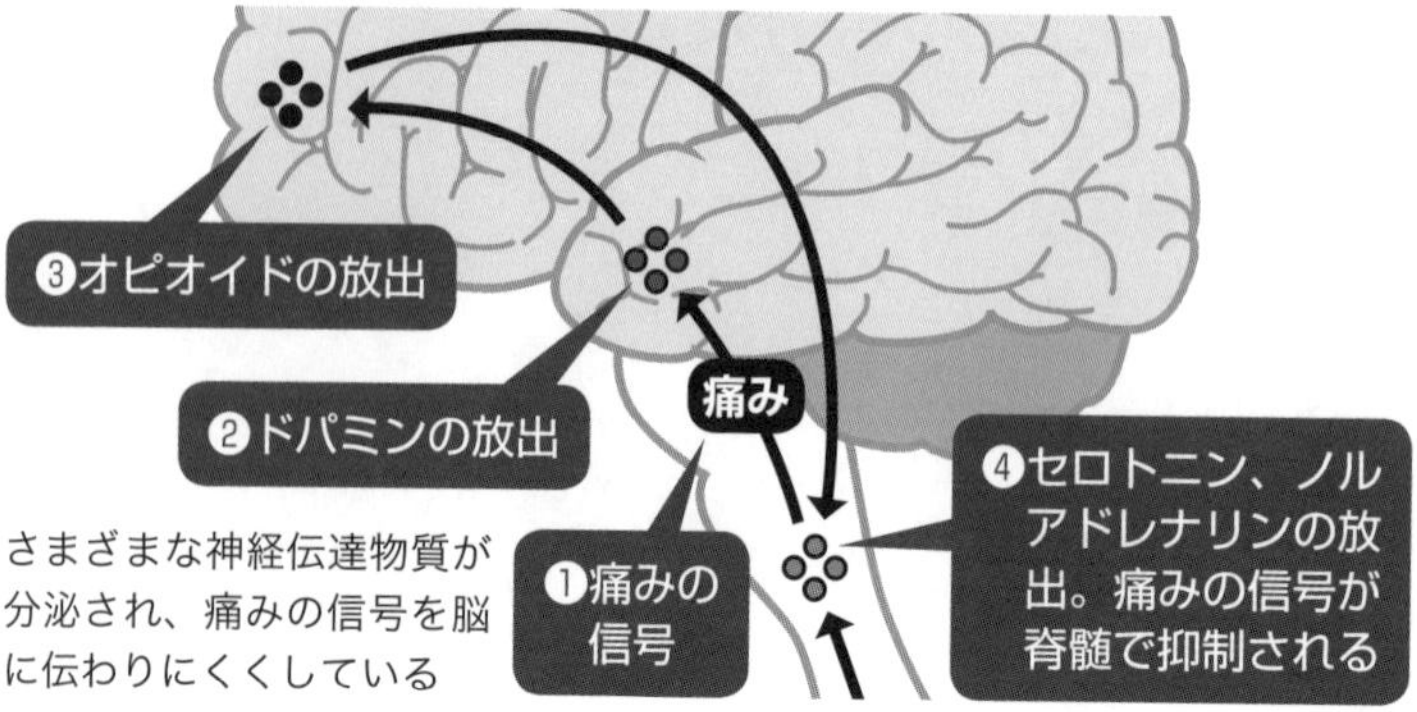

さまざまな神経伝達物質が分泌され、痛みの信号を脳に伝わりにくくしている

長引く腰痛には心理社会的要因が関係している

腰痛が3か月以上続く場合を「慢性腰痛」といいます。慢性腰痛は、画像検査で異常が認められないのに腰痛が続く場合と、腰痛の原因がわかって治療したにもかかわらず痛みが続く場合があります。背景には、ストレスやうつ、不安、生活環境などの心理社会的要因が大きくかかわっていると考えられています。心理社会的要因が関係して、腰痛が悪化した状態を「心因性腰痛」といいます。

腰痛の不安や恐れから体を動かさない日々が続くと、それが精神的ストレスとなり、神経が過敏になって腰痛を感じるようになります。すると、余計に体を動かさなくなり、腰痛がひどくなるという悪循環に陥ります。

脳の「痛みをやわらげるメカニズム」に問題

脳には痛みをやわらげる機能があります。腰から痛みの信号が脳に伝わると、脳からドパミンという神経伝達物質が分泌されます。すると、鎮痛作用のあるオピオイドという物質が放出されます。それによって神経伝達物質のセロトニンやノルアドレナリンが放出されて、脳に痛みの信号が伝わりに

腰痛の悪循環

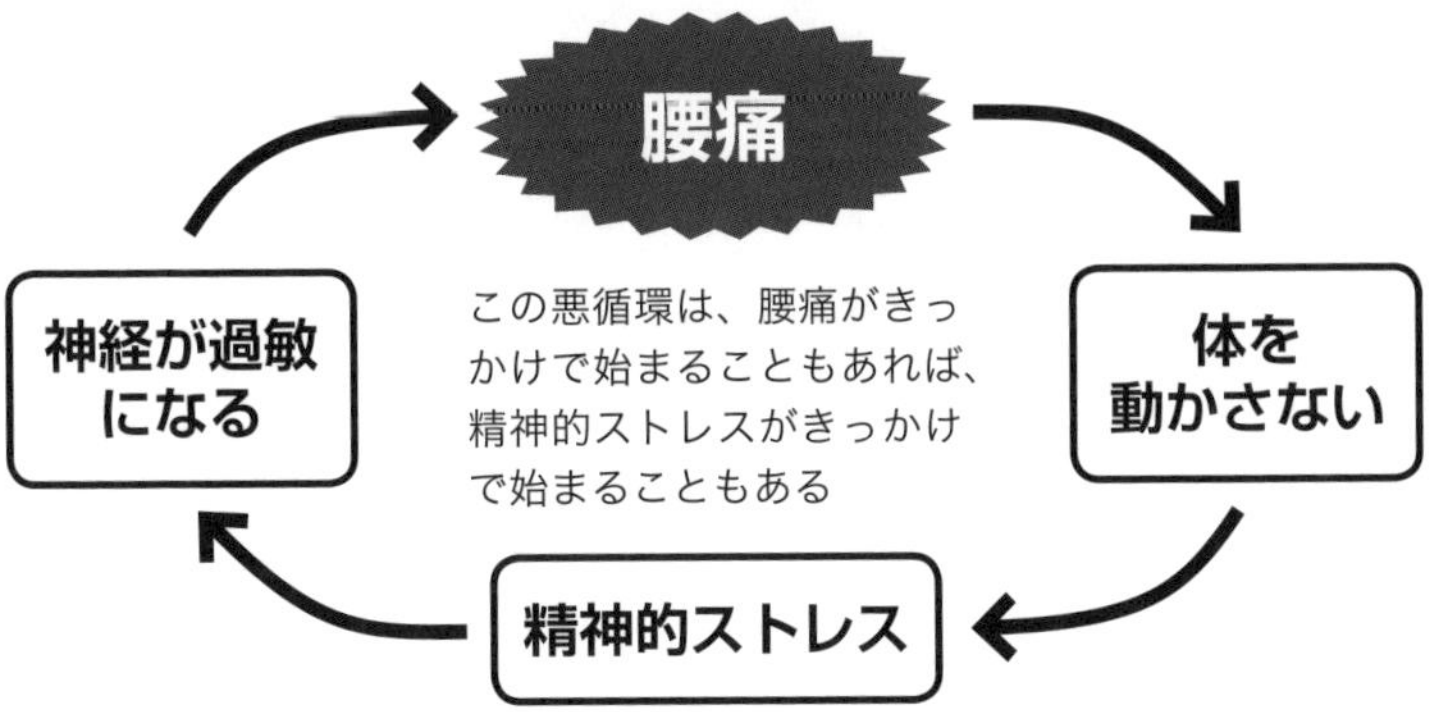

くくなります。この機能が正常に働くことで、痛みを感じにくくしているのです。

ところが、ストレスやうつ、不安などが長く続くと、痛みの信号が脳に伝わってもドパミンが分泌されにくくなり、わずかな痛みでも我慢できなかったり、いつまでも腰痛が続いたりします。

考え方の見直しや運動などで改善

ストレスなどが関係している慢性腰痛の治療には、運動療法、認知行動療法、薬物療法などがあります。

運動療法では、ウォーキングや体操など体を動かすことで、脳からドパミンが分泌されやすくなり、痛みの軽減が期待できます。

認知行動療法とは、腰痛に対する考え方や思い込みを見直す治療法で、痛みの軽減に効果があります。ただし、この治療法はどの病院でも行っているものではありません。認知行動療法を行っている施設については、保健所など近くの自治体に問い合わせてください。

薬物療法では、おもに非ステロイド性抗炎症薬（ＮＳＡＩＤｓ）、アセトアミノフェンが使われます。そのほか、オピオイドや神経障害性疼《とう》痛《つう》治療薬のプレガバリンがあります。２０１８年より、慢性腰痛の鎮痛薬としてデュロキセチンも保険適用となっています。

ポイント

- 精神的ストレスから腰痛の悪循環に陥ることがある
- 治療の基本は、運動や考え方の見直しなど

ここが聞きたい! Q&A

心因性による腰痛

Q49 仕事のストレスが原因で慢性腰痛になる?

A 腰の痛みが3か月以上続く慢性腰痛では、多くの場合、ストレスが関係しています。慢性腰痛は、若い人から高齢者まで起こります。調査によると、30～50歳代の働き盛り世代に多く、とくに都市部の事務職に多いことがわかっています。理由として考えられるのが、ストレスなど心理社会的要因によるものです。

たとえば、腰痛があるとき、何かミスをして職場の人間関係が悪くなると、さらに腰痛が悪化するということがあります。

腰痛を悪化させる心理社会的要因

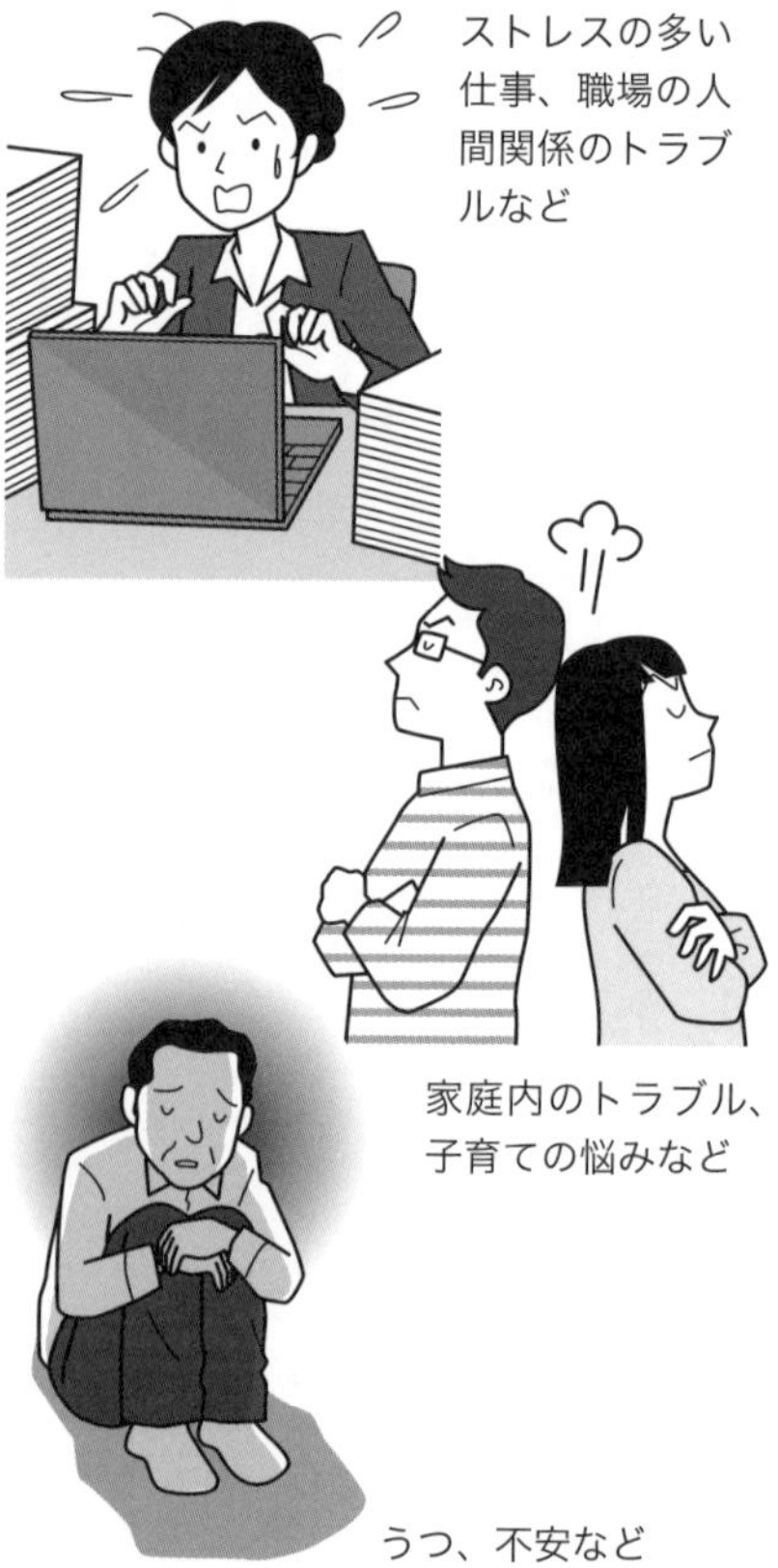

Q50 急性腰痛症でも心因的要因が関係する?

A 急性腰痛症とは、突然起こる腰痛のことです。急性腰痛症を発症し、画像検査で明らかな原因が認められず、うつが腰痛の原因だったというケースもあります。また、急性腰痛症に限らず、あらゆる腰痛において、痛みの不安や恐怖などのストレスが腰痛を悪化させることがあります。

Q51 朝に腰痛が強まる。心因的要因と関係がある?

A 一般に、腰に何らかの異常を抱えている人は、腰を使う頻度が多くなるにつれて痛みが強くなるため、1日の終わりごろに腰痛が強まることが多いといわれています。

一方、心因性腰痛の人は、朝から午前中にかけて気分の落ち込みや意欲低下が強くあらわれるため、朝方に腰痛も強くなりがちです。

朝に腰痛が強まる人は、心因的要因が関係している可能性があります。

Q52 ストレスが原因なら病院に行く必要はない？

A 長い間ストレスや不安にさらされていると、脳の痛みを抑制する働きがうまくいかなくなり、痛みが増長することがあります。ストレスに対処する方法を身につけるとともに、痛みを改善する治療を行うことが大切です。

またストレスが原因でも、腰痛を引き起こす器質的疾患が隠れていることもあります。まずは病院で検査・診断してもらいましょう。

Q53 自分の腰痛とストレスの関係を知りたい

A 病院では、患者さんの精神的ストレスを調べる方法として、「BS－POP」という質問票を用いて問診することがあります。「BS－POP」は、患者さん自身が10個の質問項目に回答するものと、医師が患者さんの精神的要因を評価するものがあり、それらを使って総合的に診断されます。

48ページの患者用を使って、自分の腰痛がストレスと関係があるか確認してみるとよいでしょう。

Q54 抗うつ薬を処方されたが、痛みに効くの？

A 抗うつ薬には、抗うつ作用以外に、痛みをやわらげる作用があります。ほかにも、抗不安薬は不安、緊張感をやわらげる作用以外に、筋肉をほぐす作用もあります。

抗うつ薬、抗不安薬は、うつ症状や不安が強い場合に使われますが、痛みの改善など、腰痛全体の症状改善のためにも使用されます。

Q55 認知行動療法とはどのような治療か？

A 認知行動療法は、考え方を見直し、気分を軽くして、ストレスを減らす方法です。

たとえば、「腰痛があるから何も

BS-POPによるストレスチェック

下記の10項目にすべて答える。回答した点数の合計点によって、腰痛がストレスと関係しているかがわかる

項目	いいえ	時々	ほとんどいつも
①泣きたくなったり、泣いたりすることがある	1点	2点	3点
②いつもみじめで気持ちが浮かない	1点	2点	3点
③いつも緊張して、イライラしている	1点	2点	3点
④ちょっとしたことがしゃくにさわって、腹が立つ	1点	2点	3点
⑤何となく疲れる	1点	2点	3点
⑥痛み以外の理由で、寝つきが悪い	1点	2点	3点
⑦食欲は普通	3点	2点	1点
⑧１日の中では、朝方が一番気分がよい	3点	2点	1点
⑨いつもと変わりなく仕事ができる	3点	2点	1点
⑩よく眠れている	3点	2点	1点

合計　　　　点

腰痛があり、かつ合計が15点以上の人は、腰痛の原因にストレスが関係している可能性あり

↓

整形外科を受診

できない」と諦めるのではなく、「痛みがあるが、できることはある」というように、考え方を変えていきます。具体的にできたことを日記に書くなどして生活を振り返り、前向きに生活する自信をつけます。

Q56 認知行動療法はどの病院でも受けられる？

A 認知行動療法は、心理療法の専門家も加わって治療を進めるため、現在行われている医療機関は限られています。

また、腰痛に対する認知行動療法は、現時点では保険適応ではありません。

Q57 心因性腰痛に効果的な運動とは？

A 心因性腰痛、あるいは慢性腰痛にとくに有効な運動というのはありません。ウォーキング、体操など、患者さんが無理なく行える運動が一番です。

痛みが強い場合は、医師に相談してから行うようにしましょう。

Q58 趣味を楽しむことが治療になる？

A 「趣味などに夢中になっているときは、痛みを忘れていた」という経験はありませんか？ 人は楽しいと感じるとき、脳からドパミンが分泌されていて、それが痛みの軽減につながります。音楽を聴いたり、友だちとおしゃべりをするなど、自分の好きなことを楽しむことが、腰痛の改善につながるのです。

Q59 医師に腰痛以外の悩みを話しづらい

A 一見、腰痛に関係のない話であっても、患者さんの悩みや不安を聞いていくうちに、ストレスの原因を特定できることがあります。また、話をすることで、患者さんの気持ちが楽になることもあります。

医師との会話も治療の1つ

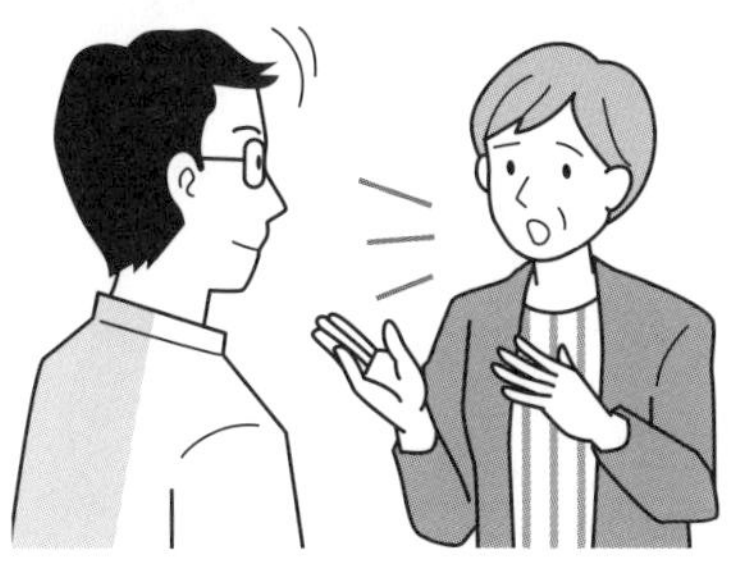

ストレスが強いと判断された場合、精神科や心療内科を紹介してもらうことも可能

「腰痛」改善体操

体操には、腰椎を支えている筋肉（腹筋、背筋など）を柔軟にしたり、強化する効果があります。風呂上がりや寝る前などに行ってみましょう。

おもな目安

1セット：5〜10回
1日：1セット

〔 腰まわりのストレッチ 〕

1 仰向けになる。片方のひざを曲げて両手で抱える

2 ひざを胸にゆっくりと引き寄せて５秒間静止する。そのあと、①に戻す。反対側も行う

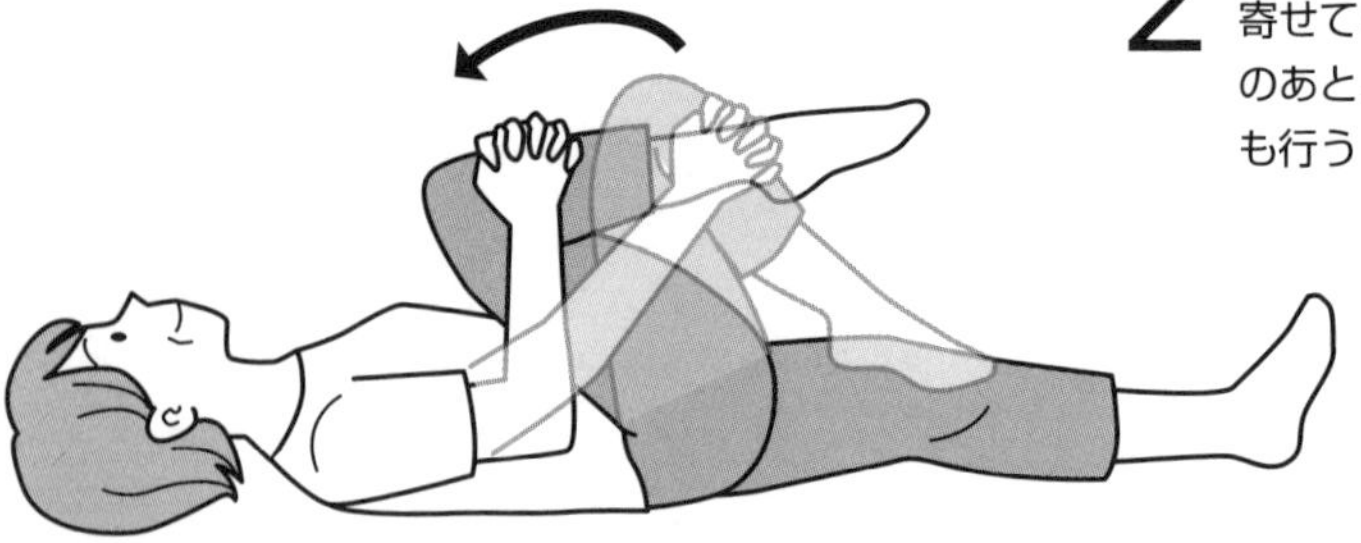

〔 太ももの裏側のストレッチ 〕

1 仰向けになる。片方のひざを腰のあたりまで上げる。両手はひざの後ろで組む

2 ひざをゆっくりと伸ばしたまま５秒間静止する。そのあと、①に戻す。反対側も行う

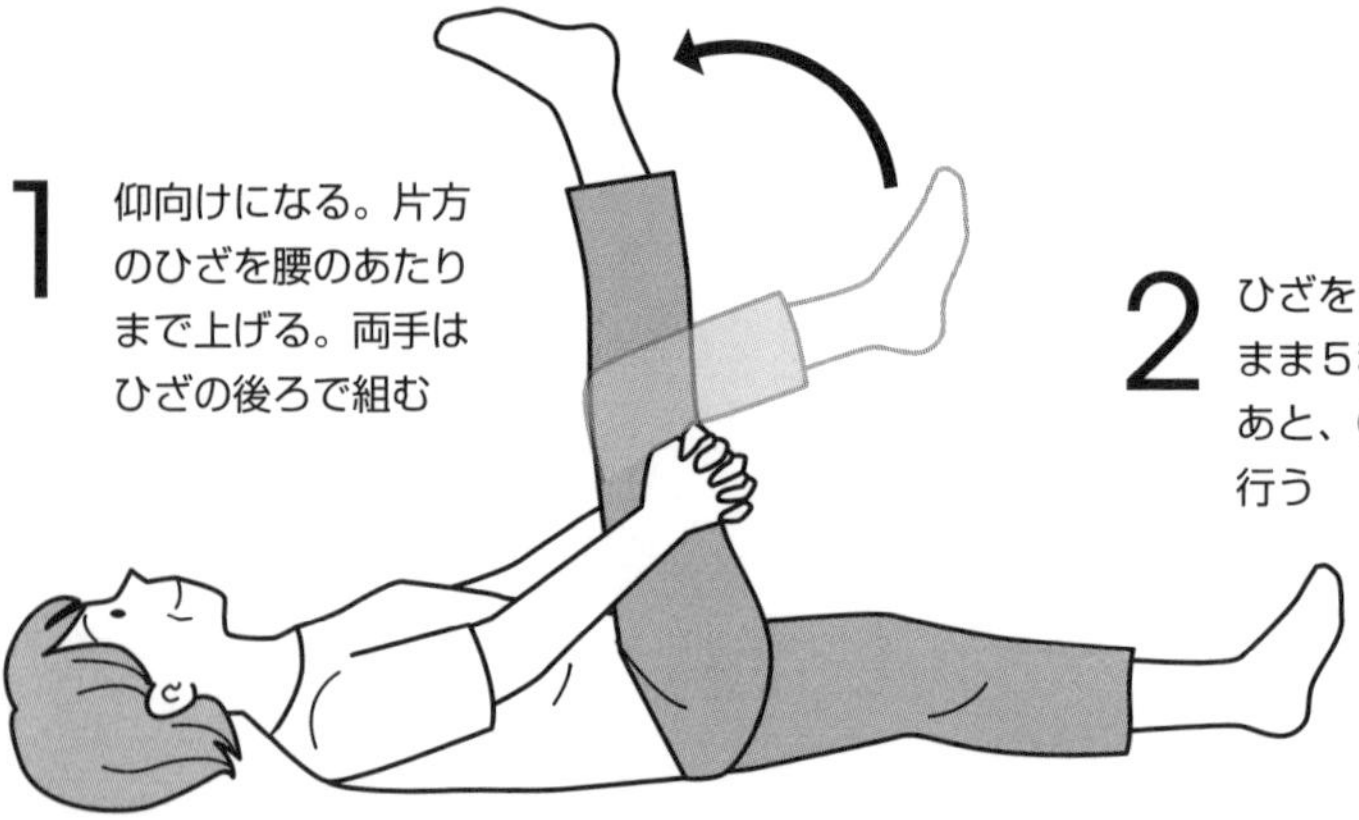

腹筋を鍛える

1 仰向けになる。足を肩幅まで開いて、両ひざを立てる。両手は太ももの上に置く

2 30 ～ 35度くらいの角度になるまで、上半身をゆっくりと起こし、5秒間静止する。そのあと、①に戻す

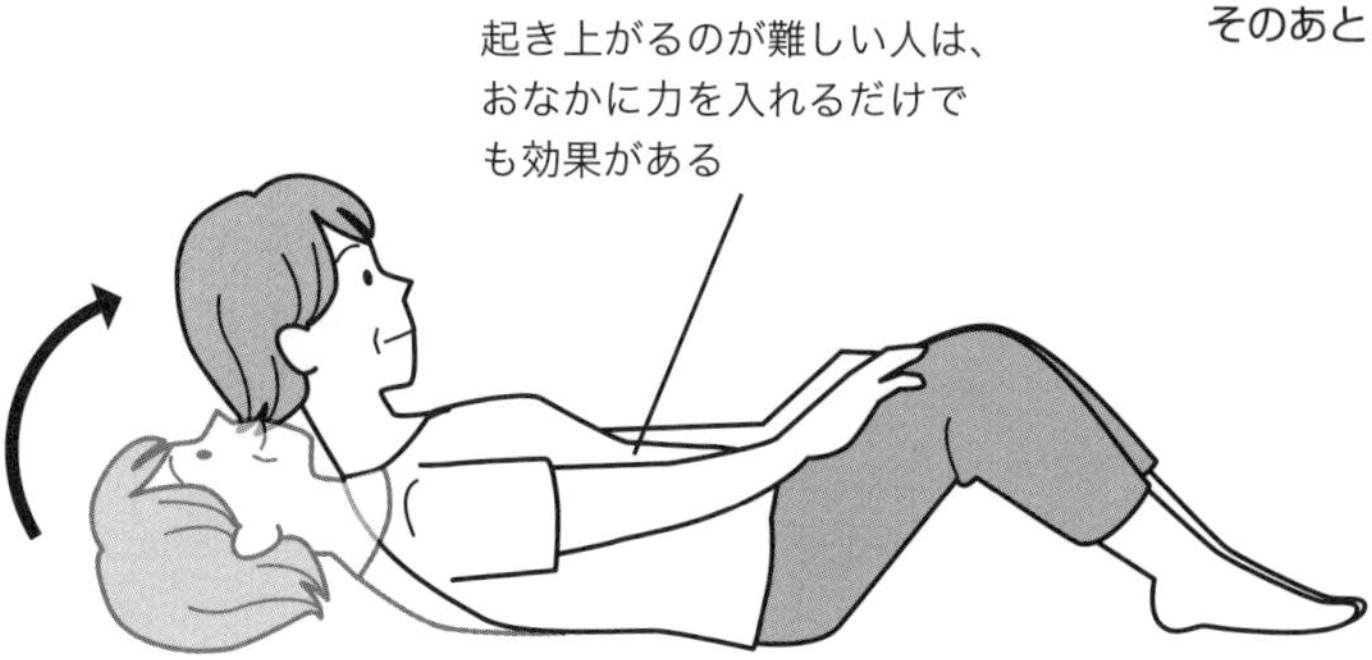

背筋を鍛える

1 うつ伏せになり、下腹部分にクッションなどを挟む

2 床から顔が10cmくらい離れるまで、上半身をゆっくりと起こし、5秒間静止する。そのあと、①に戻す

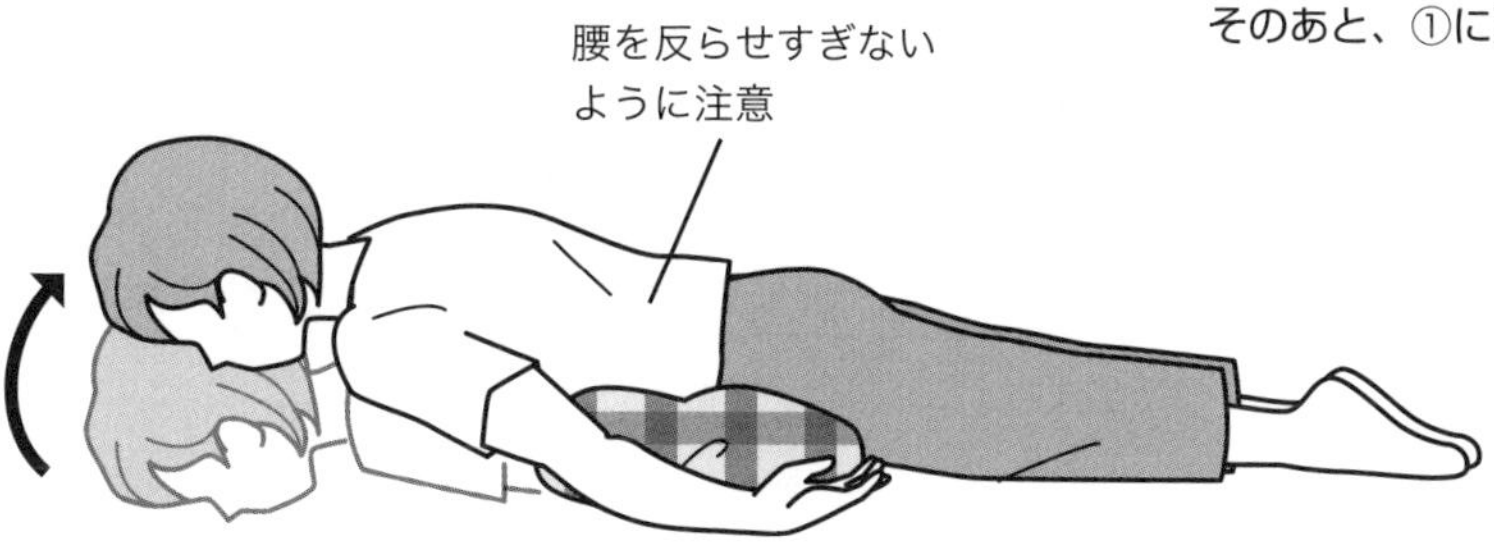

仕事中、家事の合い間に

腰のストレッチ

1 イスに浅めに座る。足を肩幅より広めに開き、腕は両脚の間に入れる

2 顔を両脚の間に入れるように、ゆっくり上半身を前に倒し、5秒間静止する。そのあと、①に戻す

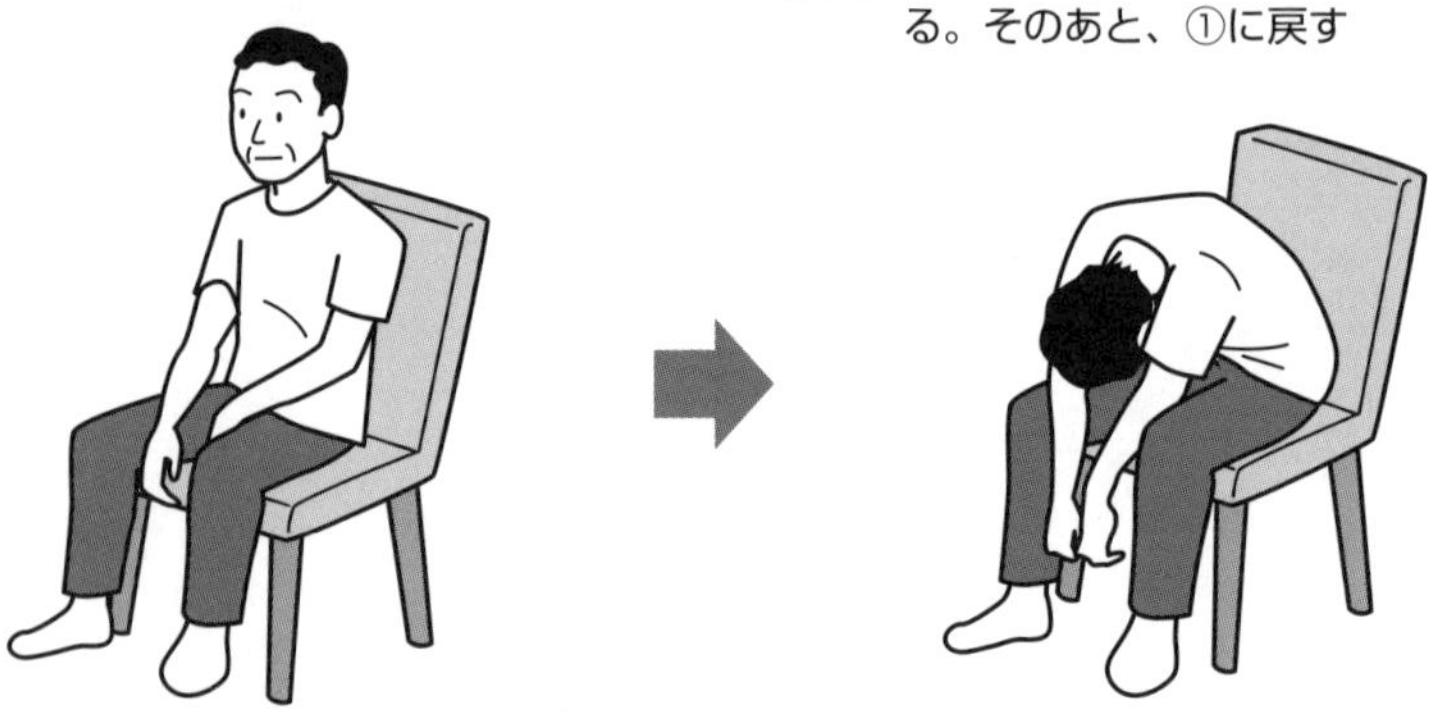

入浴時に

背中・脚のストレッチ

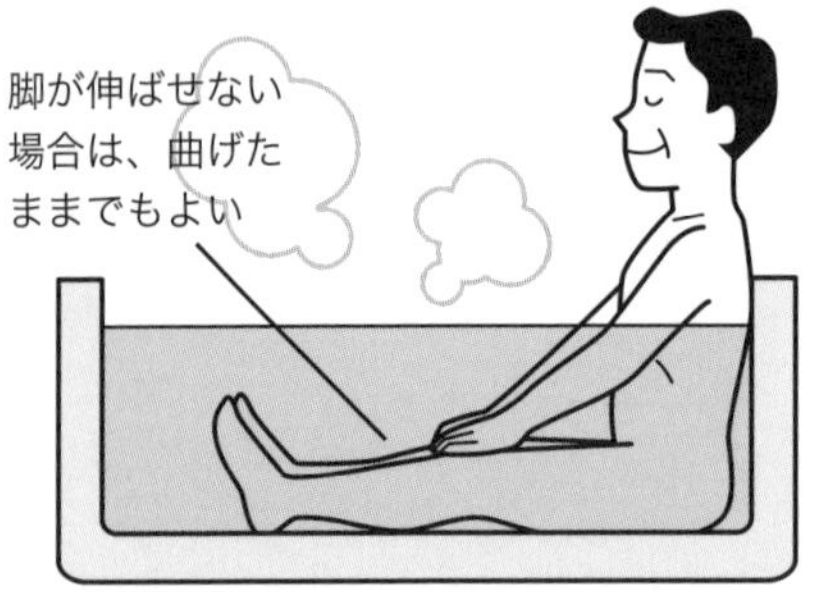

1 浴槽に背中をつけて、脚を伸ばす。手はひざの上に置く

2 背中で浴槽を10秒間ゆっくりと押して、力を抜く

腰・背中のストレッチ

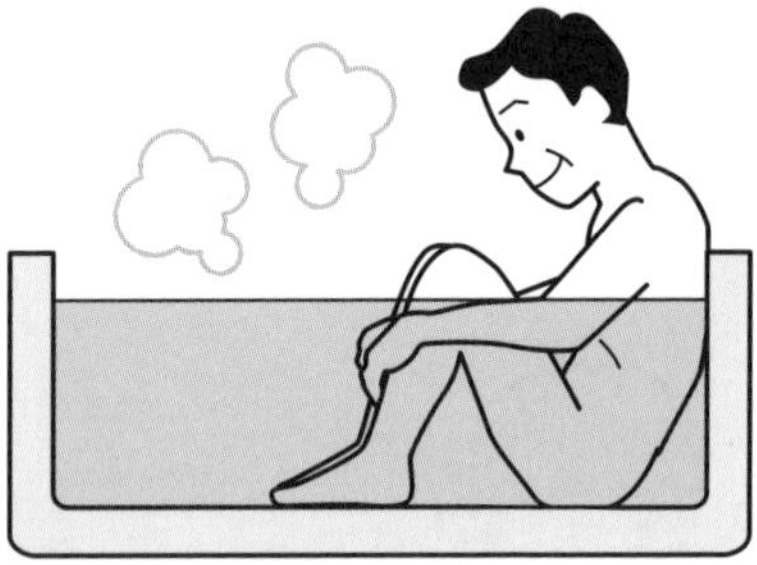

1 両手で両ひざを抱える

2 両ひざをゆっくりと胸に引き寄せ、5～10秒間静止して、力を抜く

前かがみの
姿勢が続いた
ときに

〔腰を反らす体操〕

1

足を肩幅まで開いて立つ。両手を背中に当てる

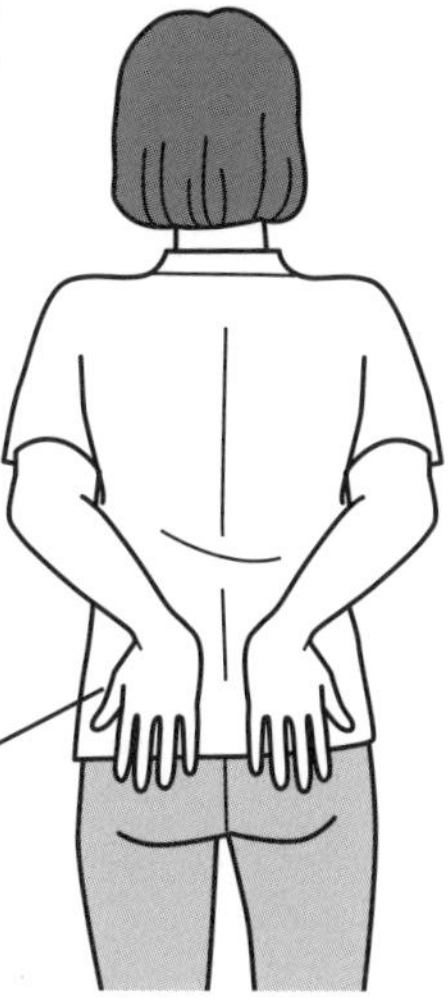

手はベルトの位置からお尻側に向ける

2

両手を支点にして、息を吐きながら、骨盤を前に押し込む。最大限押し込んだ状態で３秒間静止する。そのあと、①に戻す。2回ほど繰り返す

※腰部脊柱管狭窄症の人は行わない

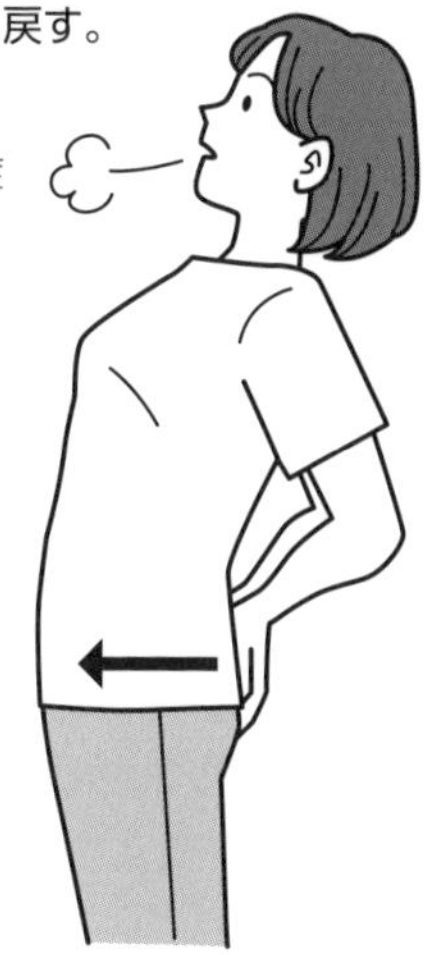

体操を安全に行うために

- 急性腰痛を起こした直後や、痛みやしびれが強い場合、心疾患や高血圧などの既往病がある場合などは、あらかじめ医師と相談してください。
- 痛みが強いときは、体操を控えてください。
- 体操中に痛みを感じたときは、すぐに中止します。
- 疲れが残るほど行うと、腰痛が悪化することもあります。

「腰痛症」という診断名

原因が特定できない「非特異的腰痛」

よく、病院で「腰痛症」という診断名がつけられることがあります。患者さんは疑問に思われないかもしれませんが、「腰痛症」とは〝痛い〟症状のみを示したものであり、痛みを引き起こす原因の病気を特定したものではありません。検査を行っても原因を特定できない場合に、この診断名がつけられることがあります。

とくに腰痛の場合は、体の器官や組織に異常がみられず、明らかな原因を特定できない場合が多いのです。

原因が特定されない腰痛は、医学的には「非特異的腰痛」といいます。しかし、この病名を患者さんに告げてもわかりにくいため、医師は「腰痛症」といった症状名を使用するわけです。

生活習慣やストレスが要因

腰痛の85%は非特異的腰痛によるもので、残り15%が腰部脊柱管狭窄症や腰椎椎間板ヘルニアなどの原因が特定できる腰痛といわれています。非特異的腰痛は、日ごろの生活習慣や心理社会的な要因によるストレス（心因性要因）などによって起こると考えられています。医師から「原因が特定できない」と告げられたら、自身の生活を振り返ってみましょう。腰痛を引き起こしやすい姿勢や動作をしていたり、ストレスや不安が思い当たるかもしれません。

なお、いわゆる「ぎっくり腰」の急性腰痛症も非特異的腰痛に含まれます。急性腰痛症は、筋肉、椎間板、椎間関節、靭帯《じんたい》などが損傷して起こるものですが、厳密にどの部位が痛みの原因になっているのか断定することは難しいのです。

こうした非特異的腰痛は、早く対処すれば短期間で回復しますが、一度発症すると、痛みが長引くのが特徴です。

第2章

「ひざ痛」の疑問・悩みを解決！

加齢とともに、ひざに痛みや違和感を抱える人が増加します。ひざ痛の多くが、変形性ひざ関節症という病気が原因で引き起こされます。生涯にわたって自分の足で元気に歩くためにも、ひざのＳＯＳに早く気づき、その治療とセルフケアを始めましょう。

監修　池内昌彦
（高知大学医学部整形外科教授）

「ひざ痛」の基礎知識

ひざのしくみと働き、ひざ痛の原因を知る

スムーズに動くひざ関節のしくみ

ひざは、歩く、座るなどの脚の動きで中心的な役割を担っている関節です。大腿骨と脛骨《けいこつ》、膝蓋骨《しつがいこつ》が組み合わさり、2つの関節から成り立っています。大腿骨と脛骨で構成される大腿脛骨関節と、大腿骨と膝蓋骨で構成された膝蓋大腿関節です。

大腿骨と脛骨の間には、軟骨様組織の半月板があり、関節に加わる体重の負荷を分散させるクッションの役割を担っています。

大腿骨と脛骨が接触している部分は、なめらかな関節軟骨で覆われています。骨が直接ぶつかり合わないようクッションの役割をしています。

ひざ関節は関節包《ほう》という袋状の膜で包まれています。関節包の内側の滑膜《かつまく》からは関節液が分泌されています。半月板、軟骨、関節包があることで、ひざ関節はスムーズに動くことができます。

太ももの筋肉などでひざを支える

ひざには、体重を支えるという役割もあります。

ひざを支えている筋肉には、太ももの前にある大腿四頭筋、後ろ側にあるハムストリングスや大腿二頭筋、ふくらはぎの腓腹《ひふく》筋などがあります。加齢などでひざ周辺の筋肉が衰えると、関節にかかる負担が大きくなり、ひざ痛が起こる原因になります。

中高年のひざ痛の多くは「変形性ひざ関節症」

ひざの痛みにはいろいろな原因がありますが、中高年にもっとも多い原因は、関節軟骨や半月板が

ひざのしくみ

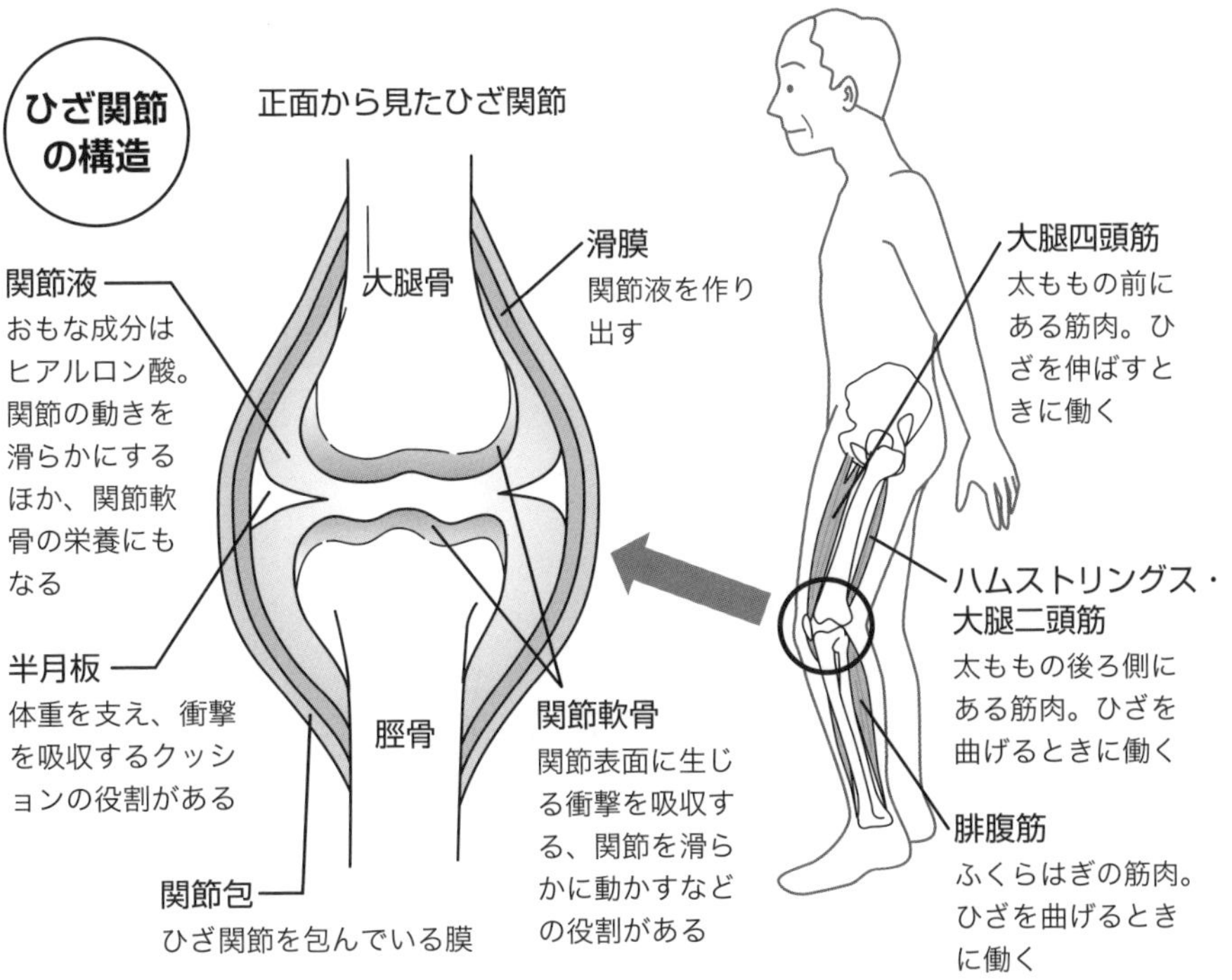

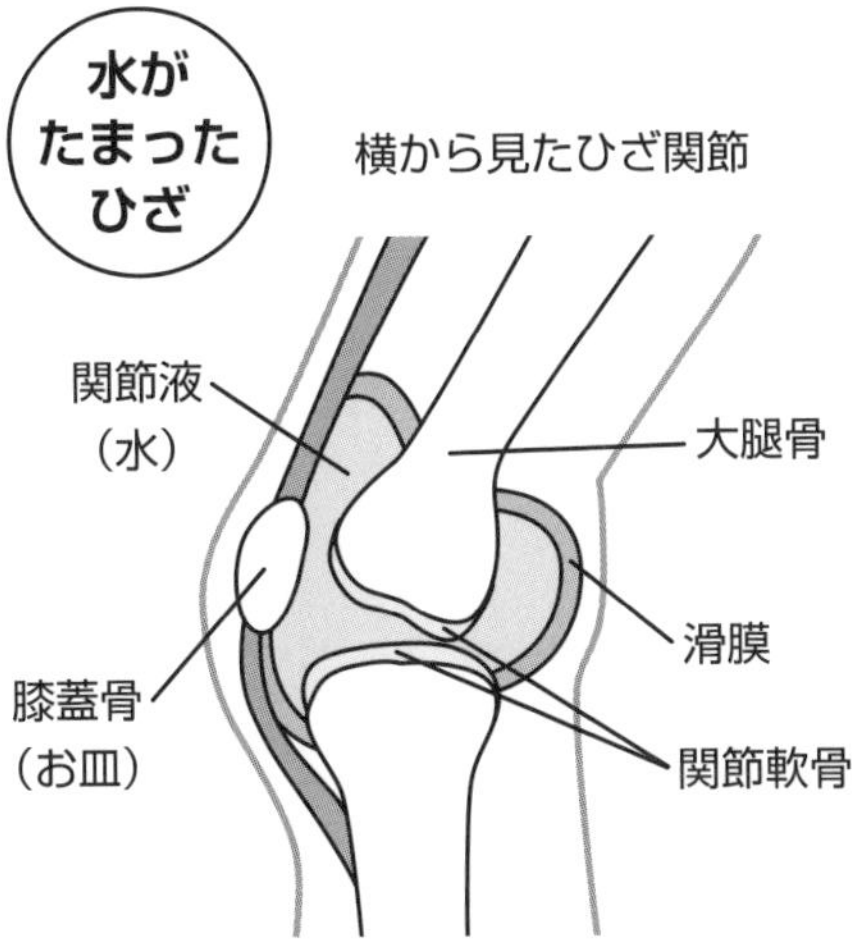

ひざ関節に痛み（炎症）が起こると、関節液が過剰に産生、関節包の中にたまる

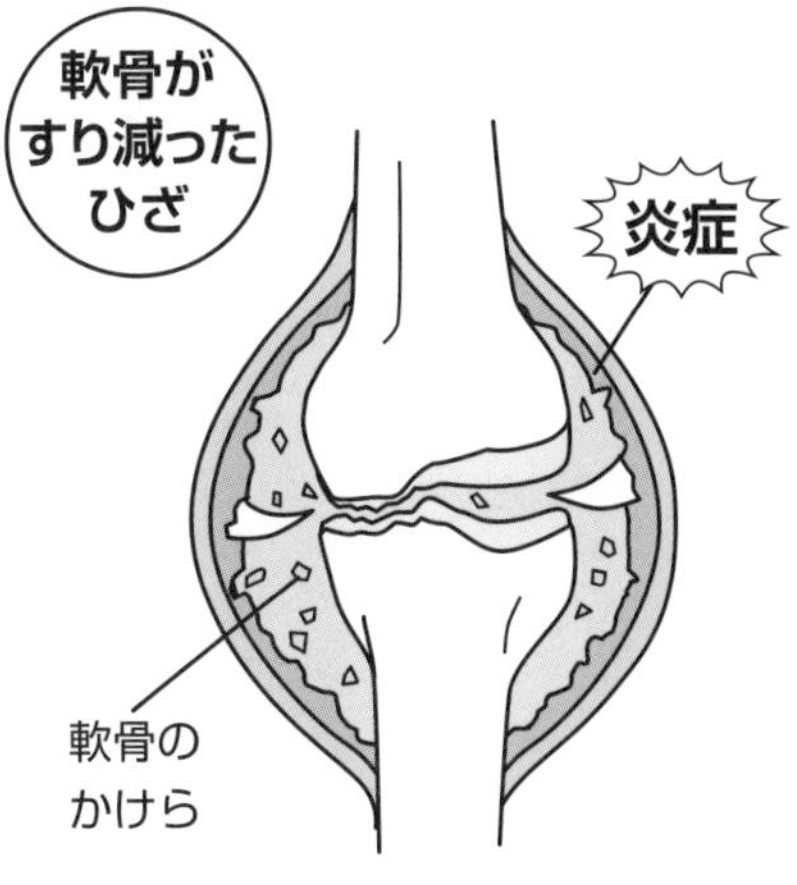

関節軟骨や半月板がすり減ったときに生じた軟骨のかけらが関節液に混入し、滑膜を刺激して痛みが生じる

すり減って起こる「変形性ひざ関節症」です。

そのほかの原因としては、スポーツによる外傷（ケガ）のほか、関節リウマチや偽痛風、化膿性関節炎などの病気によるひざ痛があります。原因によって治療法が異なるため、まずは整形外科などを受診して原因をつきとめることが大切です。

病気による「ひざ痛」に注意

関節リウマチ（5章参照）は、関節に炎症が起こり、腫れたり痛みが生じたりして、骨や軟骨が破壊され、関節に変形をきたす自己免疫疾患です。

関節炎は、手首や手足の指などの小さな関節に起こりやすく、ひざや股関節などにも起こることがあります。内科や整形外科で正しく診断を受け、適切な治療を受けることが大切です。

痛風は、足の親指の付け根の激痛がよく知られていますが、ひざ痛を起こすこともあります。偽痛風の多くはひざ痛を起こし、発熱を伴うことがあります。いずれも内科や整形外科で診断・治療を受ける必要があります。

痛風と偽痛風は、ともに関節内にたまった物質の結晶が原因で痛みが起こります。

問診、視診・触診、画像検査で診断する

整形外科では、まず問診を行います。ひざ痛が起こったきっかけや痛みの程度、痛む部位などを詳しく聞き取ります。また、ひざ以外の痛みや、発熱や食欲不振などの全身症状の有無についても確認します。仕事歴やスポーツ歴などの情報も大切です。

問診とともに視診、触診の診察も行われます。視診では、脚の形やひざの状態、歩き方などを観察します。変形性ひざ関節症の人の多くにO脚がみられます。触診では、ひざの熱や腫れの有無、ひざに水がたまっていないか、圧痛点（指で押したときに痛むところ）、関節の動きの範囲などを調べます。

続いて、画像診断が行われます。ひざ痛の検査では、X線検査が欠かせません。脚の形、骨の変形、関節裂隙《れつげき》、骨棘《こつきょく》の有無などがわかります。さらに、より詳しい画像検査を行う場合もあります。X線検

ひざの診察（視診・触診）

脚の形をみる

O脚、X脚になっていないかなど視診する

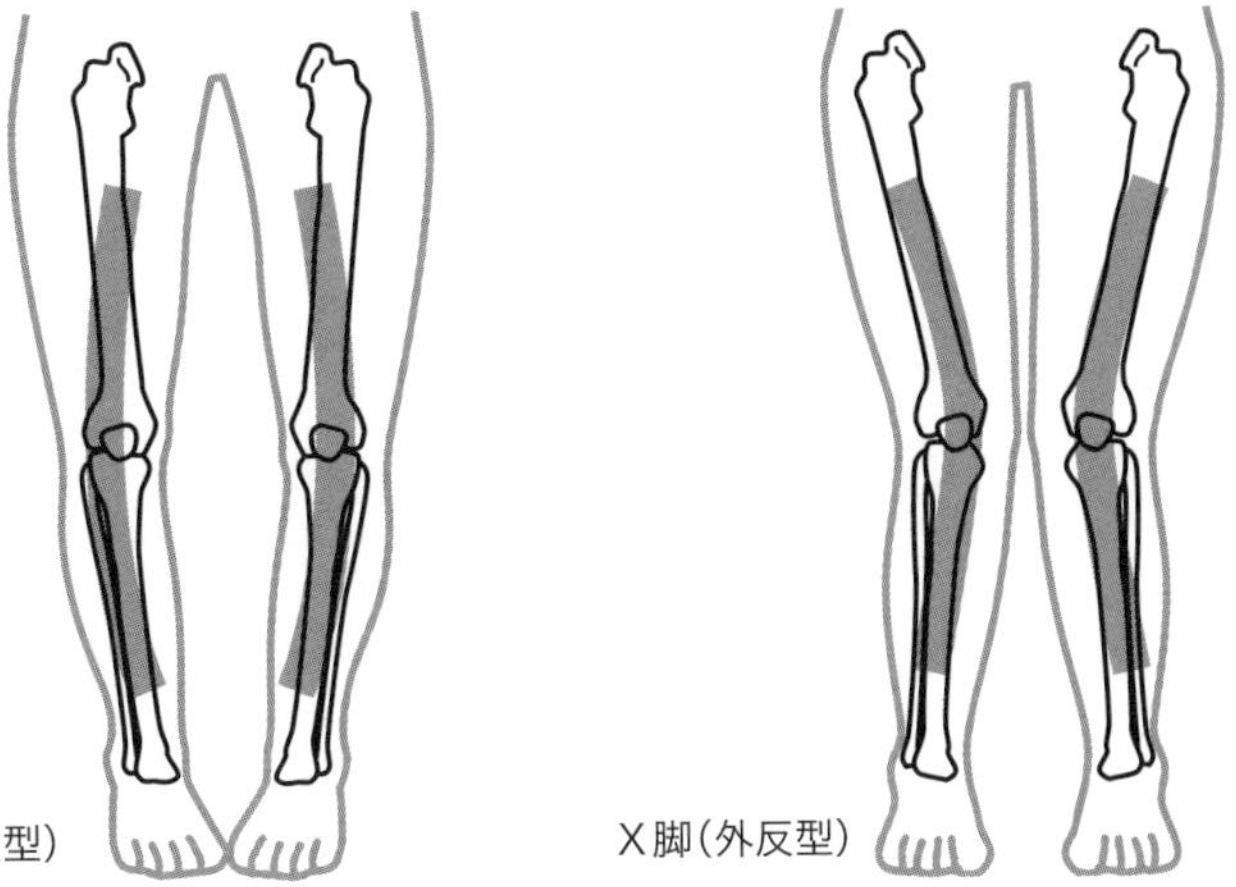

O脚（内反型）　X脚（外反型）

触診

ひざの前後や側面、関節の間などを指で押して圧通点を調べる

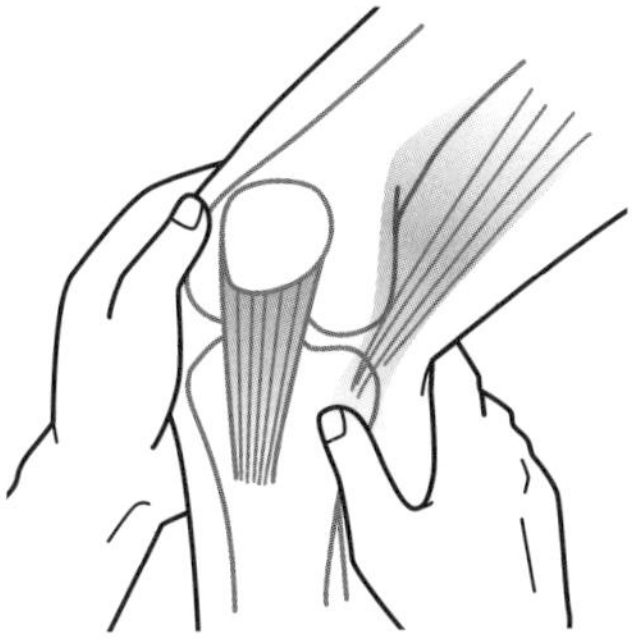

ひざ関節の安定性を確認。ひざを内側または外側に動かして、靭帯のゆるみ具合を調べる

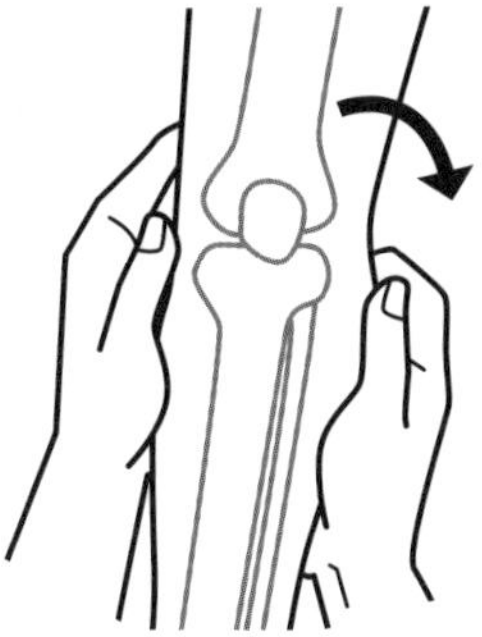

査では、ひざの軟骨や半月板、滑膜など、関節の内部は映し出されないため、ＭＲＩ検査を行います。また、骨を詳しく調べる場合は、ＣＴ検査を行います。

そのほかにも、関節包の中に針を刺して、ひざにたまった水を調べる関節液検査を行ったり、炎症の程度を調べるために血液検査を行ったりします。

ひざ痛の治療は原因によって異なる

痛みをやわらげる保存療法として、薬物療法、運動療法、装具療法、物理療法などがあり、それでも改善しない場合は手術が検討されます。どのような治療を行うかは、ひざ痛の原因によって異なります。

「変形性ひざ関節症」の症状と診断

高齢化とともに「変形性ひざ関節症」も増加

ひざ痛のなかでも、中高年に多い病気に、「変形性ひざ関節症」があります。日本において、X線検査で診断される患者数は、男性で約８６０万人、女性で１６７０万人と推定されています。※ 50歳以上では、２人に１人が変形性ひざ関節症ということになります。今後、高齢化が進み、患者数も増加すると考えられています。

変形性ひざ関節症は、ひざの関節軟骨や半月板がすり減り、関節が変形して痛みが起こる病気です。

さまざまな原因が重なって起こり、一番の原因は加齢です。加齢によって、ひざの関節軟骨や半月板がすり減り、ひざのまわりの筋肉も減少します。高齢になると、長年のひざへの負担が原因で、変形性ひざ関節症を起こしやすくなるわけです。

そのほか、家族に変形性ひざ関節症のいる人や、肥満、女性、O脚、以前にひざをけが、骨折したことのある人、などが発症要因とされています。

進行とともに痛み、ひざの変形が悪化する

変形性ひざ関節症の症状は、進行度合いによって3段階に分けられます。

「軽度」は、ひざの関節軟骨がすり減って、大腿骨と脛骨《けいこつ》の間が少し狭くなった状態です。初期の症状は、「立ち上がるときに痛む」「ひざがこわばる」「動き初めに痛む」などです。

「中等度」は、関節軟骨や半月板もすり減り、大腿骨と脛骨の間がさらに狭くなった状態です。また、骨が変形した骨棘《こつきょく》の出現で炎症を起こすこともあります。中等度になると、ひざを十分に曲げられず、「正座がしにくい」「階段の上り下りの際にひざが痛む（とくに下りるときの痛みが強い）」「ひざに水がたまって腫れる」などの症状が

※東京大学ROAD(Research on Osteoarthritis/osteoporosis Against Disability)

痛みが起こるしくみ

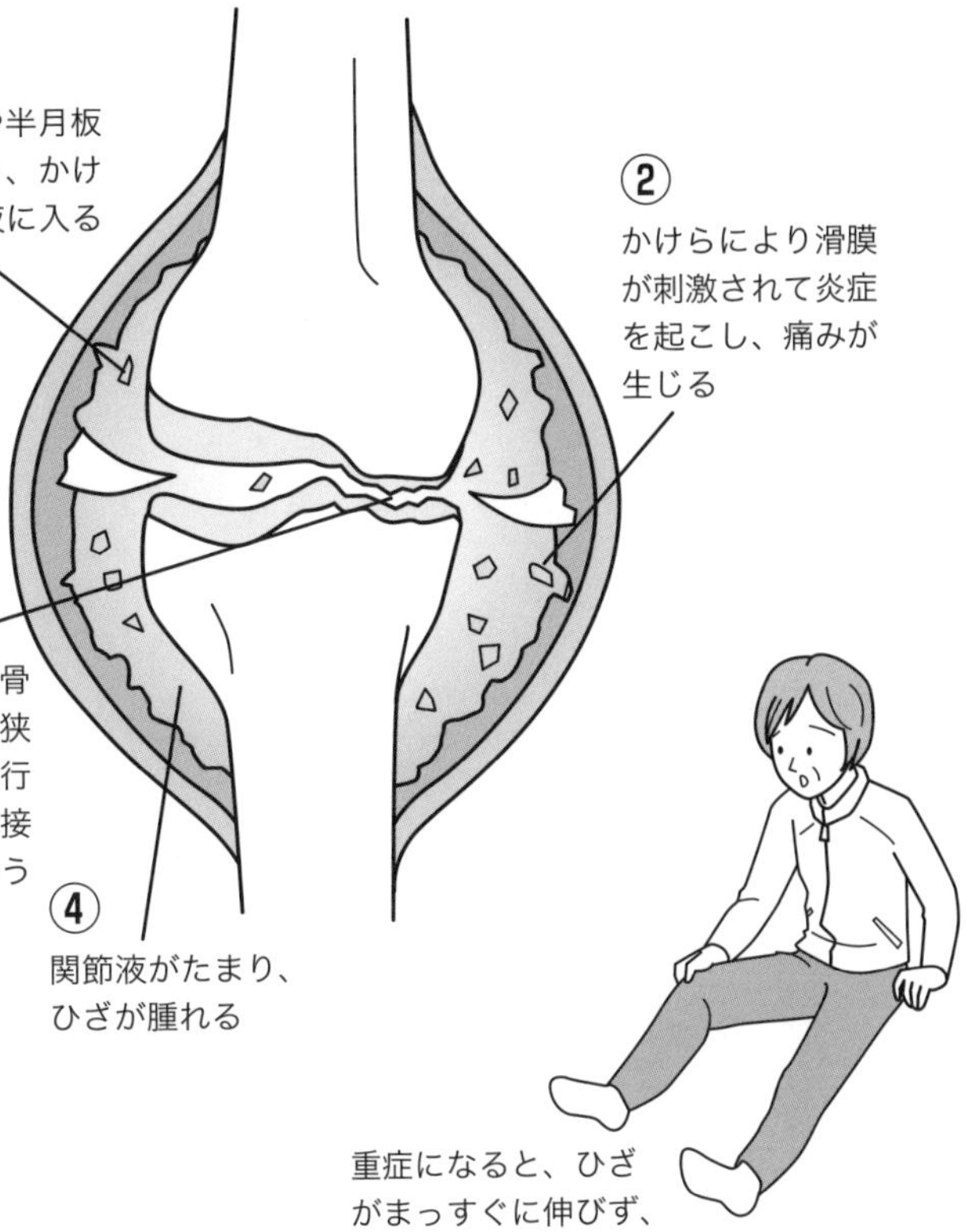

ポイント

- 関節軟骨がすり減り、骨同士がぶつかって痛みが生じる
- 重症化すると歩行が困難になるので、早めに治療することが大切

現れます。

「重度」になると、関節軟骨や半月板はほとんどなくなり、骨同士がぶつかります。そのため、関節の変形も進みます。痛みは強く、安静時でも痛みで目が覚めるほどといわれます。そのほか、「歩くときにひざが横揺れする」「歩行困難」などの症状が現れます。

がまんせず、早めに整形外科を受診する

変形性ひざ関節症は重症になると、歩行が困難となります。早期に治療を始めることで、症状をやわらげたり、進行を抑えることができます。また、ひざ痛のなかには、全身の病気によって起こるものもあります。重症になる前に、早めに受診してください。

ここが聞きたい!

Q&A

「変形性ひざ関節症」の症状と診断

Q60 変形性ひざ関節症は、ほうっておいても治る?

A 変形性ひざ関節症は、自然に治る病気ではありません。ほうっておくと、病状が進行して、日常生活に支障をきたし、歩行が困難になる場合もあります。症状が軽いうちに治療を開始すれば、症状が改善しやすく、ふだんどおりの生活を送ることもできます。

ひざに違和感が少しでもあるときは、早めに整形外科を受診することをおすすめします。

Q61 ひざの内側だけでなくお皿のまわりも痛む

A 変形性ひざ関節症では、関節軟骨がすり減っている部位によって、タイプが3つに分かれます。

もっとも多いタイプが「内側型」。日本人はO脚の人が多く、内側により多くの荷重がかかるため、軟骨の内側がすり減りやすくなります。

一方、軟骨の外側がすり減りやすい「外側型」、膝蓋骨《しつがいこつ》の裏側が減りやすい「膝蓋型」があります。

2番目に多いタイプが、「内側型」と「膝蓋型」の混合です。ひざの内側とひざのお皿のあたりが痛くなるという方は、このタイプと思われます。

内側型の痛む箇所

正常

O脚（内側型）

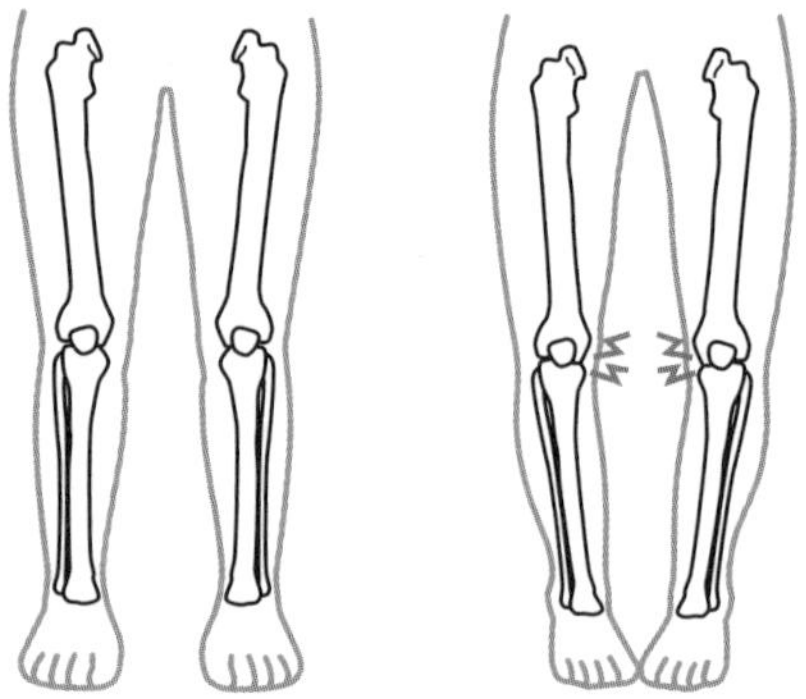

O脚は、ひざの内側の関節軟骨がすり減り、内側に痛みが起こりやすい。また、外側型は外側が、膝蓋型はひざのお皿周辺が痛むことが多い

Q62 ひざを曲げたときに異音がするが大丈夫？

A ひざを曲げたときに「パリパリ」「ガリガリ」といった音がするという訴えは、よく聞きます。関節の異音については、関節軟骨や半月板のかけらが関節のすき間に入り込んだために生じるなど、原因は諸説ありますが、はっきりしたことはわかっていません。

痛みなどの症状がまったくなく、異音のみであれば、とくに心配する必要がないと考えられています。

Q63 変形性ひざ関節症で両ひざが痛むこともある？

A 変形性ひざ関節症では、片ひざだけ痛むこともあれば、両ひざとも痛むこともあります。加齢とともにひざへの負担は大きくなるため、高齢者では両ひざに痛みが起こりやすくなります。

Q64 なぜ、女性に変形性ひざ関節症が多い？

A 女性ホルモンの減少が関係しています。骨や軟骨、筋肉の健康維持には、女性ホルモンのエストロゲンが関係していると考えられています。女性は、閉経とともにエストロゲンの分泌量が急激に減少するため、閉経後は変形性ひざ関節症のリスクが高くなります。

動作をみても、ジャンプの着地時などに、女性はひざが内側に入りがちです。この動作が靭帯《じんたい》損傷などのケガにつながり、変形性ひざ関節症を起こす原因になります。

また、解剖学的性差も関係しています。女性のひざは、男性に比べて大腿骨の幅が狭く、膝蓋骨や関節軟骨が薄いという特徴があります。そのうえ、50歳以上の女性では、軟骨がすり減るスピードが、同年代の男性と比べて、脛骨《けいこつ》（すねの骨）で約4倍、膝蓋骨で約3倍も早いことがわかっています。

また、女性の筋肉量は男性より少なく、加齢によって体脂肪率が高くなることも、女性に変形性ひざ関節症が多い一因です。

Q65 変形性ひざ関節症は遺伝する？

A ひざの関節軟骨のすり減りやすさに遺伝的要因があることがわかっています。

ただし、家族に変形性ひざ関節

症を起こした人がいても、生活環境やひざの使い方などは人によって異なるので、遺伝的要因があっても必ず発症するというわけではありません。

Q66 変形性ひざ関節症になりやすい職業は？

A つねに重い荷物を運ぶ仕事や、農作業などしゃがむ姿勢が多い仕事に就いている人は、変形性ひざ関節症になりやすいと指摘されています。

日ごろからひざのストレッチや筋力強化などを心がけ、ひざに気になる症状があらわれたら、早めに整形外科を受診しましょう。

Q67 肥満と変形性ひざ関節症の関係は？

A ひざは体重を支える役割もあります。片ひざにかかる負担は、平らなところの歩行で体重の2・6倍、階段を下りるときに3・5倍の荷重がかかります。体重が増えると、それだけひざへの負担が大きくなり、変形性ひざ関節症の原因となります。

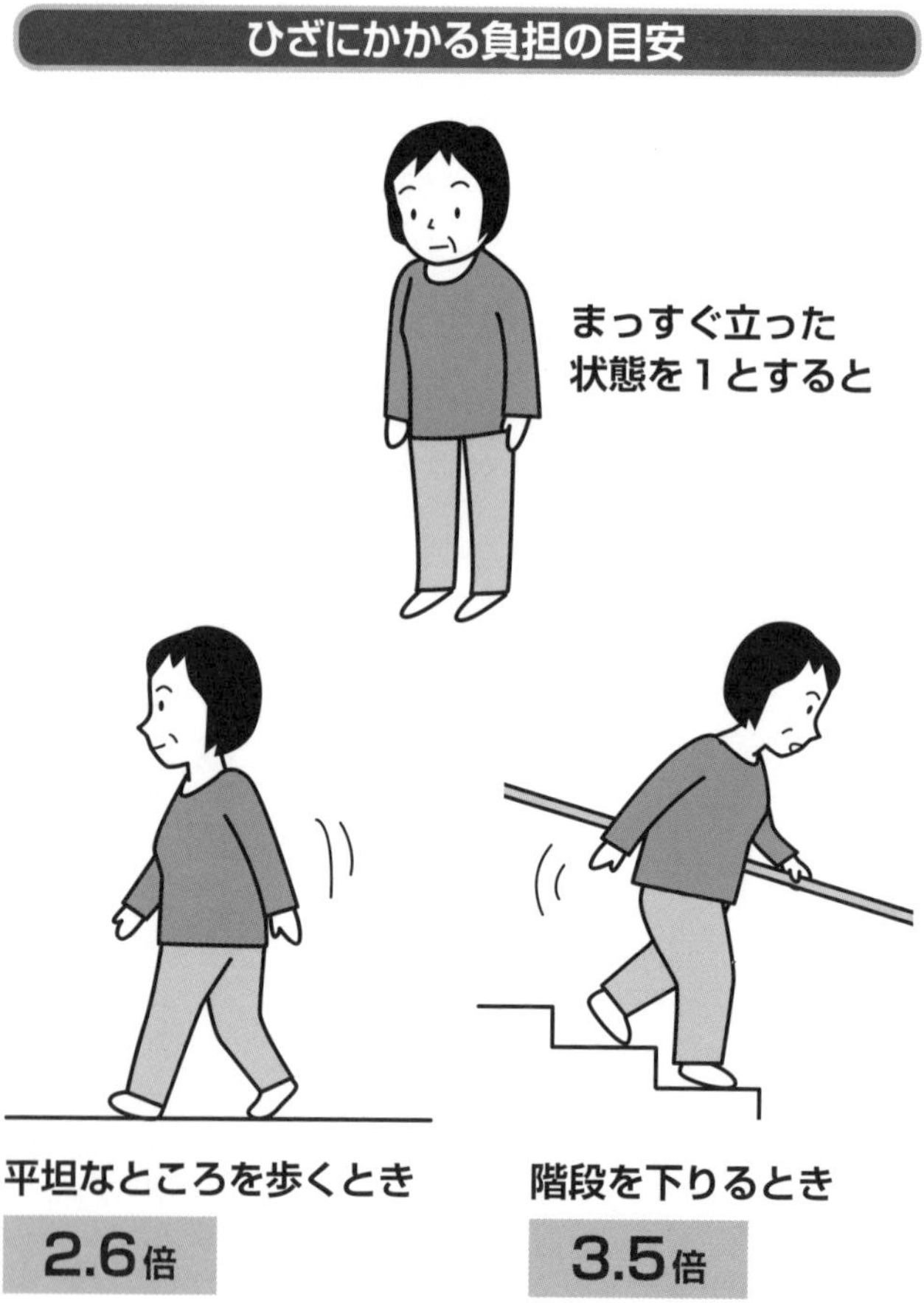

また、肥満になると、内臓脂肪が蓄積され、そこからアディポカインという物質が分泌されます。この物質が血流にのって運ばれ、全身に炎症を起こし、変形性ひざ関節症の誘因になっていると指摘されています。

Q68 関節液検査で何がわかる?

A 関節液検査とは、ひざが腫れているときに、関節液の粘度や色、白血球数、結晶の有無を調べるものです。関節リウマチや細菌感染など、ひざに腫れが生じるほかの病気と鑑別するために行われます。

Q69 変形性ひざ関節症と関節リウマチの違いは?

A 変形性ひざ関節症と関節リウマチは、ひざ関節に痛みが起こる点では似ています。しかし、原因や進行のしかたは異なります。

変形性ひざ関節症の症状はひざ関節に起こり、進行してもひざだけが悪化することがほとんどです。

一方、関節リウマチの場合は、最初に手の指や手首などの関節から症状が始まり、ひざ関節などさまざまな関節に症状があらわれます。また、発熱などの全身症状も伴います。

Q70 X線検査で「骨棘」があると言われたが?

A 軟骨のすり減りが進むと、軟骨の下にある骨にかかる体重負荷が増えます。骨は増殖して(面積を増やして)、これに対応しようとします。その結果、X線画像では骨が変形してトゲのような形の骨棘《こつきょく》が確認できます。この骨棘がまわりの組織を刺激するため、強い痛みが起こります。

ひざの痛みがあり、骨棘が確認できる場合は、変形性ひざ関節症が疑われます。

Q71 軟骨がすり減っていれば変形性ひざ関節症?

A 軟骨のすり減りは、変形性ひざ関節症の診断に必要な所見です。これに骨棘形成や硬化などの骨の増殖性変化を伴っているものを、変形性ひざ関節症と診断します。

関節リウマチでも軟骨は少なくなりますが、同時に骨もやせてきます。

「変形性ひざ関節症」のセルフケア

ひざに負担がかからない生活を工夫する

変形性ひざ関節症は、生活習慣や環境なども関係して起こります。日常生活を見直し、ひざに負担がかからない工夫を考えましょう。

たとえば、冷えによって血行が悪くなり、ひざ痛が悪化することがあります。体が冷えない生活を心がけます。室内でスリッパを履く習慣も見直しましょう。スリッパが脱げないようにする歩き方が、ひざに負担をかけます。

和式の生活は、ひざを深く曲げる動作が多くなります。和式が直接、変形性ひざ関節症を引き起こすわけではありませんが、痛みを減らすために、できるだけ洋式に変えることをおすすめします。

自宅でできる運動で、ひざを改善する

ひざ痛があると安静にしがちですが、運動不足が続くと、ひざのまわりの筋肉が衰えます。また、ひざのまわりの組織が硬くなって、可動範囲も狭くなります。

まずは、自宅でできる運動から始めるとよいでしょう。74ページから簡単に行える体操を紹介しています。テレビや音楽を楽しみながら行えるので、無理なく自分のペースで続けられるはずです。

さらに、有酸素運動を加えるとより効果的です。おすすめは、平地でのウォーキングや水中ウォーキング、自転車こぎです。ひざへの負担が少なくてすみます。

肥満の解消には、「食事＋運動」が効果的

肥満のある人は、食生活を見直します。腹八分目を心がけましょう。よくかんで、ゆっくりと時間をかけて食べることで、満腹感が得られます。ただし、過度な食事制限だけだと、体重と一緒に筋力も低下してしまいます。運動もあわせて行えば、減量と筋力アップで、ひざ痛の改善につながります。

ポイント

・ひざに負担のかからない生活スタイル、食事、運動を
・ひざ痛があってもできる運動から始める

自分でできる「ひざ痛」対策

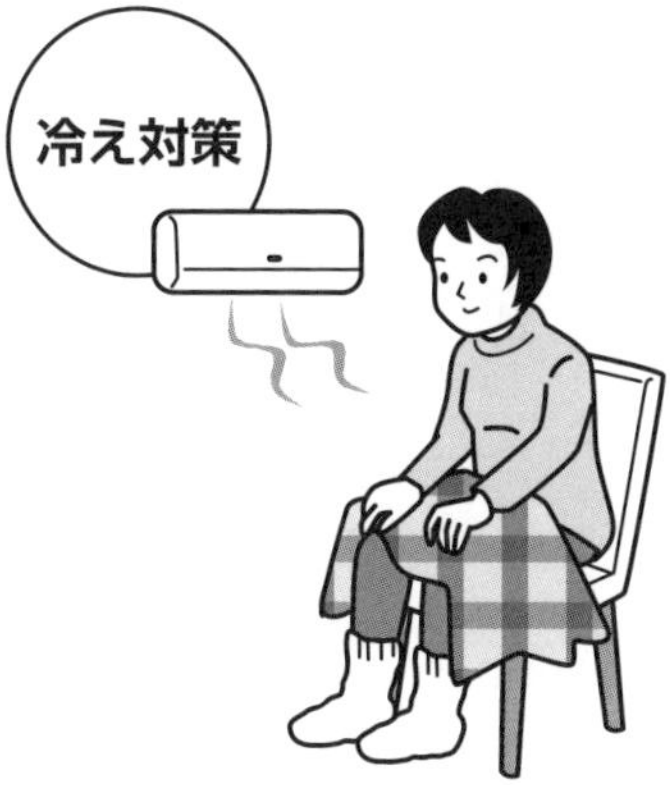

冷房や寒さからひざを守るために、ひざを隠す服装にする

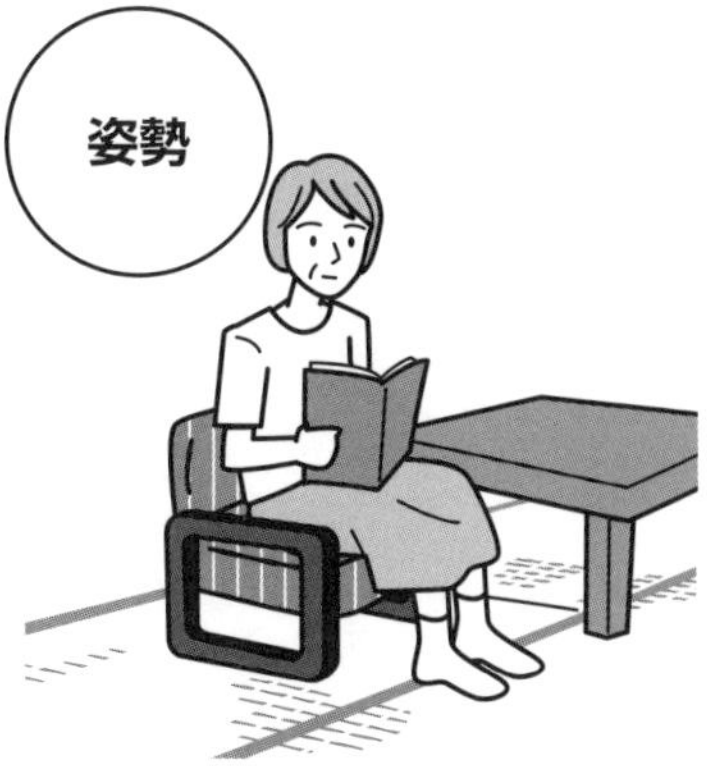

正座を避け、できるだけイス生活に

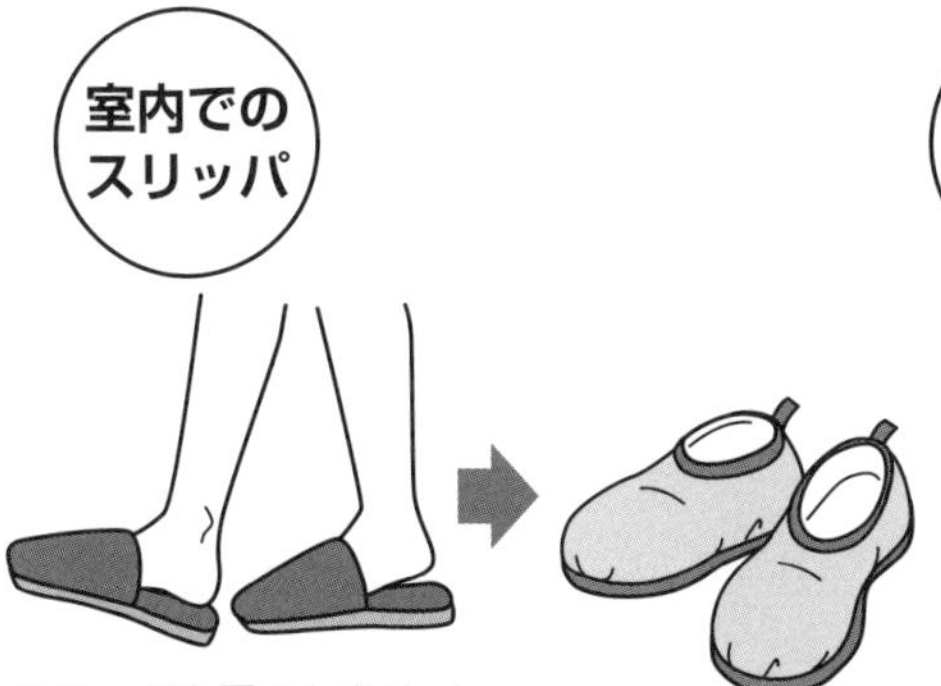

スリッパを履くときは、かかとのあるタイプがよい

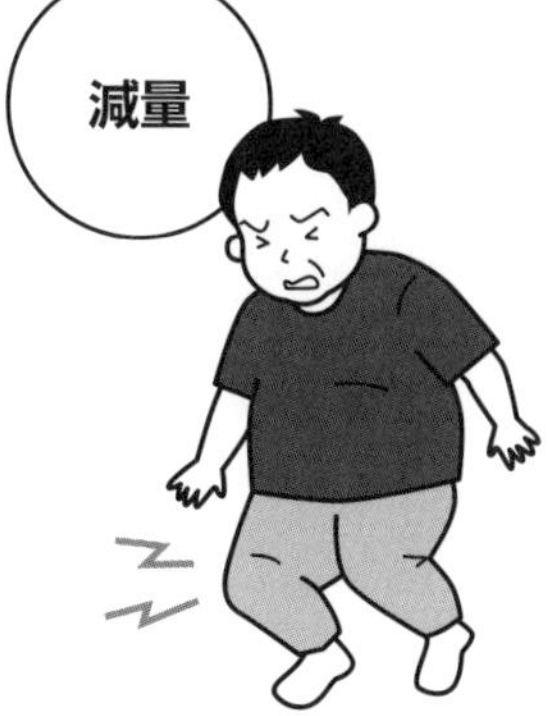

体重コントロールを心がける

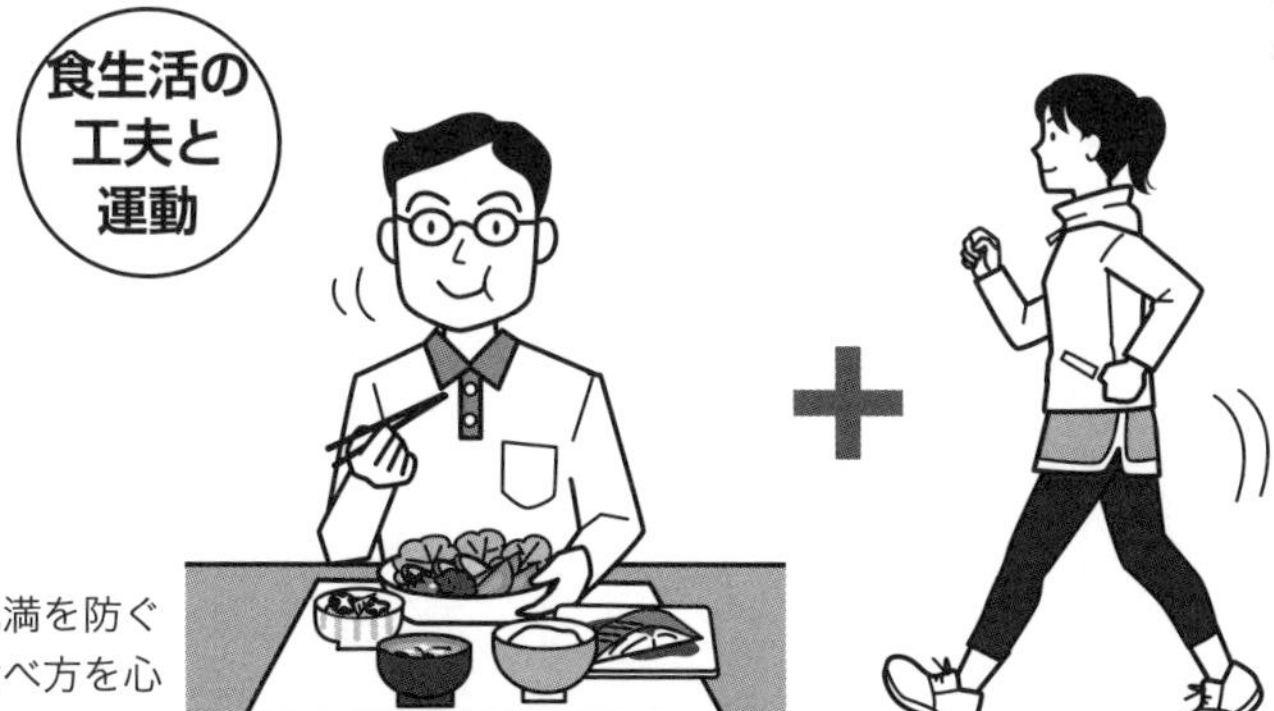

肥満を防ぐ食べ方を心がける

無理なく続けられる運動を行う

ここが聞きたい！

Q&A

「変形性ひざ関節症」のセルフケア

Q72 日常生活で気をつけたほうがよい動作とは？

A 重い荷物を持ち上げたりしゃがんだりする動作は、その重さがそのままひざに負担になります。重い荷物を持って運ぶときは、何回かに分けて運ぶなどの工夫をします。

ひざ痛は、動き始めるときに痛みが起こりやすくなります。いきなり立ち上がる、いきなり走るといった急な動作は危険です。

机に手をおいてゆっくり立ち上がる、歩く前に座ってひざの曲げ伸ばしを行うなどを心がけるだけで、動き始めの痛みをやわらげることができます。

Q73 生活を洋式に切り替えるポイントは？

A 正座など畳に座る姿勢はひざへの負担が大きいので、座椅子などを使うと、ひざへの負担や立ち上がりが楽になります。

寝具は、敷布団よりベッドのほうがよいでしょう。

和式トイレを洋式に変える場合は、和式便座にかぶせるタイプの簡易洋式便座を利用すれば、設置が簡単で経済的です。

Q74 歩き方の見直しも必要？

A 歩き方にクセがあると、ひざ痛を悪化させます。O脚の人は、つま先がまっすぐ前を向いていても、ひざのお皿は内側に向いている人が多く、ひざに大きな負担がかかります。歩くときは、進行方向にひざのお皿を向けるよう意識してください。そうすると、ひざへの負担が少なくなります。

Q75 階段で、ひざ痛をやわらげる方法は？

A 階段ではなく、できるだけエレベーターやエスカレーターを利用しましょう。また、自宅の階段には、手すりをつけることをおすすめします。

階段を上り下りするときは、片方の脚を階段に乗せたら、もう片方も同じ段に乗せて、一旦両足を

ひざの負担を減らす工夫

歩き方の工夫

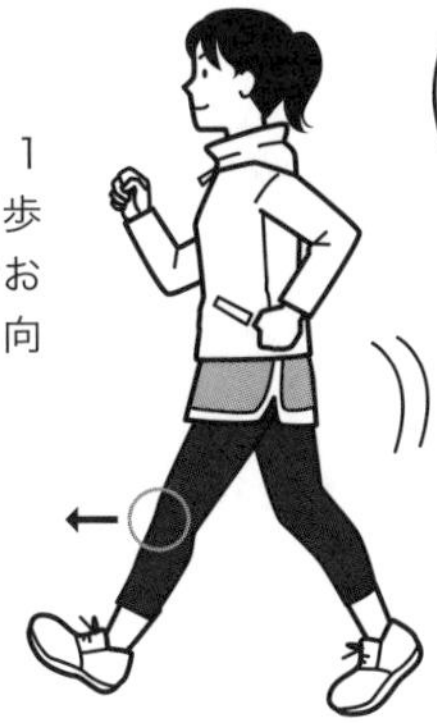

ウォーキングは、1日6000～7000歩を目標に。ひざのお皿を進行方向に向ける

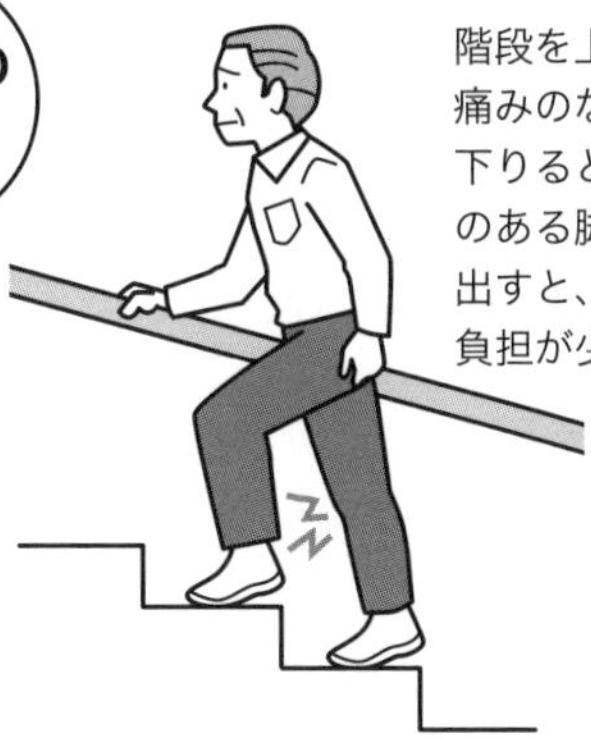

階段を上るときは痛みのない脚から、下りるときは痛みのある脚から踏み出すと、ひざへの負担が少ない

補助具を使う

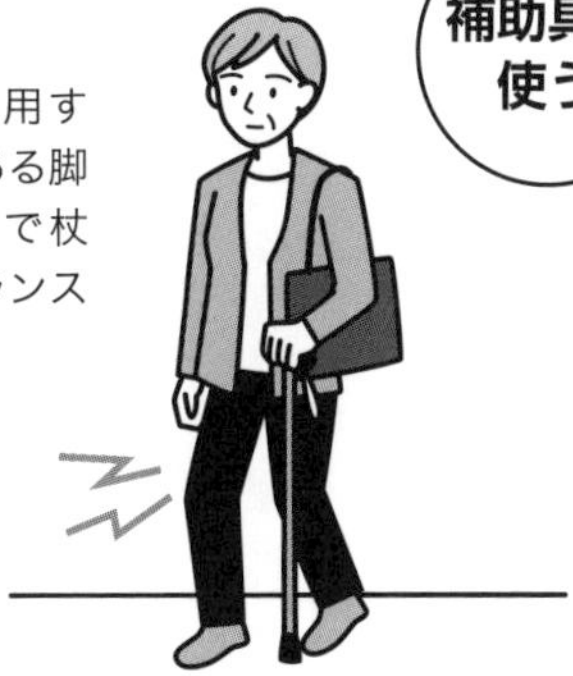

杖を上手に利用する。ひざ痛がある脚と反対側の手で杖を持つと、バランスよく歩ける

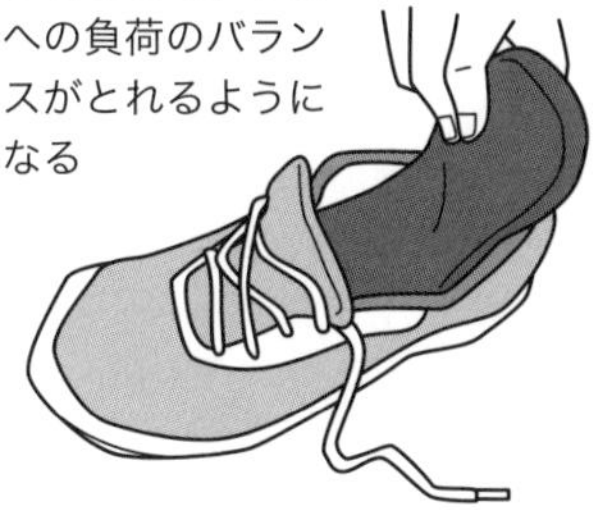

靴の中敷きを調節することで、ひざへの負荷のバランスがとれるようになる

そろえます。こうして1段ずつ両足をそろえて上り下りすると、ひざへの負担が軽減します。

Q76 痛みがあって動くのがつらい

A ひざ痛のために動かないでいると、筋力が低下し、さらに動けなくなり、痛みが悪化します。そこで、杖やシルバーカー（手押し車）などの補助具を使って歩くことをおすすめします。

また、O脚の人は、靴の中に足底板を入れると、体重がひざの内側に偏らず、バランスよく歩くことができて、ひざの痛みも軽減します（80ページ）。

Q77 靴選びのポイントは？

A 女性が履く高いヒールは、つま先だけに体重がかかったり、歩くときにバランスをとろうとしてひざへの負担が大きくなります。ヒールのない靴を選びましょう。

また、靴底がある程度やわらかいものや滑り止めがついている靴などを選ぶとよいでしょう。

Q78 運動経験がほとんどないので不安

A 運動というと、ハードなイメージを想像して、ふだん運動していない人や高齢者は身構えてしまうかもしれません。しかし、ひざ痛を改善する運動は、軽く簡単な運動でも十分な効果が期待できます。

自分が無理なくできる運動から始め、それを続けていくことが大切です。

Q79 ストレッチと筋トレはどんな効果がある？

A ストレッチを行うことで、ひざのまわりの筋肉やひざ関節がやわらかくなり、ひざの曲げ伸ばしがスムーズになります。さらに血流もよくなり、痛みがやわらぎます。

筋トレにより、ひざ関節を支える筋肉を鍛えることで、ひざへの負担が軽くなります。とくに太ももの大部分を占める大腿四頭筋を鍛えると、ひざ関節の安定性が高まり、ひざ痛が改善します。

Q80 正しく運動できているか自信がない

A 効果的に運動するには、どの筋肉を鍛えているかを自覚しながら行うことが大切です。

自宅で運動するときは、姿見などの全身がわかる鏡を見ながら体を動かすとよいでしょう。正しい姿勢で行っているか、正しい動きができているか、筋肉がきちんと動いているかなどを確認することができます。

鏡を使って動きを確認

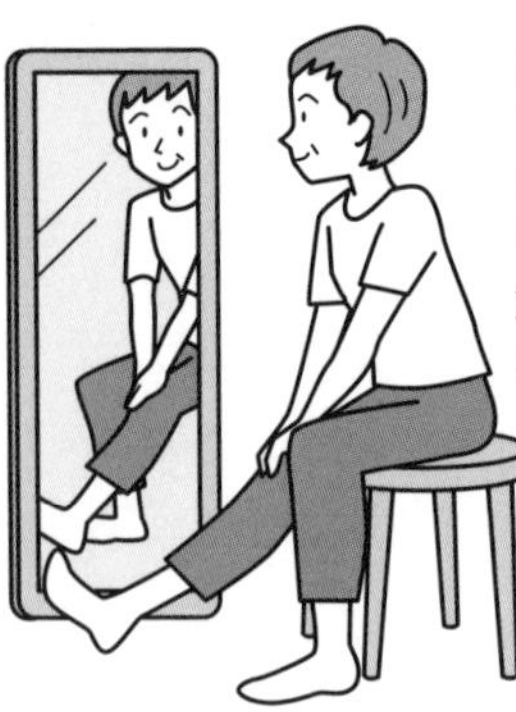

大きな鏡の前で、自分の動きや姿勢を正すことで、運動の効果が高まる

また、自分の鍛えたい筋肉を意識することで力が入りやすくなり、効果が上がります。

Q81 痛みがあるひざだけ鍛えればいい？

A 片方のひざだけ痛くても、画像検査では両ひざに変形が起こっていることがあります。片方のみではなく両脚を同じように鍛えることが大切です。筋トレ、ストレッチは左右交互に、同じ回数だけ行ってください。

Q82 運動を始めて数日で痛みが軽くなった

A 考えられる理由はいくつかありますが、1つは運動によって脳から分泌されたエンドルフィンという物質が関係しています。エンドルフィンには、強い鎮痛作用と、多幸感をもたらす作用があります。

また、筋肉を動かすことで、筋肉内で作られるマイオカインというホルモンが分泌されます。マイオカインは、ひざの筋肉や骨の強化、脂肪の分解など、ひざ関節へのよい作用が認められています。筋肉を鍛えるほどマイオカインが増えることもわかっています。

Q83 高齢なので、運動するとケガが心配

A ストレッチは、ジョギングなどに比べてケガをしにくく、高齢者も安心して行える運動です。

より安全に行うために、体が温まった状態で運動をするようにします。そのため、お風呂上がりのストレッチは効果的です。

寒い季節は、暖かい部屋で行うようにしましょう。

Q84 運動の量や激しさはどのくらいが適度か？

A 翌日、筋肉痛があらわれたり、疲れが残るようだとやりすぎです。そのような運動のしかたは長続きしません。翌日に筋肉痛があるときは、回数を減らして行いましょう。

痛みが強いときは、筋トレは休んでストレッチのみ行うようにします。大切なのは続けることです。筋肉がついてくれば、筋肉痛や疲れもなくなるはずです。

Q85 有酸素運動の効果とは？

A 有酸素運動とは、体内に酸素を取り込みながら行う運動のことです。有酸素運動の効果の1つに、痛みを伝える神経に対するブレーキ機能の強化があり、痛みに対して強い体づくりができます。また、肥満の改善や筋力が鍛えられることで、ひざへの負担が軽くなります。

　こうした改善効果だけでなく、屋外でのウォーキングなどは、ストレス解消にもなります。

Q86 ウォーキングで気をつけることは？

A 自分が歩きやすい姿勢をキープし、腕を大きく振って歩きます。ひざ痛の改善には、20分間以上続けて歩くのが理想ですが、最初は短い時間でもかまいません。また、10分間ずつ2回に分けても問題ありません。

　ひざへの負担を避けるため、階段や坂道は避けて、できるだけ平坦な場所を歩くようにします。

Q87 運動を組み合わせるときの順番などはある？

A ストレッチ、筋トレ、有酸素運動の順に組み合わせて行うと効果的です。ストレッチで筋肉や関節をほぐし、筋トレでひざのまわりの筋肉を鍛え、有酸素運動で全身を動かします。最後に、もう一度ストレッチをすることで、筋肉の回復が早くなります。

効果的な運動の組み合わせ

1 ストレッチ
準備体操として行う。筋肉や関節を動かしやすくなり、ケガの予防にもなる

2 筋トレ
ひざのまわりの筋肉を鍛え、動きやすくする

3 有酸素運動
有酸素運動で全身を動かすことで、体の機能がアップする

4 ストレッチ
整理運動（クールダウン）として行う。疲労の回復を促す

BMIの計算

$$\mathrm{BMI} = \frac{\text{体重（kg）}}{\text{身長（m）} \times \text{身長（m）}}$$

【例】身長160cm、体重68kgの場合

$$\frac{68}{1.6 \times 1.6} = 26.5$$

肥満

痛みの強い日の運動

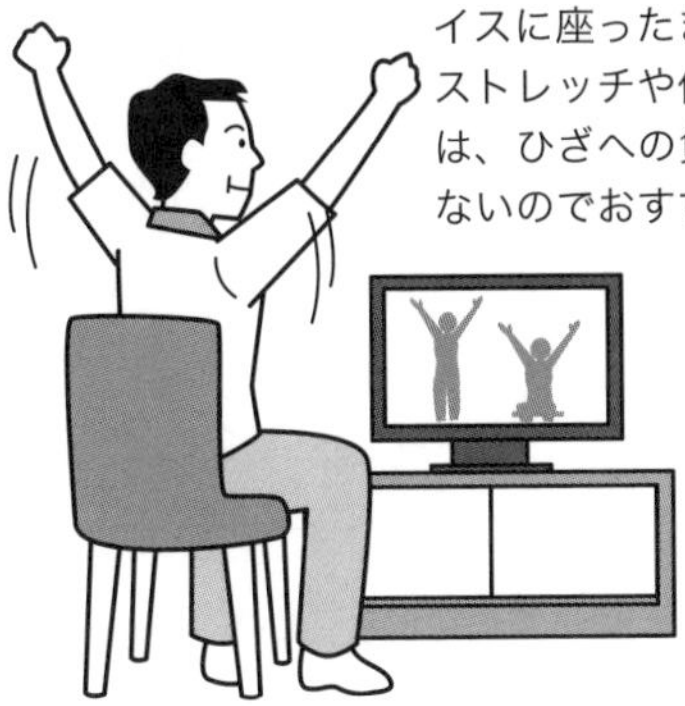

イスに座ったまま行うストレッチや体操などは、ひざへの負担が少ないのでおすすめ

Q88 痛みが強い日も運動したほうがよい?

A 強い痛みがあるときに運動をしても逆効果になります。実験的には、強い痛みがあると、ひざを伸ばす筋力が60%にまで低下[※1]することがわかっており、運動の効果は期待できません。

Q89 肥満かどうかを知る目安は?

A 肥満かどうかを知るには、BMI（体格指数）という値が目安になります。BMIは「体重（kg）÷身長（m）÷身長（m）」で計算します。この数値が25以上ならば肥満となります。

変形性ひざ関節症では、BMIが5上昇すると、リスクが35%高[※2]くなることがわかっています。

Q90 ひざ痛改善のために意識したい食事とは?

A ひざ痛の改善に限らず、バランスのとれた食事を心がけることが大切です。とくに、筋肉をつくるたんぱく質は大切です。肉や魚、乳製品、卵、大豆製品などに多く含まれています。

Q91 ひざ痛に効果のある食べ物はある?

A 直接的にひざ痛や変形性ひざ関節症の進行を防ぐと証明された食べ物はありません。

しかし、しょうがに含まれるジンゲロールという成分が、ひざ痛の改善に効果があるというデータもあります。

※1：IASP「16th World Congress on Pain® Yokohama 2016」にて発表
※2：Zheng H, et al. BMJ Open. 2015

「ひざ痛」改善体操

太ももの前側（大腿四頭筋）と外側（股関節外転筋）、内側（股関節内転筋）を鍛える運動と、ひざまわりの筋肉のストレッチを紹介します。自宅でいつでもできる体操なので、毎日行って、ひざの痛みを改善しましょう。

ひざのまわりの筋肉を鍛える

「大腿四頭筋」の筋トレ

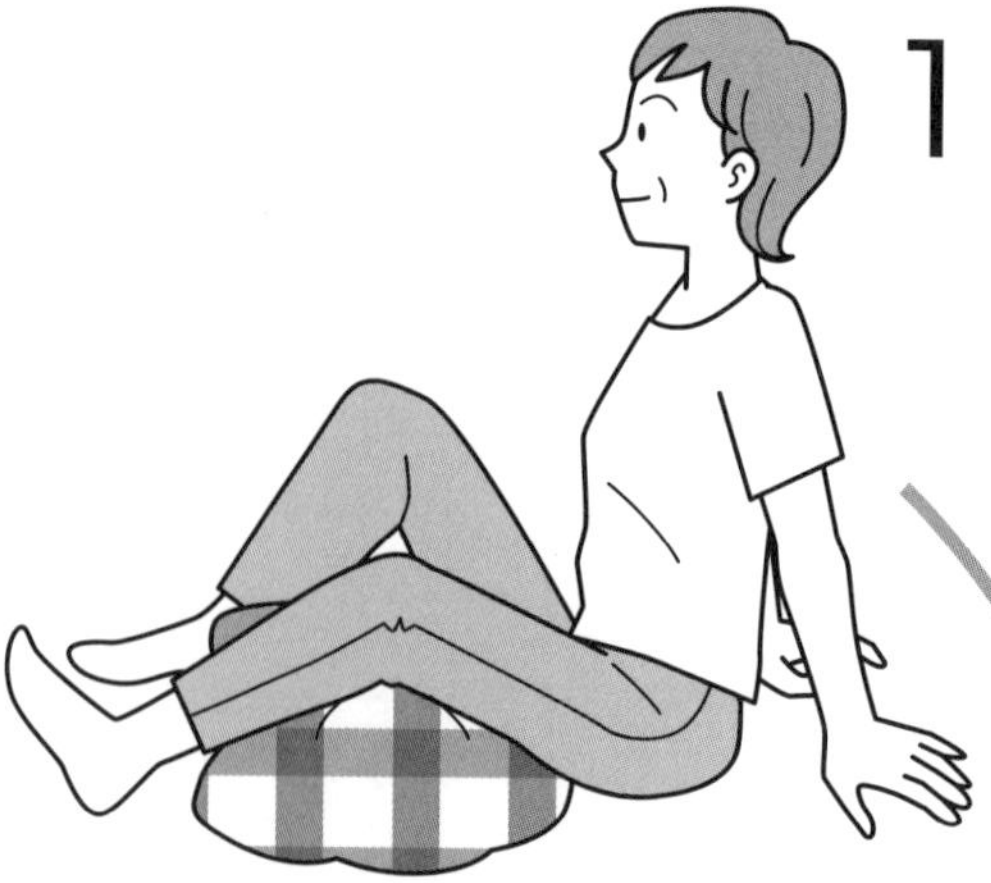

1 床に座る。片方のひざの下にクッションを置く

※クッションの代わりに丸めたバスタオルでもよい

2 かかとを床につけたままひざに力を入れて、クッションを5秒間床に押し続ける。反対側も行う

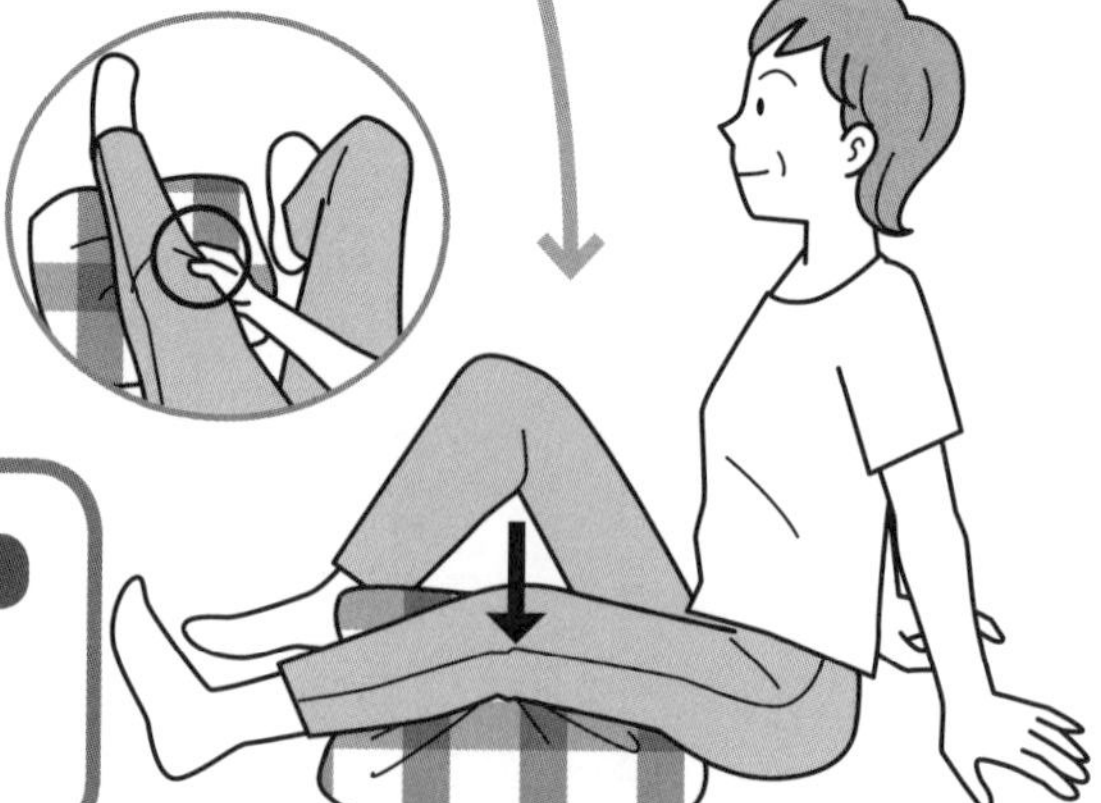

太ももの前側を触り、“力こぶ”が硬くなっているのを確認

おもな目安

1セット：両脚10回
1日：3〜5セット

「股関節外転筋」の筋トレ

床側の脚はひざを軽く曲げ、上の脚はまっすぐ伸ばす。上の脚を床から10cmくらい上げて、５秒間静止する。５秒かけてゆっくり下ろし、2秒間休む。これを繰り返す。反対側の脚も同様に行う

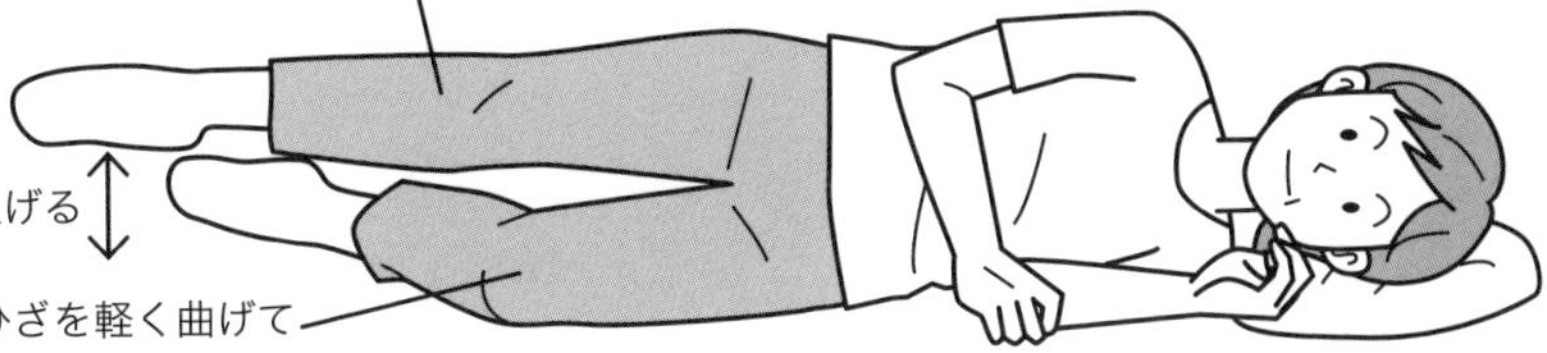

おもな目安

1日：両脚20回

「股関節内転筋」の筋トレ

1 できるだけ脚を伸ばして、床に座る。両ひざでクッションを軽く挟む

※クッションの代わりに枕や、やわらかいボールでもよい

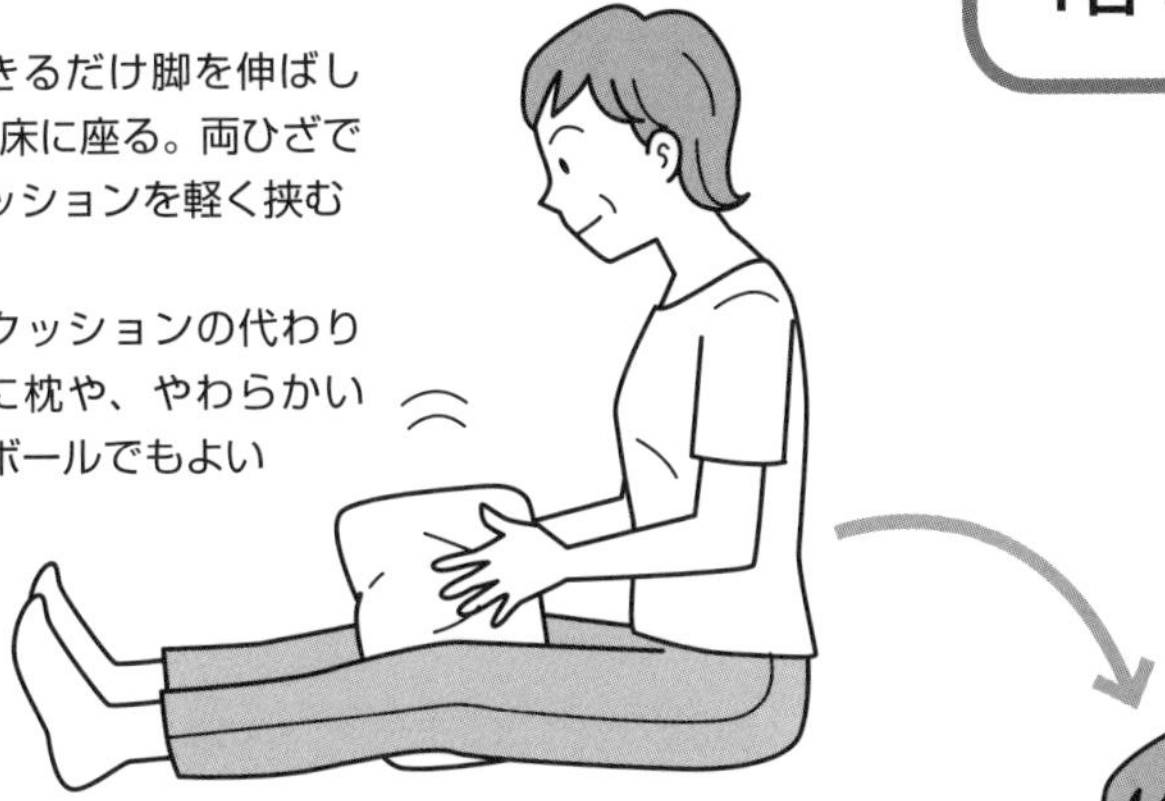

2 両ももでクッションを5秒間押し続け、3秒間休む。これを繰り返す

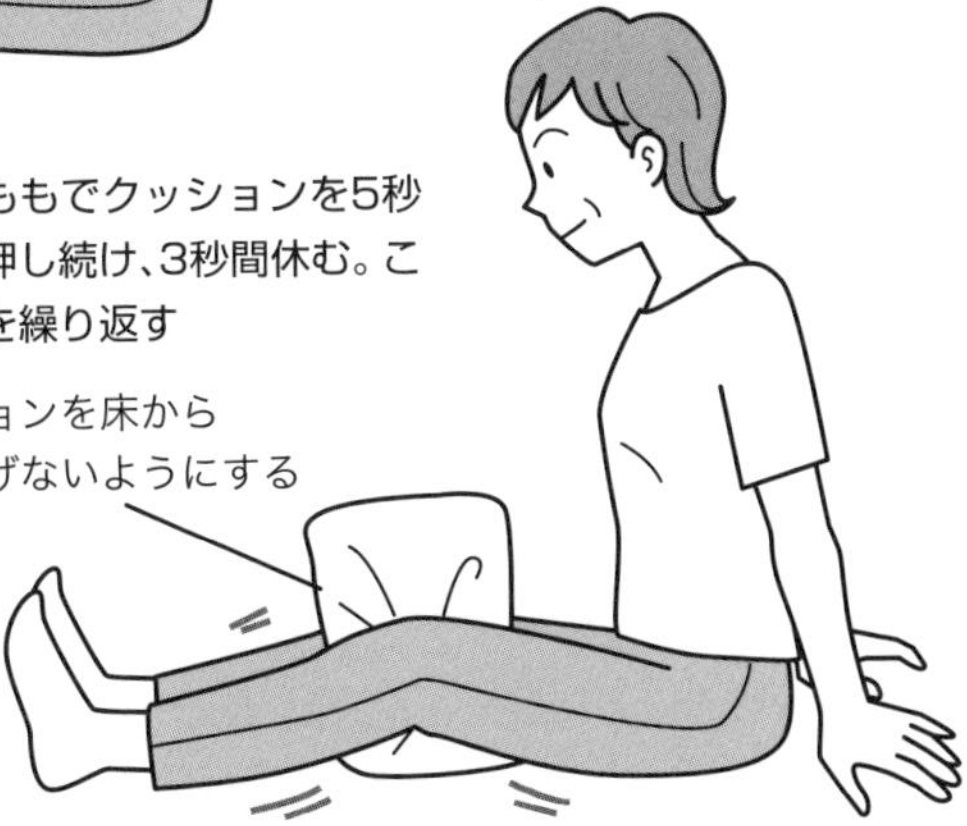

おもな目安

1日：20回

注意! 強い痛みがあるときや、ひざが腫れたり熱をもっているときは休む

脚の筋肉を伸ばす

太もものストレッチ

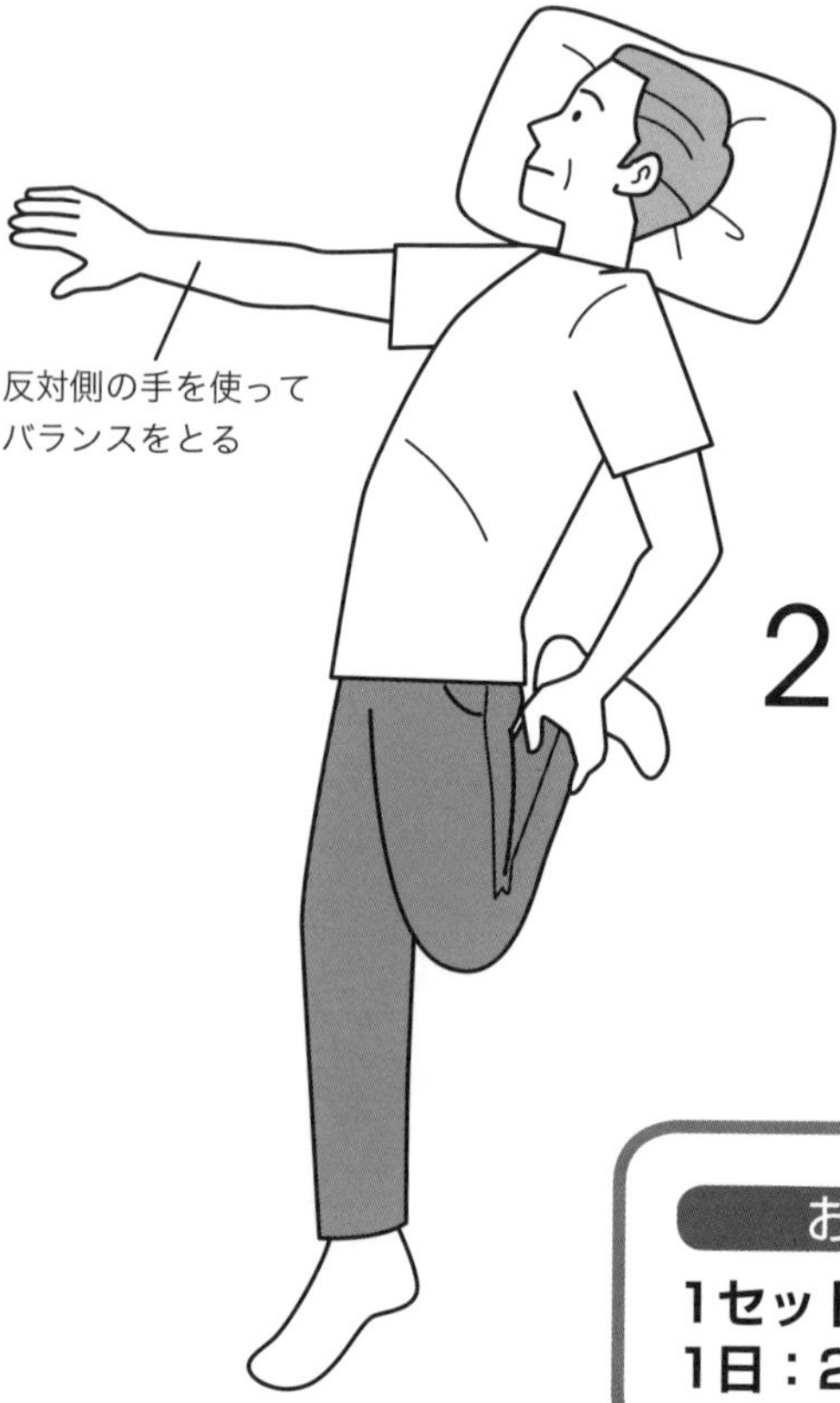

1 体の左側が上になるよう横になる。左手で左の足首をつかむ

2 かかとをお尻に近づけたまま、30秒間静止する。そのあと、手を離す。右脚も行う

おもな目安

1セット：両脚1～2回
1日：2～3セット

ストレッチのポイント

- 毎日行うと筋肉がやわらかくなり、ひざの曲げ伸ばしがしやすくなる
- 筋肉を伸ばす部分を意識する
- 息を止めないで、深呼吸しながら、ゆっくりと行う
- “痛（イタ）気持ちいい”くらいがよい

ひざのストレッチ

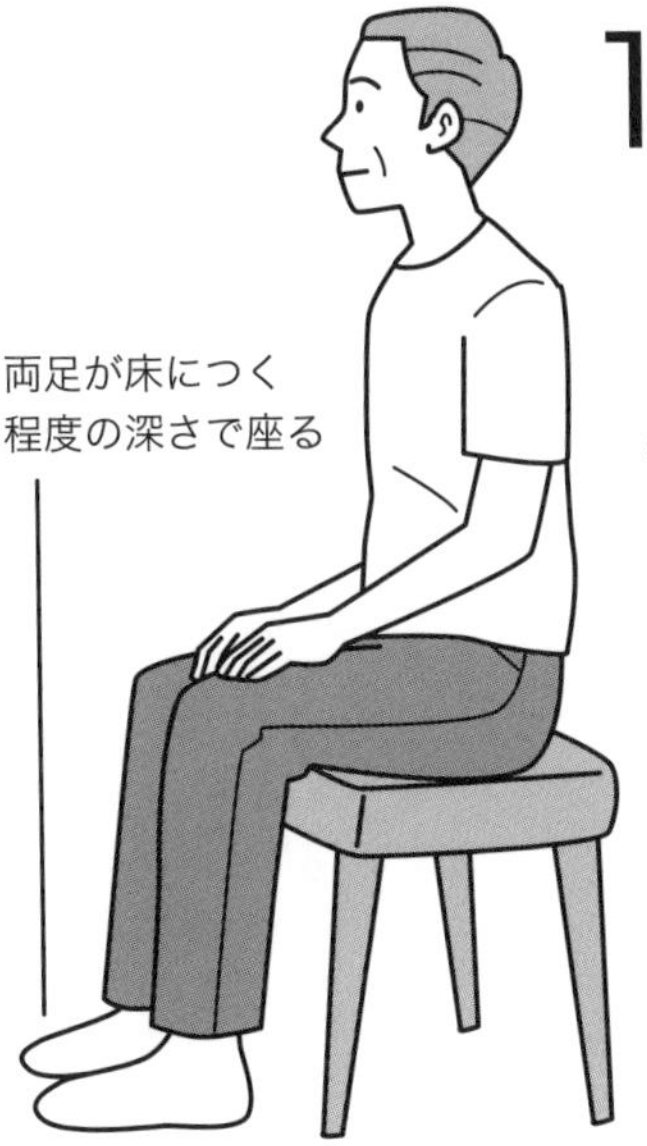

1 イスに座り、両手は太もものの上に置く

2 かかとを床につけたまま片脚を伸ばす。つま先は真上に上げる

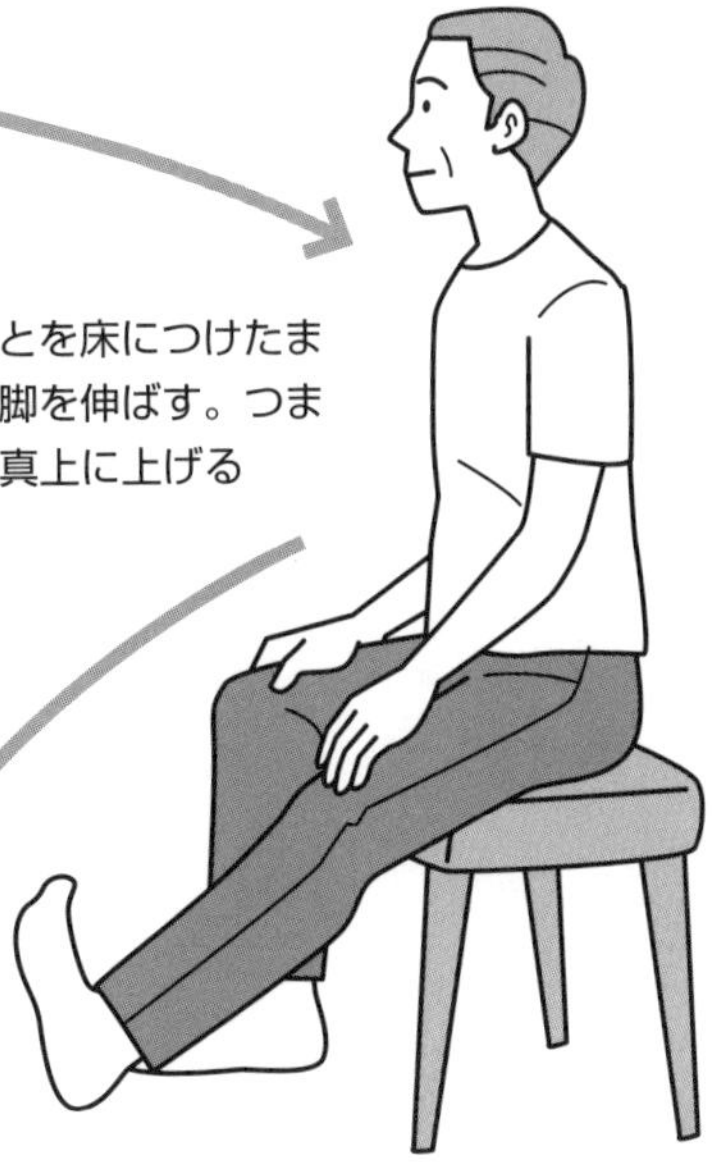

3 両手をひざの上に置き、ゆっくりとひざを30秒間押し続ける

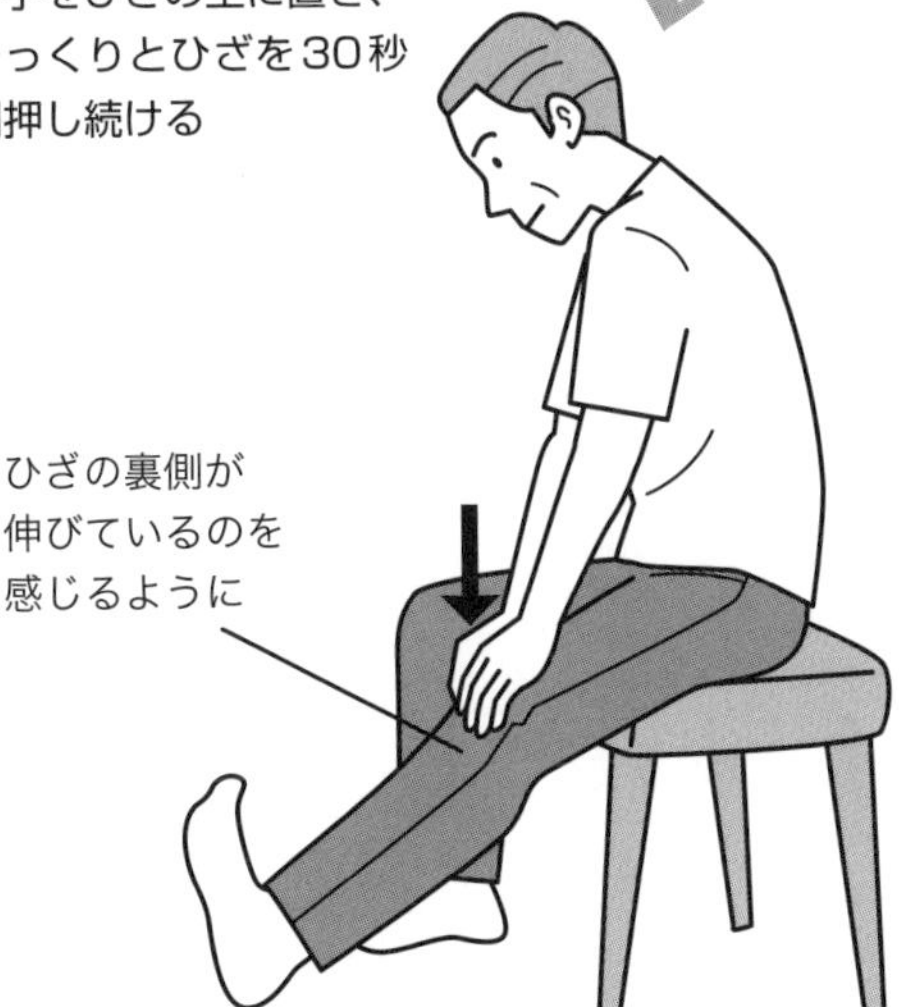

おもな目安

1セット：
両脚1回ずつ
1日：3〜5セット

「変形性ひざ関節症」の保存療法

運動しにくい場合は、装具で動きを補助する

歩くときや運動を行うときに、ひざの負担を軽減する装具を利用するのも一法です。装具には、サポーターと足底板があります。軽度であれば、装具を使うことで痛みが改善することもあります。

装具は、医師の処方によるものであれば、健康保険が適用されます。医師と相談しながら、自分に合った装具を選びましょう。

足底板でＯ脚を矯正して、ひざ痛を軽減させる

変形性ひざ関節症が進行すると、Ｏ脚が進みやすくなります。脚の内側より外側が少し高くなった足底板を使用することで、Ｏ脚を矯正し、ひざの内側へかかる負担を軽くすることができます。

足底板には、靴に入れる中敷きタイプのものと、足底を固定するタイプがあります（80ページ）。

サポーターでひざを安定させる

変形性ひざ関節症の人は、大腿四頭筋が弱くなっていることが多く、ひざが不安定になっています。そのような場合は、サポーターでひざを固定します。これは、ひざの冷えを防ぐ効果も期待できます。

サポーターには、ひざの両側に支柱が入っているものや、ベルトを巻いてひざ関節を固定するものなど、さまざまなタイプがあります（80ページ）。

薬を使って痛みをやわらげる

装具を使って運動を続けても、ひざ痛が改善されない場合は、薬物療法を併用します。

変形性ひざ関節症ののみ薬は、アセトアミノフェン（解熱鎮痛薬）、非ステロイド性抗炎症薬（ＮＳＡＩＤｓ）、ＣＯＸ－２選択的阻害薬などです。これらの薬を使っても痛みが改善しない場合は、さ

ポイント

- 歩きづらいときなどは、装具でひざをサポートする
- 薬物療法を行いながら運動も続ける

変形性ひざ関節症のおもな薬

アセトアミノフェン（解熱鎮痛薬）	のみ薬	効果：痛みを抑える 副作用：少ない。まれに長期服用で肝機能障害など
非ステロイド性抗炎症薬（NSAIDs）		効果：痛みや炎症をやわらげる 副作用：胃腸障害、腎障害、心臓病など。長期服用は避ける
COX-2選択的阻害薬		効果：痛みや炎症をやわらげる 副作用：胃腸障害はNSAIDsより少ないが、腎障害、心臓病のリスクはある
オピオイド（弱オピオイド、強オピオイド）	のみ薬 貼り薬	効果：痛みを抑える（強オピオイドは強力な効果） 副作用：ふらつき、吐き気、便秘など（強オピオイドは、呼吸抑制や依存症）
デュロキセチン	のみ薬	効果：神経に作用して痛みを緩和 副作用：吐き気、眠気、口の渇きなど
非ステロイド系外用薬	塗り薬 貼り薬	効果：痛みや炎症をやわらげる 副作用：皮膚の湿疹、かぶれ。比較的強いタイプは胃腸障害、腎障害など
ステロイド	注射薬（関節内注射）	効果：素早く痛みと炎症を抑える 副作用：繰り返すと、骨や軟骨などに悪影響を及ぼす
ヒアルロン酸		効果：関節の動きを滑らかにして、痛みをやわらげる

らに強力な鎮痛作用を持つオピオイド、新しい作用機序のデュロキセチンなどを使います。

貼り薬や塗り薬の非ステロイド系外用薬は、のみ薬で起こりやすい胃腸障害などの副作用が少ないというメリットがあります。

関節液を抜き、注射薬を注入する

炎症が強いと、ひざに関節液（水）がたまり、痛みを起こします。その場合は、注射器でひざの関節液を抜き、注射薬を注入して、痛みを抑える治療を行うことがあります。局所的な治療のため、のみ薬よりも全身的な副作用が少ないメリットがあります。

注射薬には、ステロイドやヒアルロン酸があります。

Q92 足底板は既製品でも大丈夫?

A 医師の処方に基づき、患者さんの脚の状態に合わせて作製される、オーダーメイドのものがよいでしょう。

確かに、靴売り場や健康グッズ売り場などで既製品が売られていて便利ですが、自分の足に合ったものでないと、ひざ痛を悪化させる要因になります。医師とよく相談して、自分専用の足底板を作ることをおすすめします。

さまざまな装具

足底板

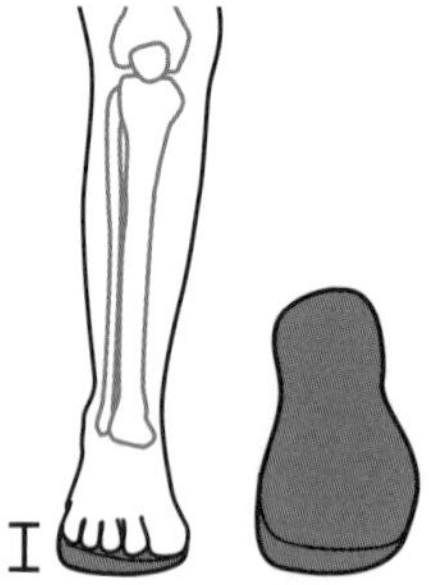

O脚に用いる中敷きタイプは、内側より外側を高くする

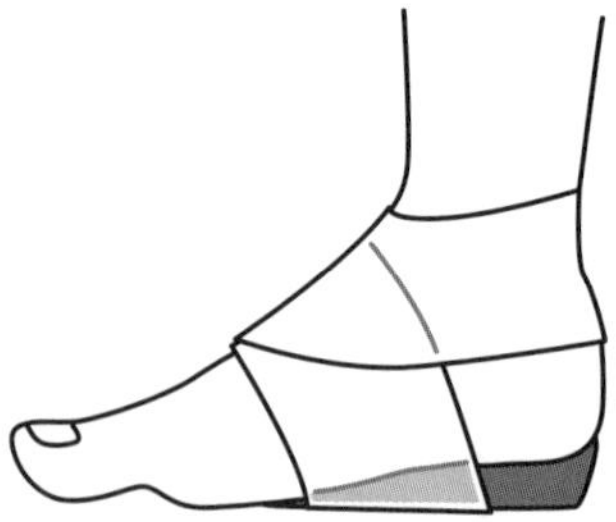

足首に巻くサポーターで足底板を固定する

サポーター

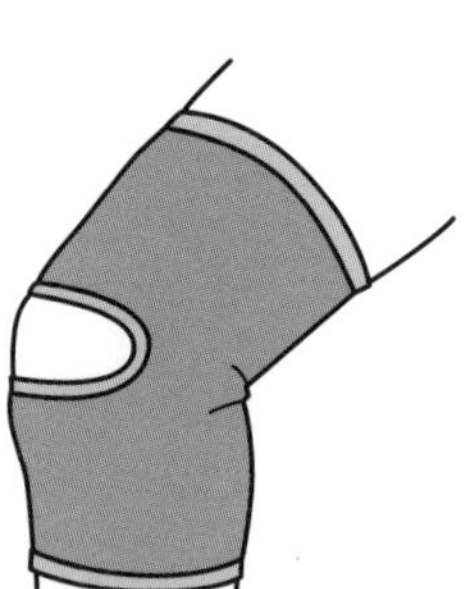

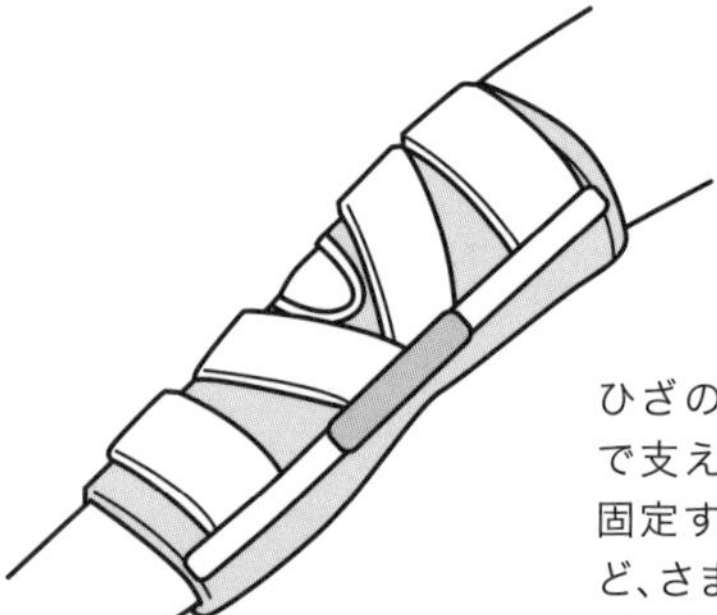

ひざの両側を支柱で支えてベルトで固定するタイプなど、さまざまなタイプがある

なお、医師による処方であれば、健康保険の適応になります。

Q93 サポーターにはどのようなタイプがある？

A ひざの両側に支柱が入っているものや、ベルトを巻いてひざ関節を固定するものなど、さまざまなタイプのサポーターがあります。

症状の程度によって適したサポーターが異なるため、医師とよく相談して決めることをおすすめします。なお、医師による処方であれば、健康保険の適応になります。

Q94 サポーターは長期間使用してもよい？

A サポーターをしていると、ひざが安定するので、安心して動くことができます。しかし、痛みが軽くなってもサポーターに頼っていると、筋肉が弱くなってしまいます。サポーターをはずして運動しても痛みが出ないかどうか、定期的に確かめてみましょう。

Q95 外用薬のそれぞれの特徴は？

A 変形性ひざ関節症の外用薬には、貼り薬と塗り薬があります。

貼り薬の湿布は、副作用がなくて安全と思われがちです。しかし、医師の処方による湿布は、市販のものより炎症を抑える作用が強いので、かぶれなどの副作用に注意が必要です。

塗り薬には、軟膏やクリーム、ゲル状など、さまざまな形状があります。使用感や刺激性などの違いがあります。

Q96 肌が弱いので、湿布でかぶれるのが心配

A まず、1㎝角くらいに切った湿布を、腕の内側などやわらかいところに貼り、かぶれなどの症状があらわれないかを試してください。

湿布を貼ったあとも、少し早目にはがすなど、皮膚の状況を確認します。また、医師に皮膚が弱いことを伝えておくことが大切です。

Q97 痛み止めは体に悪いから、のまないほうがよい？

A 痛みをがまんして運動するよりも、痛め止めを使って痛みをやわらげて運動したほうが、

運動の効果が高まることがわかっています。※

ただし、痛み止めは、あくまでも痛みが強いときに使うものです。医師の指示に従って、正しく服用することが大切です。

Q98 高齢者の服用で気をつけることは？

A 何種類もの薬をのむことを多剤併用といい、何らかの副作用が起こったり、薬の効果が強く出すぎたりすることがあります。

高齢者は、日ごろから高血圧や糖尿病などの薬をのんでいる人が多く、多剤併用のリスクが高くなります。

多剤併用のトラブルを避けるために、受診時に「おくすり手帳」を必ず持参してください。

また、高齢者は内臓の機能が低下しがちなので、胃腸障害や腎機能障害などの副作用が起こりやすくなります。症状があらわれたときは、医師に相談してください。

Q99 痛みに効くサプリメントをのめば安心？

A ひざの痛みに効くとうたった、グルコサミンやコンドロイチンなどが配合されたサプリメントをよく目にすると思います。しかし、これらの効果は、医学的に証明されていないのが実情です。

懸念すべきは、サプリメントをとっていることで、運動などを行わなくなることです。変形性ひざ関節症の治療の基本は、運動を中心とした保存療法です。

サプリメントに興味がある人は、事前に医師に相談しましょう。

Q100 関節内注射とはどのような治療か？

A 関節内注射は、関節内にたまった水を抜く治療と、薬を注入する治療があります。

関節内に注入する薬には、ステロイドとヒアルロン酸があります。

ステロイドは、痛みを抑える速効性に優れています。ただし、関節や骨への悪影響を懸念し、年に何度も繰り返し投与することは推奨されていません。

ヒアルロン酸は、関節の動きを滑らかにして痛みをやわらげる効果があります。ステロイドに比べて、効き始めのタイミングは遅いものの、効果の持続時間は長いといわれています。

※IASP「16th World Congress on Pain® Yokohama 2016」にて発表

関節内注射（ヒアルロン酸注射）の手順

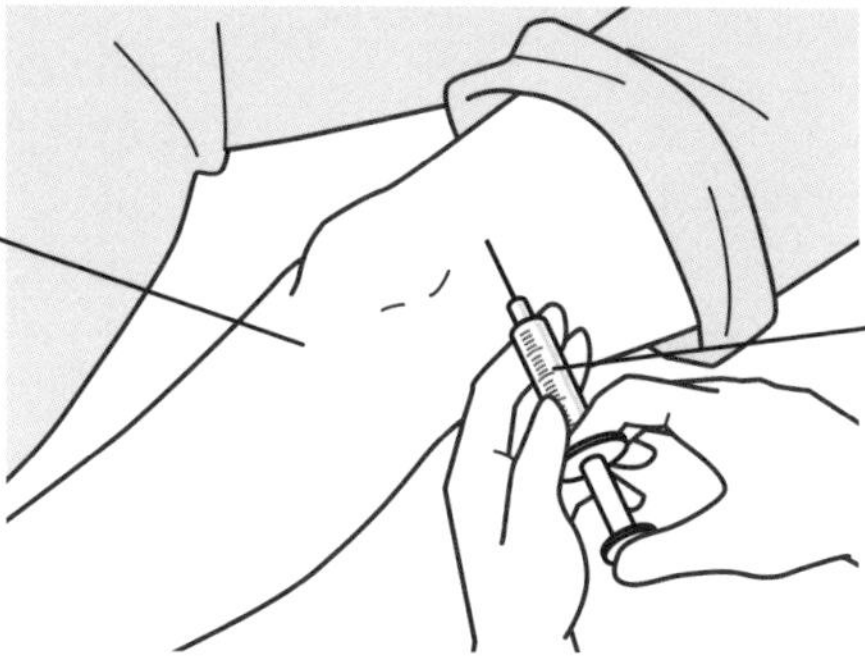

Q101 ひざの水を抜くとクセになる？

A ひざに水がたまるのは、ひざ関節が炎症を起こしているためです。何度もひざに水がたまるのは、クセになっているのではなく、炎症が完全に改善していないからです。

炎症を起こす原因を改善することが大切です。

Q102 ひざを温めたり、電気を流す治療もある？

A ひざにホットパックや超音波を当ててひざを温める温熱療法や、ひざに微弱な電流を流す電気刺激療法があります。血流をよくして、ひざ痛をやわらげる効果があると考えられています。

自宅でできる温熱療法、電気刺激療法

温熱療法

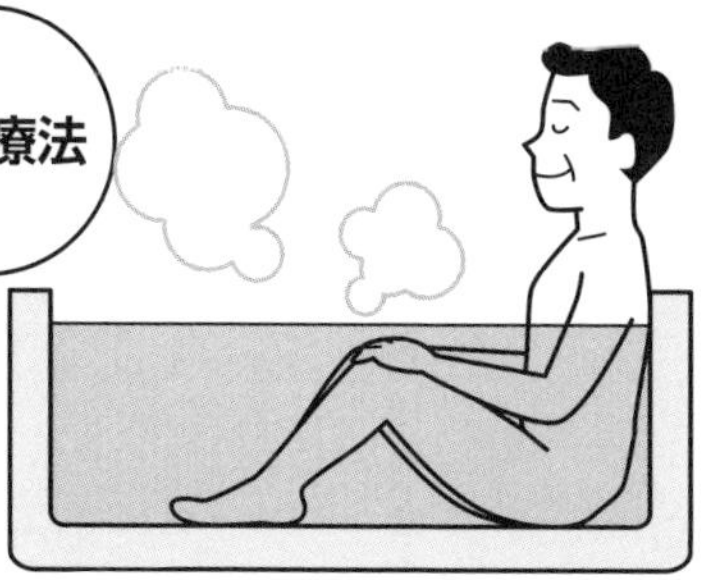

入浴でひざを温める。シャワーより湯船につかるほうが効果的

電気刺激療法

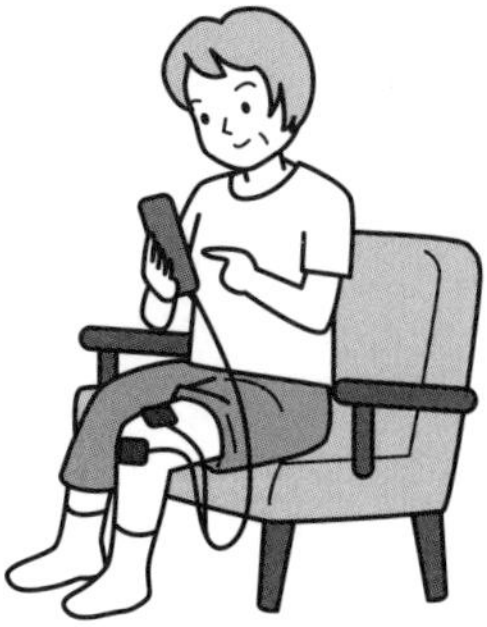

家庭用の低周波治療器を使う
※ひざの状態によっては適さない場合もある。使用前に、必ず医師に相談する

図 「変形性ひざ関節症」の手術療法

骨切り術

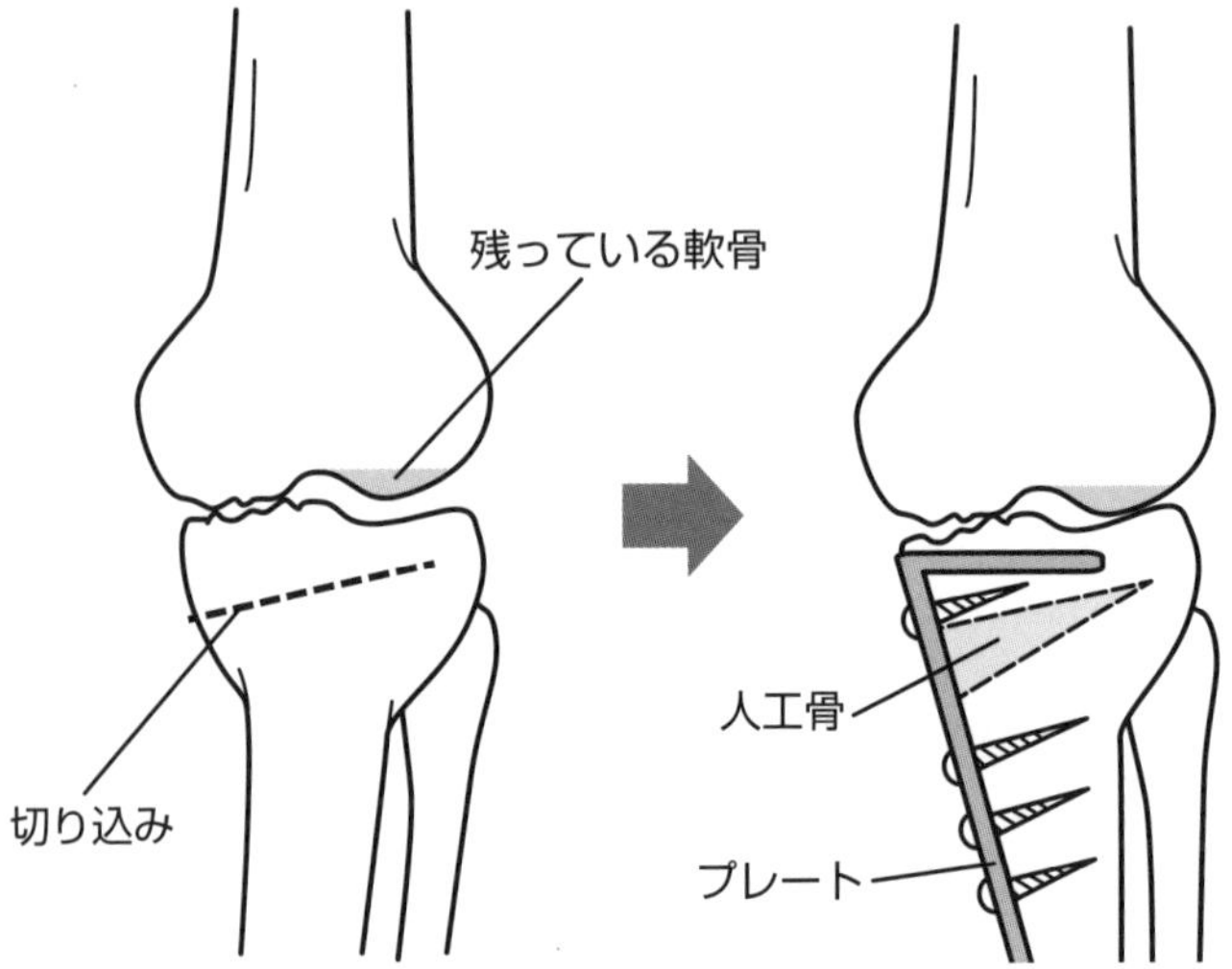

脛骨に切り込みを入れ、人工骨を入れてプレートで固定する。O脚の向きを矯正することで、残っている軟骨にも負荷がかかるようにする

運動で効果がない場合は手術を検討する

運動などの保存療法を3～6か月行っても効果がない場合は、手術を検討します。また、痛みが強くて日常の活動が著しく制限されている場合も早めに検討します。

手術には、「骨切《こつき》り術」と「人工関節置換《ちかん》術」があります。

骨の変形を矯正する「骨切り術」

ひざ関節の近くの脛骨《けいこつ》に切り込みを入れて広げ、その部分に人工骨を挿入し、金属製のプレートとスクリューで固定する手術です。

人工関節置換術

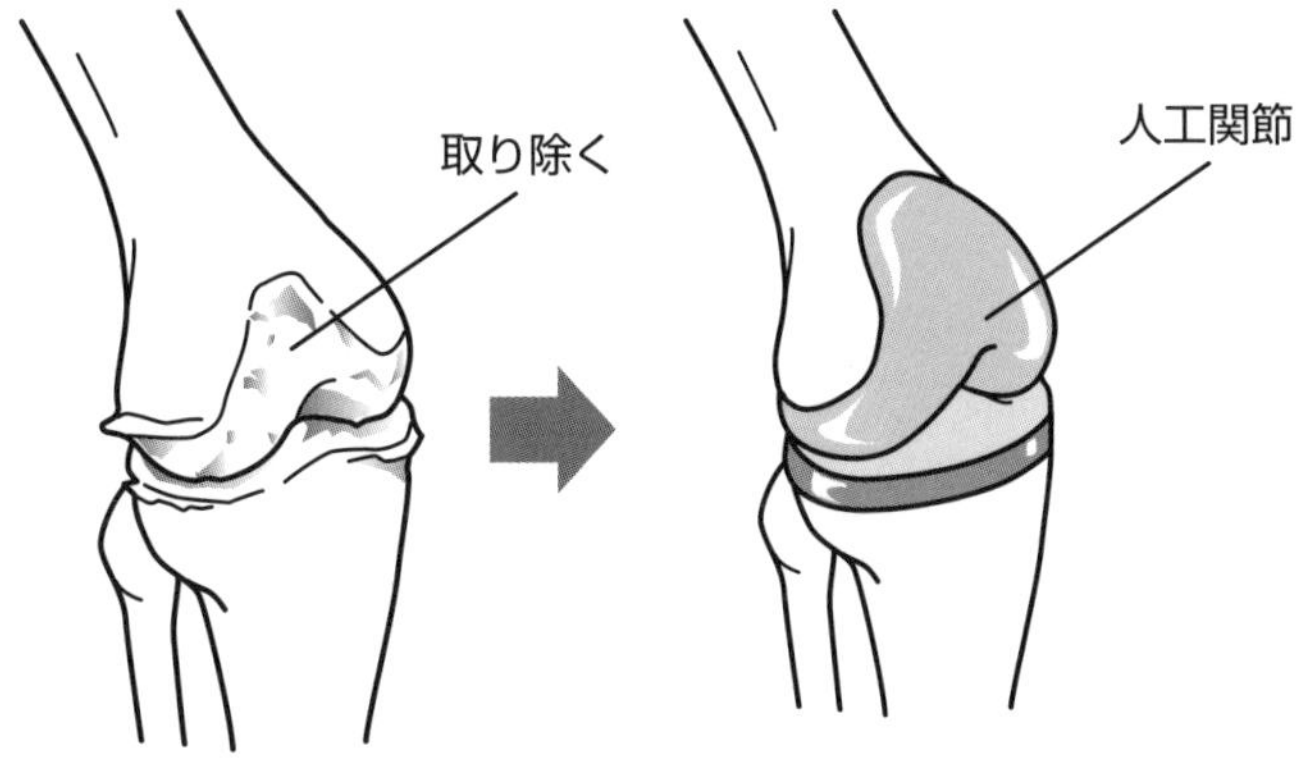

傷んで変形したひざ関節

ひざ関節の骨の損傷している部分を取り除き、人工関節を埋め込む

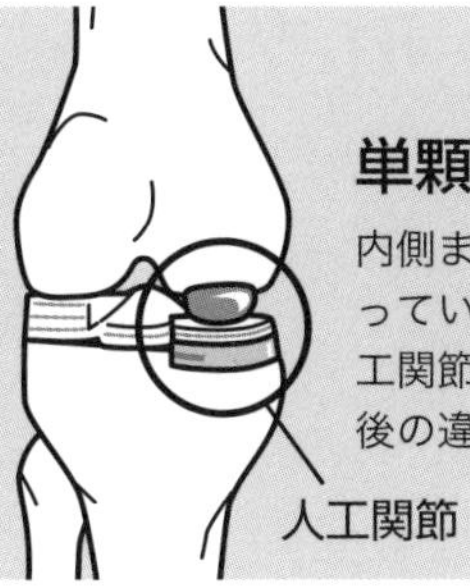

単顆型人工置換術

内側または外側の軟骨のみがすり減っている場合に、その部分だけに人工関節を埋め込む。全置換術より、術後の違和感が少ない

ポイント

- 保存療法を3～6か月続けても改善しなければ手術を検討
- 手術には骨切り術、人工関節置換術がある

骨切り術は、変形が中等度、O脚でひざの痛みが強い人に適しています。ただし、軟骨のすり減りが広範囲の場合は不向きです。

ひざ関節を置き換える「人工関節置換術」

軟骨がすり減ったひざ関節を人工関節に置き換える手術です。

重度の人や、痛みで日常生活に支障がある人に適しています。人工関節の耐用年数は20～30年です。一度の手術で済ませることを考えると、60～65歳以上の人が対象となります。ただし、脚に麻痺《まひ》があったり、認知症で手術の理解やリハビリが困難な人は不向きです。

軟骨のすり減りが部分的であれば、その部分のみを置換する単顆《たんか》型《がた》人工置換術が適しています。

ここが聞きたい！ Q&A
「変形性ひざ関節症」の手術療法

Q103 高齢者でも手術は可能か？

A 高齢が理由で手術をあきらめる必要はありません。手術によってひざ痛を解消し、日常生活を楽しく過ごしている高齢者はたくさんいます。医師にどのような生活を送りたいかを伝えて、手術について一緒に検討してもらいましょう。

Q104 手術が原因で寝たきりにならない？

A ごく稀に起こる重篤な合併症を起こさない限り、心配はいりません。

大切なのは、リハビリをきちんと続けることです。元気に歩ける筋肉をつけるために、医師の指示どおりリハビリを行ってください。

Q105 骨切り術のメリットとデメリットは？

A 骨《こつ》切《き》り術の最大のメリットは、ひざが深く曲がるようになることです。正座も可能になり、軽いスポーツや農作業を行っている方も数多くいます。

一方、人工関節置《ち》換《かん》術よりも入院期間や術後のリハビリ期間が長くなり、回復までの身体的負担は大きくなります。また、O脚を矯正することで、見た目がややX脚になり、違和感を感じる人もいるようです。

Q106 骨切り術のリハビリ期間はどれくらい？

A 手術後、数日で松葉杖を使ったリハビリを開始します。約1か月の入院のあともリハビリを続け、制限なしで生活できるようになるまで3～4か月間ほどかかります。

多くの人は、4～5か月後には、軽い運動もできるようになります。

Q107 骨切り術は高齢者だと行えない？

A 骨切り術は、軟骨のすり減りが広範囲にわたっている場合には行えません。高齢者は、長年のひざの負担から、軟骨がすり減っている人が多いため、骨切り術の適用は60歳代までの人が多くなっています。

しかし、最近では、70歳以上の患者さんでも、本人の希望で骨切り術を行うケースが増えています。ひざの状態が手術の条件に合えば可能なので、医師に希望を伝えてみてください。

Q108 人工関節置換術のメリットとデメリットは？

A 人工関節置換術は、極端な筋肉低下や寝たきりなどの要因を除けば、ほとんどの年齢で行うことができます。しかし、人工関節の耐用年数が20～30年ということを考えると、60歳代以上の人が中心になります。

人工関節の耐久性の向上や、術後の痛みを軽減する治療法の普及などによって、術後の痛みは少なく、回復も早くなっています。

なお、通常の人工関節置換術の場合は、回復してもひざを深く曲げられません。正座はできませんが、120～130度は曲げることができるため、イスやベッドを使った洋式の生活であれば、ほとんど困ることはありません。

入院期間は、リハビリ期間も含めて2～3週間です。手術の翌日から開始し、2～3か月後には、多くの人が手術前と同じように動けるようになります。

Q109 部分的な人工関節置換術を希望したいが？

A ひざの内側か外側のどちらか一方だけの軟骨がすり減っ

人工関節置換術後のひざの曲がり具合

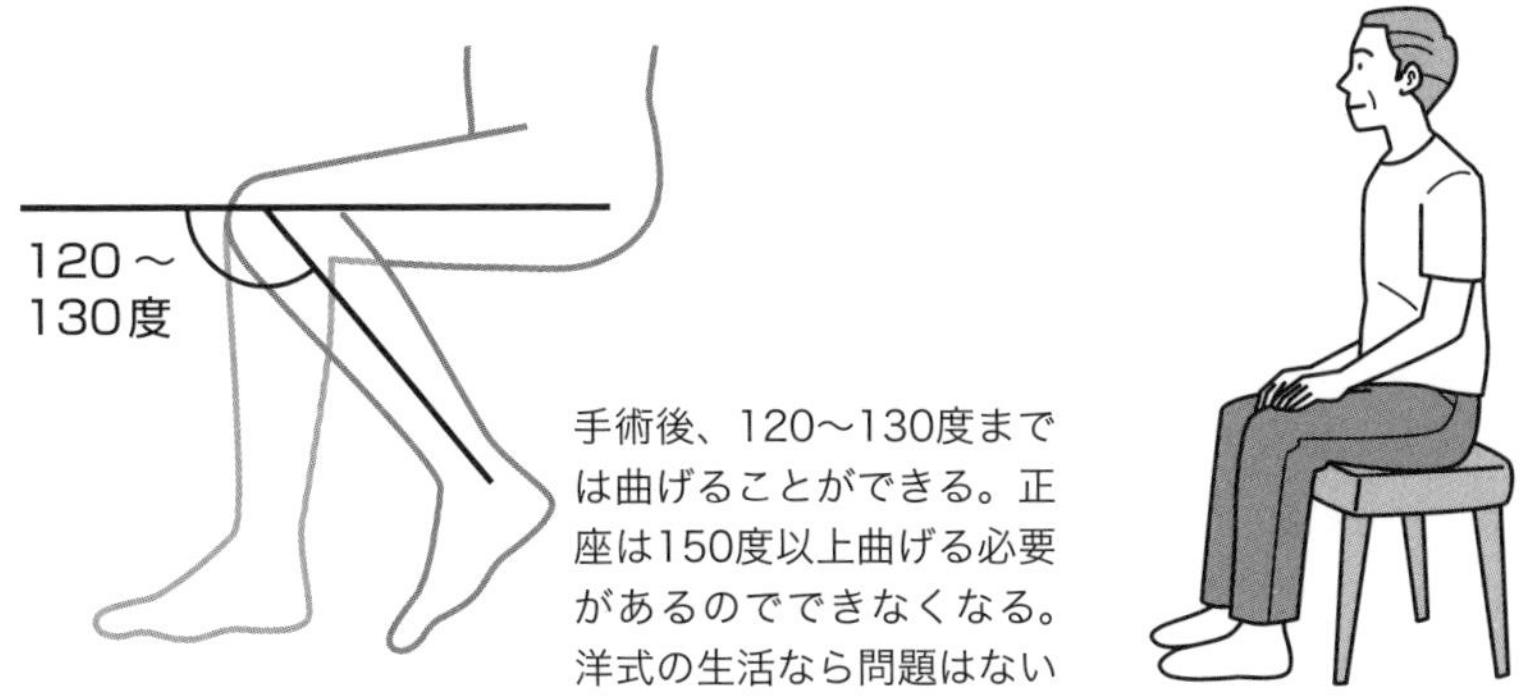

手術後、120～130度までは曲げることができる。正座は150度以上曲げる必要があるのでできなくなる。洋式の生活なら問題はない

ている状態であれば、部分的な置換術（単《たん》顆《か》型《がた》人工置換術）は可能です。部分的な置換術は、通常の人工関節置換術よりも傷あとが小さくてすむため、回復が早く、術後の違和感が少ないというメリットがあります。

また、部分的な置き換えでは、手術後、ひざを１４０度以上まで曲げられることもあります（通常の置換術では１２０～１３０度程度）。

希望する手術が可能かどうか、医師とよく相談してください。

Q110 人工的なものを入れて感染症にならないか？

A 体内に人工関節を埋め込むので、術後の感染症には注意が必要です。

ケガや巻き爪、虫歯があると、それらの細菌が体内に入り、血流にのって人工関節部分に感染症を起こすことがあります。ただ、これらは適切な治療で防ぐことができます。もし、感染症にかかった場合は、医師に人工関節の手術を受けたことを伝えてください。

Q111 人工関節は二度と入れ替えなくてもよい？

A 人工関節の耐用年数は20～30年といわれていますが、近年、人工関節の形状や耐久性の高い素材が開発され、30年以上の耐久が期待できるようになりました。

ただし、人工関節に大きな負荷がかかると、人工関節が破損したり、ゆるんだりする場合があります。その場合は、人工関節を入れ替える手術をしなければならなくなります。

術後はケガや転倒などに気をつけて生活を送ることが、人工関節を長持ちさせる秘訣です。

Q112 術後に痛みがとれずに不安

A 手術後の痛みは、傷口の痛みや、弱っていた筋肉を使うようになって痛みが出たなど、さまざまな原因が考えられます。

こうした理由から、退院後も3か月ほどは多少の痛みがあったり、ひざに熱感があるという患者さんもいます。

医師の指導に従って、ひざのまわりの筋肉をほぐすストレッチや筋トレなどのリハビリを続けていくことで、多くの場合、痛みは徐

リハビリの一例

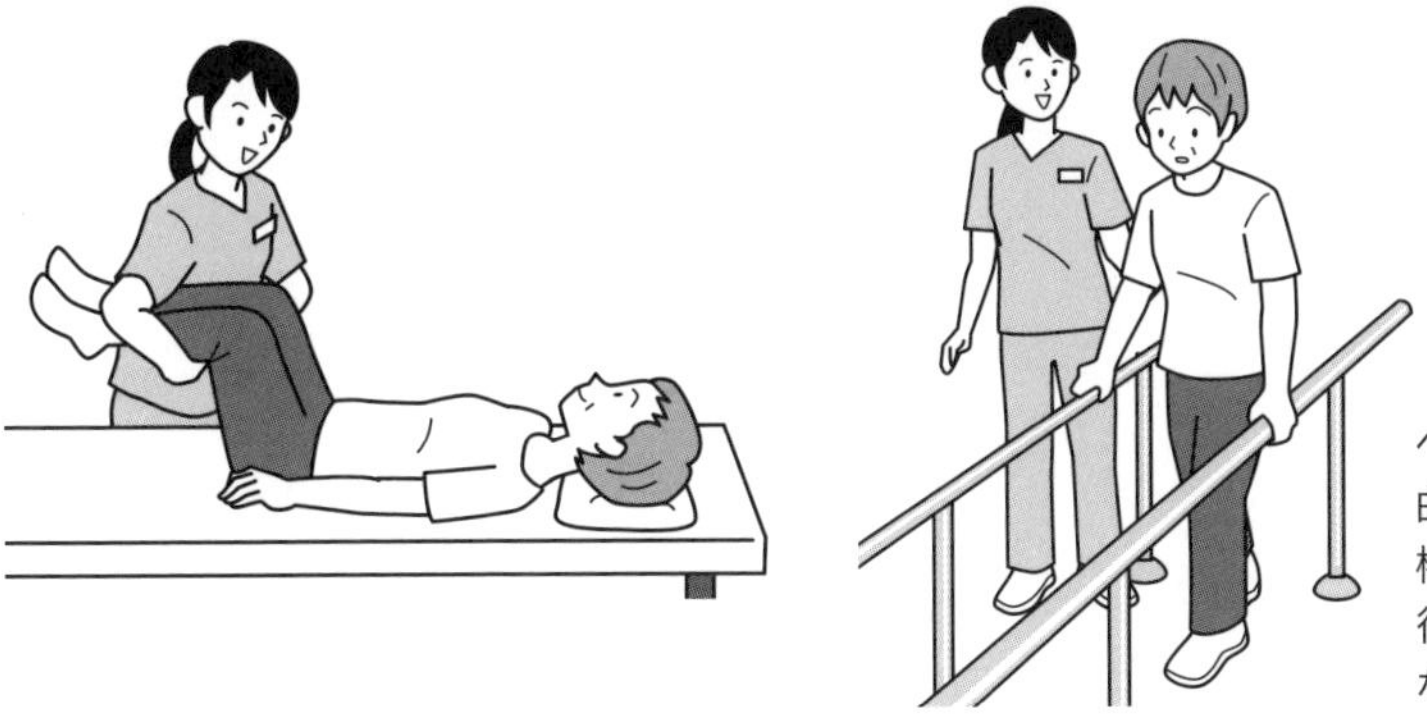

ベッド上でひざの曲げ伸ばし、平行棒や杖を使った歩行練習、階段昇降などを行う

々に軽くなっていきます。また、ふだんの生活においても、前向きに活動的な生活を送るよう心がけてください。

Q 113 痛みがあるうちはリハビリしなくてもいい？

A 手術の翌日からリハビリを開始するのが一般的です。まだ手術の痛みが残っていると思いますが、安静にしていると、筋肉の萎縮が進みます。医師や理学療法士が、患者さんの状態をみながら指導するので、動かしてもよい部分は積極的に動かすつもりで、意欲的にリハビリに取り組んでください。

Q 114 退院後、一人でリハビリできるか不安

A 入院中に、医師や理学療法士がきちんと指導してくれるので、自宅に戻ってからも同じように行えるはずです。また、リハビリに不安があったり、痛みなどの異変が生じたときは、遠慮なく病院に相談してください。

術後の状態によっては、手術した病院からリハビリを専門とする病院へ転院する方法もあるので、病院に相談してください。

Q 115 術後に日常生活で気をつけることは？

A 筋肉が衰えないように、手術前に行っていた運動などを続けて行いましょう。また、和式を洋式にするなど、ひざに負担がかからない生活に変えます。肥満にならないことも大切です。

COLUMN

ランニングとひざの痛み

中高年ランナーに多い変形性ひざ関節症

昨今のランニングブームにより、約1000万人※がランニングを楽しんでいるといわれています。ランニングは健康によい効果をもたらしますが、一方でひざを痛めてしまう人も少なくありません。中高年の場合、ランニングによるひざ痛の原因で多いのが、変形性ひざ関節症です。

変形性ひざ関節症は加齢によって起こりやすくなるため、日本臨床スポーツ医学会では、中高年のランナーに対して、ランニングを始める前に一度、整形外科でひざのチェックを受けることをすすめています。

また、ランニングの距離が長くなればなるほど、ひざや脚への負担が大きくなります。安全に走るために、1か月間のランニング距離は200km以内にしましょう。

ひざの使いすぎ、使い方に注意

ひざ痛の原因が変形性ひざ関節症ではない場合は、ひざ周囲の炎症が考えられます。

ランニング中にひざの外側が痛くなる症状を「ランナーひざ」といいます。

太ももの外側を覆っている長い靭帯《じんたい》（腸脛《ちょうけい》靭帯）が、ひざ関節の外側の出っ張った部分と擦れて起こる炎症が原因です。走り込みでひざを使いすぎると起こしやすくなります。

ランニングのフォームにも注意しましょう。足を着地したとき、ひざが内側に向き、つま先が外に向くフォームで走ると、ひざの内側が引っ張られて炎症を起こしやすくなります。

また、ひざへの負担を軽くするために、歩幅を狭くして、足の裏全体で着地するフォームを身につけるとよいでしょう。

※笹川スポーツ財団による調査

第3章

「肩の痛み・こり」の疑問・悩みを解決!

日本人の約3分の2が悩まされている肩の痛みやこり。その原因は、姿勢や運動不足、ストレスなどさまざまな要因があります。痛みやこりの状態によっては治療が必要な場合もあるので、自分の悩みに合ったQ&Aをみつけて、適切に対処することが大切です。

監修 岩堀裕介
(あさひ病院スポーツ医学・関節センター長)

「肩の痛み・こり」の基礎知識

複雑な構造の肩関節。そのしくみ、肩の痛みやこりの原因を知る

可動域が広く、その分不安定な肩関節

肩関節は、おもに「上腕骨」「肩甲骨」「鎖骨」の3つの骨から構成されています。

上腕骨の先端は球状になっており、骨頭《こっとう》と呼ばれます。骨頭が肩甲骨のくぼみ（関節窩《か》）にはまり肩甲上腕関節になります。この関節はお椀とボールの関係のため、腕を上下、前後に動かすことができます。しかも、このくぼみは小さく浅いため、ほかの関節よりも肩関節の可動域は広いのです。

一方で、くぼみが浅いということは、脱臼《だっきゅう》しやすいともいえます。脱臼を防ぐ役割を担っているのが、肩関節のまわりにある筋肉や腱板です。

また、肩甲骨と鎖骨から成る「肩《けん》鎖《さ》関節」や、胸骨と鎖骨から成る「胸《きょう》鎖《さ》関節」があり、肩関節と連動して肩を動かしています。

「肩の痛み・こり」があらわれる肩の病気

肩の痛みの代表的なものに、肩関節の関節包《ほう》・腱《けん》板《ばん》の微小損傷に引き続く炎症や拘縮※による「五十肩」があります。そのほか、加齢でもろくなった腱板が切れる「腱板断裂」では、ときに夜も眠れないような強い痛みを生じることがあります。

肩のこりは肩甲骨を体幹に引き寄せている僧《そう》帽《ぼう》筋《きん》・肩《けん》甲《こう》挙《きょ》筋《きん》・菱《りょう》形《けい》筋《きん》が緊張し続けた状態で、多くは生活習慣や悪い姿勢が原因となります。また、肩のこりはさまざまな病気の部分症状としてあらわれます。

肩や首のこりを伴う病気には、「胸《きょう》郭《かく》出口症候群」や「頸《けい》椎《つい》症」などがあります。

※拘縮（こうしゅく）：関節の可動域の範囲に制限が生じている状態

肩のしくみ

肩の骨

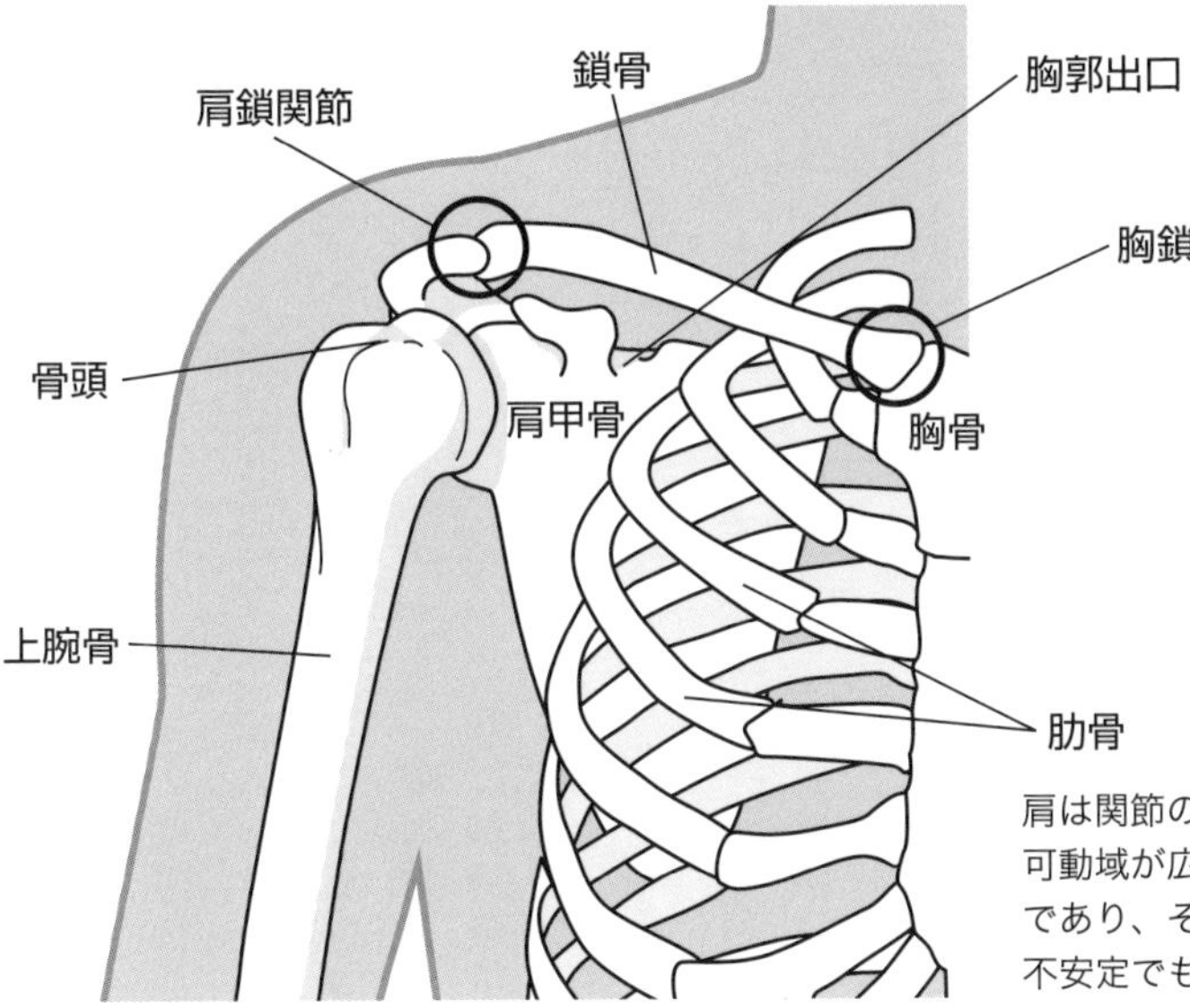

肩は関節の中でも可動域が広い部位であり、その反面、不安定でもある

肩のまわりの筋肉

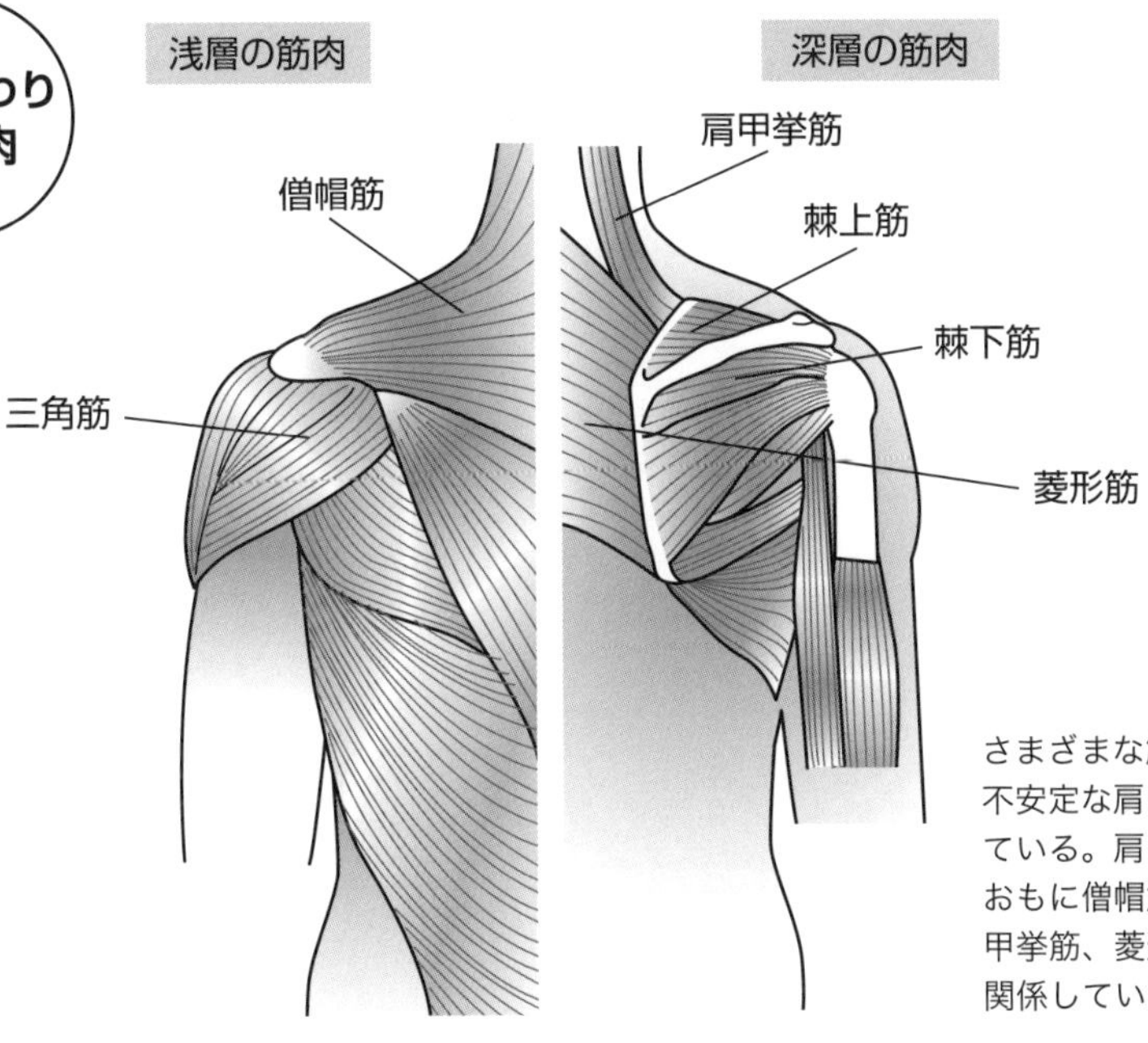

さまざまな筋肉で不安定な肩を支えている。肩こりは、おもに僧帽筋、肩甲挙筋、菱形筋が関係している

胸郭出口症候群は、腕に向かって走行する神経や血管が通る鎖骨周辺のすき間が、周囲の筋肉や骨によって狭くなり、腕の痛み・しびれ・冷えとともに肩こりを生じる病気です。頸椎症は、首の骨・椎間板・椎間関節が老化して起こる病気で、首や肩の痛みや腕のしびれ、筋力低下などのほかに肩こりが起こります。

骨や軟骨変性によって起こる「変形性肩関節症」は、関節の変形を生じ、肩の強い痛みとともにこりを生じます。

狭心症や心筋梗塞の心臓の病気にも注意

肩の病気以外にも、肩のこりが起こることがあります。

狭心症や心筋梗塞では、心臓とは別の部位に症状があらわれることがあります。これを関連痛といい、突然、肩こりを感じて消える場合があります。

肩こり以外に、体を動かしたときに息切れしやすくなった、胸が締めつけられるなどの症状がある場合は注意が必要です。

脳動脈瘤《りゅう》では、脳の血管にできたこぶが神経を圧迫します。そのため、目の奥の違和感、吐き気、頭痛などのほかに、肩こりが起こることがあります。

無意識に上下の歯をかみしめ続ける歯列接触癖という病気では、舌に歯形がつくなどの症状のほかに、かみ続けることの疲労から肩こりが起こることがあります。

上まぶたが黒目の真ん中あたりまで下がる眼瞼下垂《がんけんかすい》は、加齢やハードコンタクトレンズの長期使用が原因で起こる病気です。下がった上まぶたを無意識のうちにがんばって引き上げようとした結果、肩こりを招きます。

病気以外でも、肩周辺の筋肉の疲労で起こる

肩のまわりには、首から肩、背中にかけて広がる僧帽筋があり、その下には肩甲挙筋、菱形筋などの筋肉があります。これらの筋肉が疲労して緊張し続けると、筋肉内の血行が悪くなり、疲労物質がたまったり酸素不足になって、ますます肩こりが強まる悪循環に陥ります。

生活習慣やストレスなども肩こりの原因に

肩こりを招く生活習慣

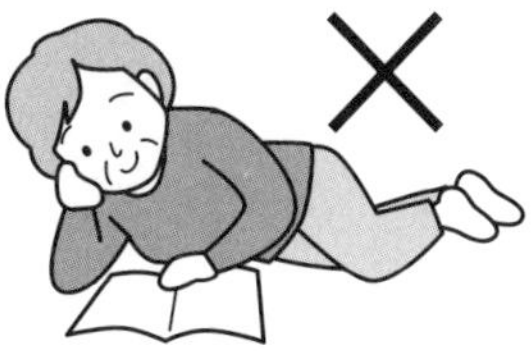

運動不足➡肩を支える筋肉が弱くなる

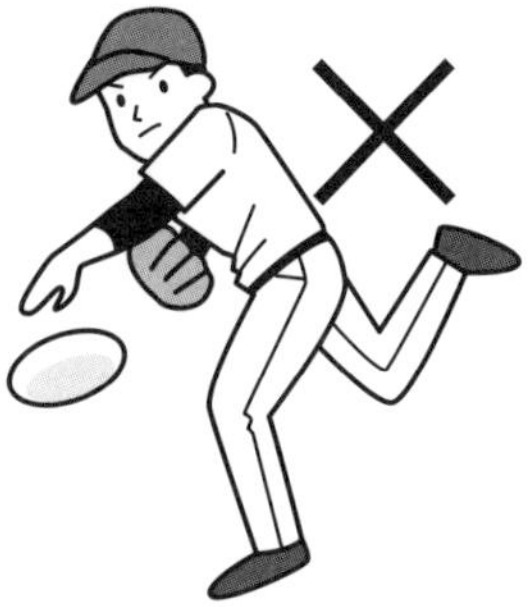

スポーツ➡使いすぎによる筋肉の疲労

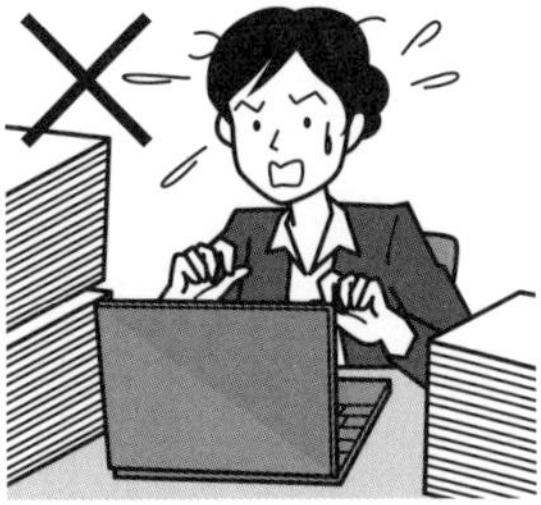

デスクワークや読書など➡同じ姿勢を長く続けることによる疲労

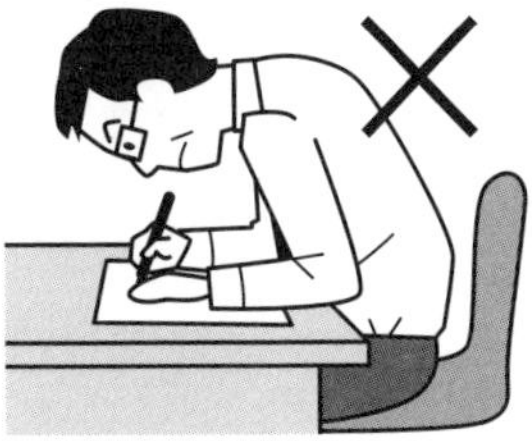

なで肩・悪い姿勢➡首や肩に負担がかかる

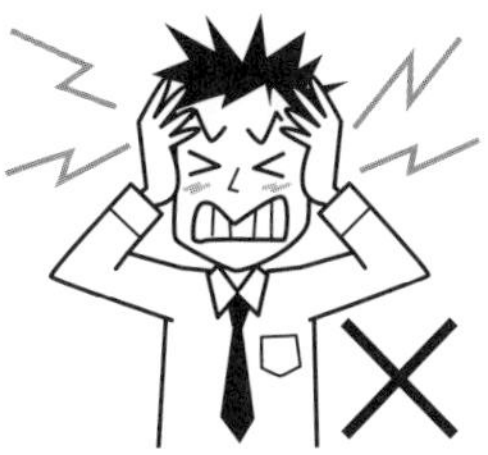

ストレス➡自律神経のバランスがくずれる

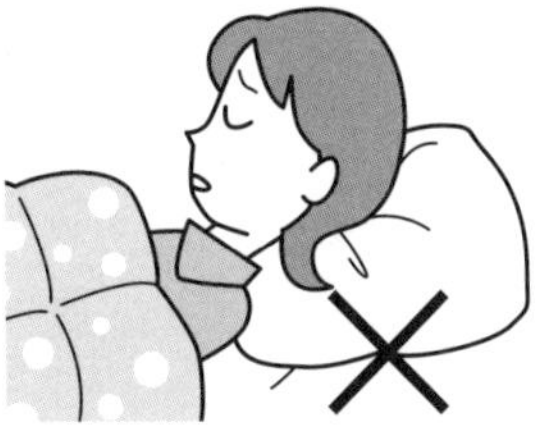

高さの合わない枕➡首の神経や血管を圧迫

そのほかにも運動不足、肩の使いすぎ、長時間の同じ姿勢、なで肩や姿勢の悪い人などの生活習慣が、肩こりを起こす要因となります。枕の高さが原因になることもあります。枕が高すぎたり、低すぎたりすると、首の筋肉が過度に伸ばされたり、神経が圧迫されて、肩こりを引き起こします。また、ストレスも交感神経が興奮して肩こりの原因となります。

喫煙も、血流が悪化して、筋肉への酸素や栄養の供給が滞り、肩こりを起こしやすくします。

調査によると、男性よりも女性のほうが肩こりに悩んでいる割合が多いことがわかっています[※]。女性は筋肉が弱いことや、なで肩の人が多いこと、乳房の存在などが関係していると考えられます。

※厚生労働省「平成25年　国民生活基礎調査」

「肩こり」の解消法

肩こりの原因を見つけることが大切

肩こりの原因は、生活習慣やストレス、姿勢、病気などさまざまです。そのため、肩こりの解消には、原因を見つけることが先決です。

注意すべきは、病気が隠れている場合です。肩から上腕にかけて症状があらわれたり、肩こり以外の症状がある場合は、整形外科を受診してください。病気によるものと診断されたら、病気の治療が優先されます。

一般的な肩こりの場合は、生活習慣や姿勢を改善します。なかでも姿勢の悪さは、肩こりの大きな原因の1つです。

姿勢を改善して肩こりを解消する

肩こりになりやすい立ち姿勢は猫背です。座っているときも、猫背であごを突き出すような姿勢は、肩こりを引き起こします。とくにパソコンを使う仕事をしている人は、こうした姿勢で長時間座り続けていることが多く、肩こりの原因になりがちです。

肩こりを防ぐには、よい姿勢を保つことが大切です。長時間座り続けることも、肩や首に負担をかけます。1時間に最低1回は立って、体を動かすようにしましょう。

ストレッチや筋トレの運動療法が有効

姿勢の改善とともに行ってほしいのが運動療法です。

運動療法にはストレッチや筋トレなどがあります。自宅でできる「肩こり体操」を102ページで紹介しています。毎日続けていけば、肩こりが軽くなっていくはずです。ただし、無理のない範囲で行うことが大切です。

肩の強い痛みや腕のしびれなどがある場合は、体操を行わずに、まず整形外科を受診してください。病院では、運動療法を中心に、温熱療法や薬物療法が行われます。

ポイント

- 姿勢を正して、肩こりを改善する
- 肩こりを軽減する体操やストレッチを行う

姿勢の改善

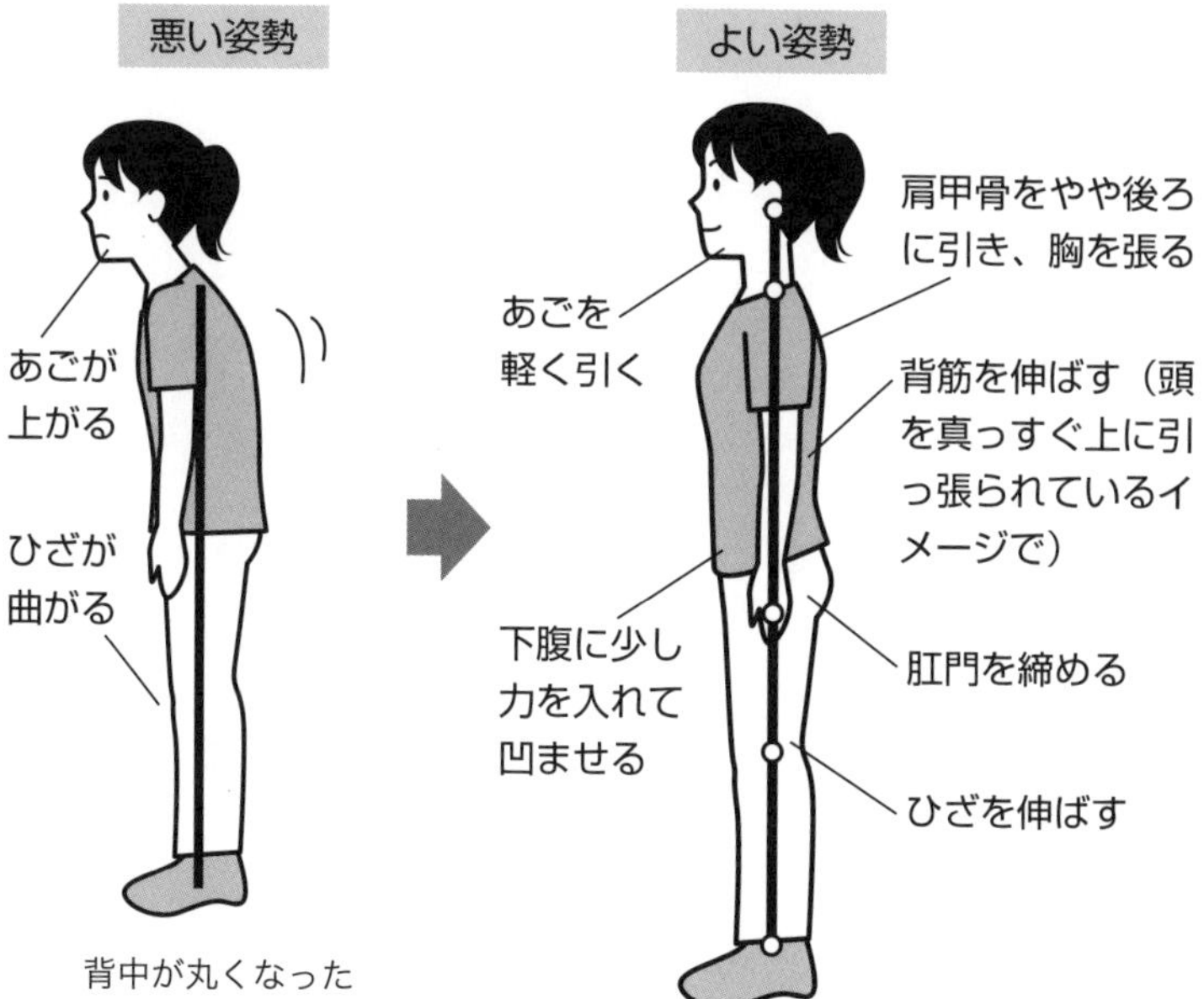

背中が丸くなった
猫背の姿勢

よい姿勢とは、横から見て耳、肩、骨盤、ひざ、外くるぶしの位置が一直線になっている

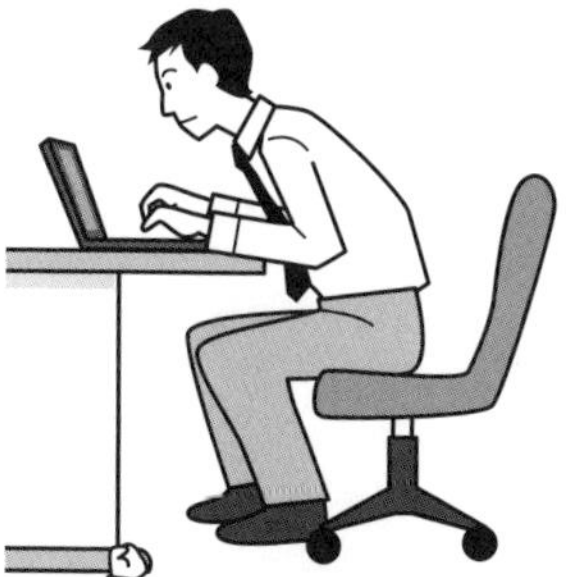

猫背であごを突き
出した姿勢

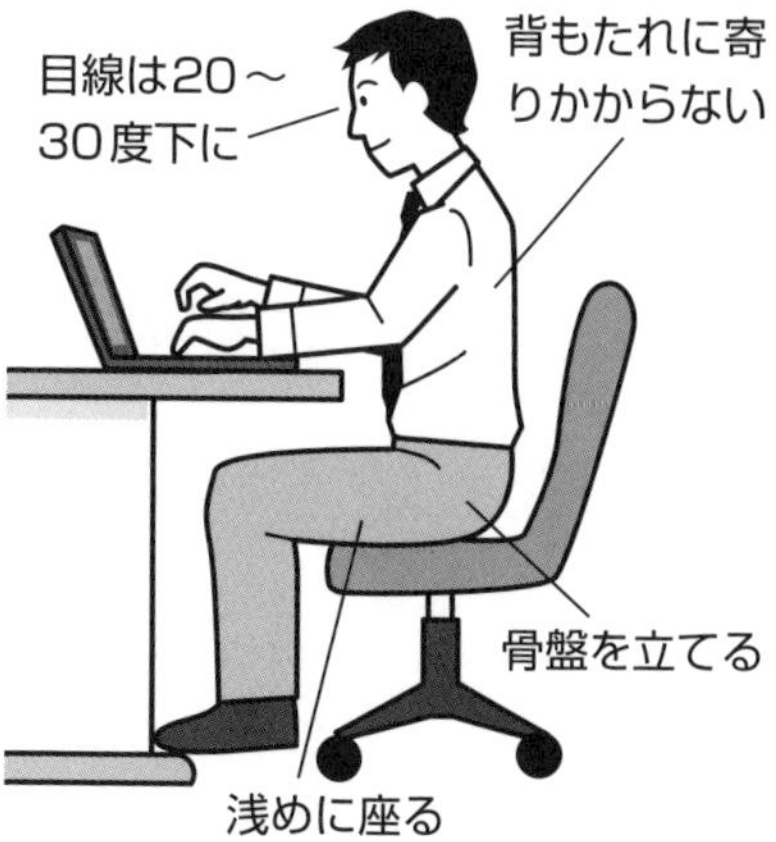

背筋を伸ばして座り、上記の姿勢でパソコン作業ができるようにイスや机を調整する

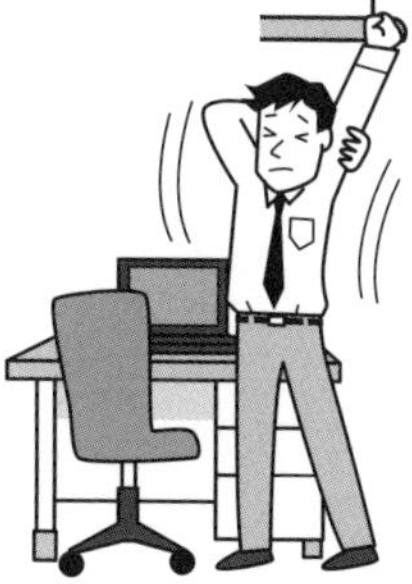

1時間に1回、立ち上がって伸びをしたり歩いたりすると、全身の筋肉がほぐれる

ここが聞きたい！

Q&A

「肩こり」の解消法

Q116 肩こりに悩む人が多いのはなぜ？

A　そもそも人の体は、5kg前後ある頭を首で支えています。そのうえ、2本の腕の重さ（日本人の成人の片腕の重さはおおよそ4～6kg）も首から肩にかかっています。ふつうに暮らしていても、頻繁に腕を上げる動きをしているため、肩のまわりの筋肉はつねに大きな負担がかかっているのです。肩こりに悩む人が多いのは、そのためです。

Q117 スポーツをしているのに肩こりになる？

A　「スポーツ＝体を動かす」というイメージがあり、体を動かしているから肩こりにはならないと思い込んでいる人が多いようです。しかし、スポーツが原因で肩こりになる場合もあります。

激しいスポーツで筋肉を使い続けていると、筋肉疲労を起こして、肩こりを起こすことがあるのです。これは激しい動きを伴う肉体労働者にも当てはまります。

その日のうちにストレッチなどを行って、筋肉の疲れを回復させることが大切です。

Q118 子どもでも肩こりになる？

子どもの肩こりの原因

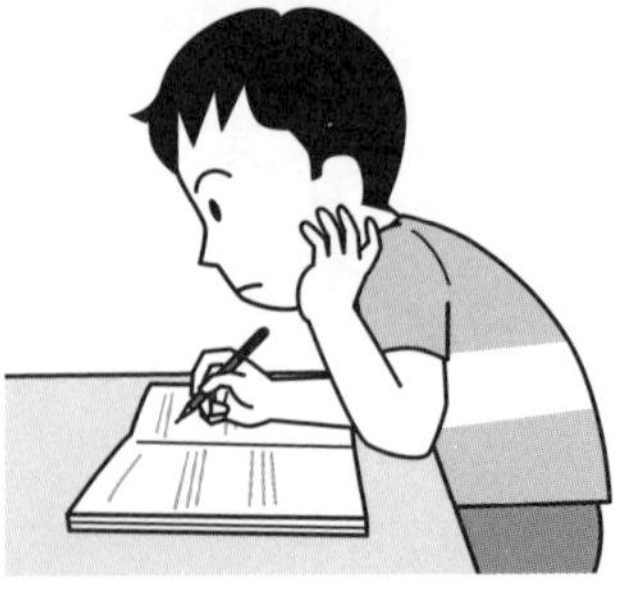

猫背になったり、頬づえをついた姿勢

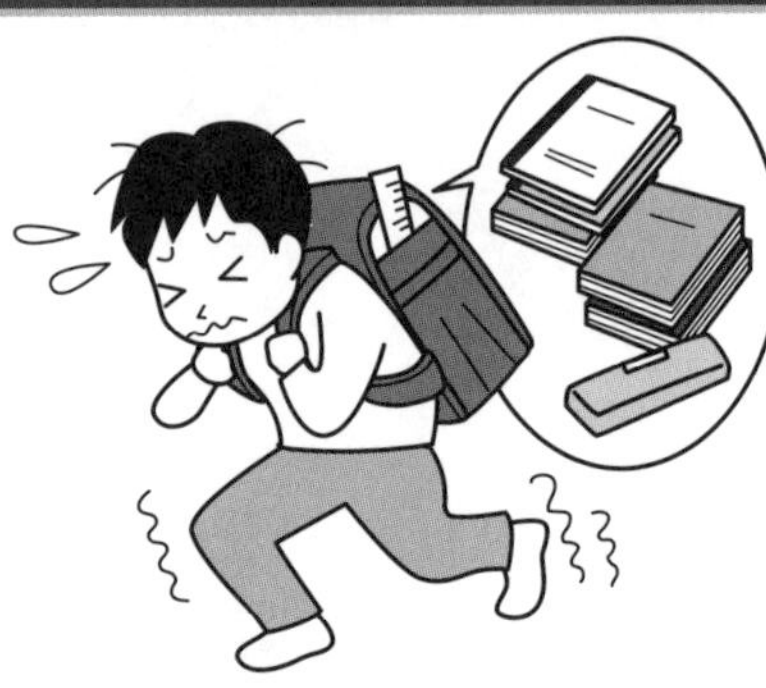

教科書や学用品を入れた重すぎるランドセル

A 肩こりは、大人しかならないというイメージがあるかもしれませんが、肩こりに悩む子どもは少なくありません。

とくに近年は、パソコンやスマートフォンの使用時間が長くなり、運動不足やストレス、重いランドセル・通学用リュックサックなど、肩こりになりやすい要因がそろっています。

子どもは大人のように症状を的確に伝えることができません。周囲の大人が子どもの様子を気にかけ、肩こりがある場合は、その原因をとりのぞくことが大切です。

Q119 肩こりの原因に筋膜が関係している？

A 「筋膜」とは、筋肉を覆っている薄い膜のことです。筋膜には、筋肉を保護する働きのほかに、筋肉が伸び縮みするときに滑りをよくする働きもあります。

この筋膜が堅くなったり、周囲と癒着してしまうと、筋膜と筋肉の間の滑りが悪くなり、肩こりを起こしやすくなると考えられています。

Q120 肩こりだけでなく頭痛にも悩まされている

A 肩こりが原因で、頭痛が起こることは少なくありません。肩や首の筋肉の緊張から起こる頭痛を、「緊張型頭痛」といいます。

緊張型頭痛は、慢性頭痛の約7～8割を占め、頭を締めつけられるような頭痛が特徴的です。緊張型頭痛を解消するには、肩こりの原因となっている日常生活を改善することが先決です。

肩こりが原因の頭痛

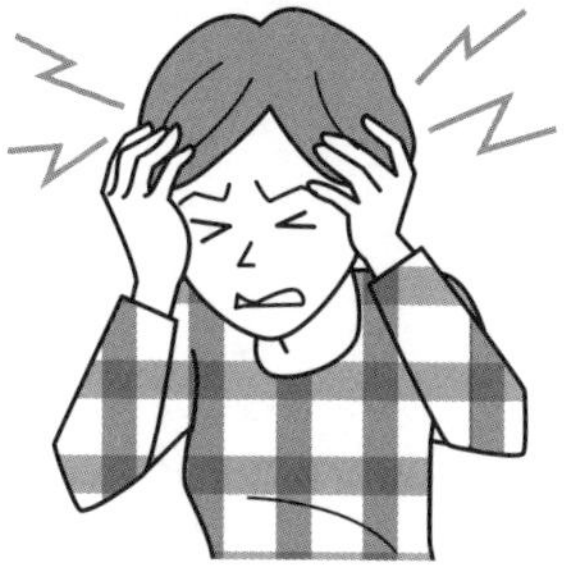

緊張性頭痛は、頭が締めつけられるような痛みが特徴

Q121 パソコン作業がつらい。有効な肩こり対策は？

A まずは、デスクワークの姿勢を正しくすることを心がけてください。上半身の「肩こり体操（102ページ）」は、座ったままでもできます。1回10セットだけでもかまわないので、仕事の合い間に行うようにするとよいでしょう。

1時間に最低1回、立ち上がって伸びをしたり、動き回って筋肉をほぐします。

最近、欧米では立ったままデスクワークをする会社が増えており、日本でも取り入れているところがあります。こうした取り組みも肩こり対策に有効です。

Q122 肩こりがあっても運動したほうがよい？

A 運動不足によって肩のまわりの筋肉を動かす機会が少なくなり、肩がこりやすくなります。こりや痛みがあっても、無理のない範囲で体を動かしましょう。運動することで血流がよくなり、筋肉がほぐれます。また、ストレス解消にもつながります。
猫背の人はウォーキングするときに、下腹に力を入れ、よい姿勢を保って歩くよう心がけましょう。

Q123 ショルダーバッグは肩の負担になる？

A 片方の肩にかけるショルダーバッグは、バッグをかけている肩の筋肉を無意識に緊張させてしまい、肩こりを悪化させることがあります。ショルダーバッグの使用はできるだけ控えて、リュックなどの両肩にかけるタイプのバッグにしましょう。
どうしてもショルダーバッグを使うときは、たすき掛けにするか頻繁にかける肩を変えるようにします。

Q124 こりがあるときは温めたほうがいい？

肩こりになりにくいバッグの持ち方

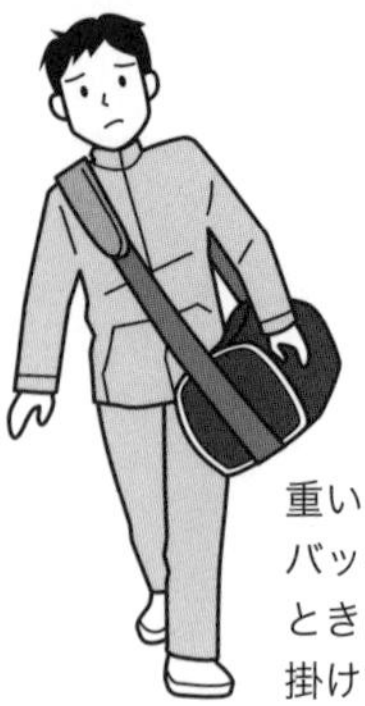

重いショルダーバッグをかけるときは、たすき掛けする

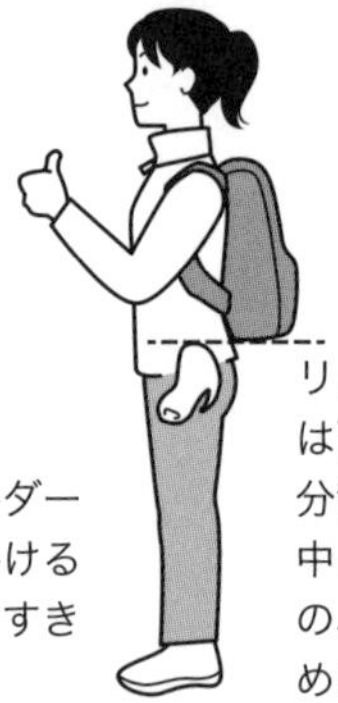

リュックサックは両肩に負担が分散される。背中と密着するもの、肩ひもは太めのものがよい

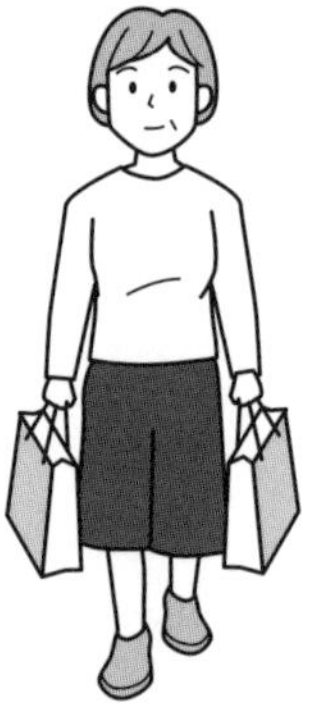

複数の荷物やバッグを持つときは、猫背にならずに両腕でバランスよく持つ

肩を温めて筋肉をほぐす

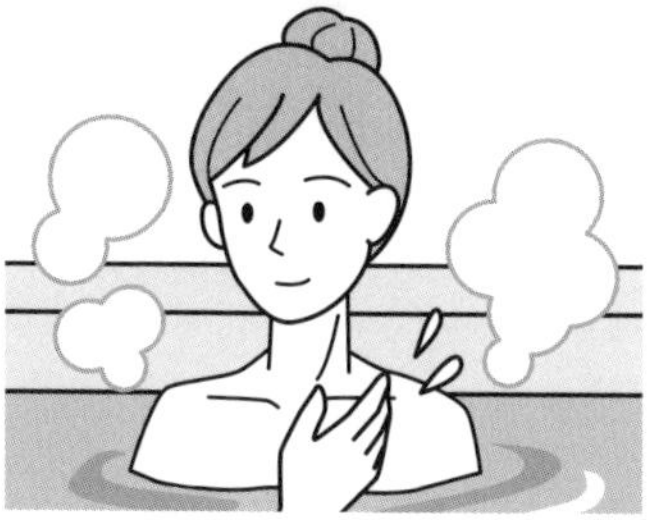

ぬるめのお湯につかって、体を十分に温める。入浴後に体操すると、筋肉がほぐれてより効果的

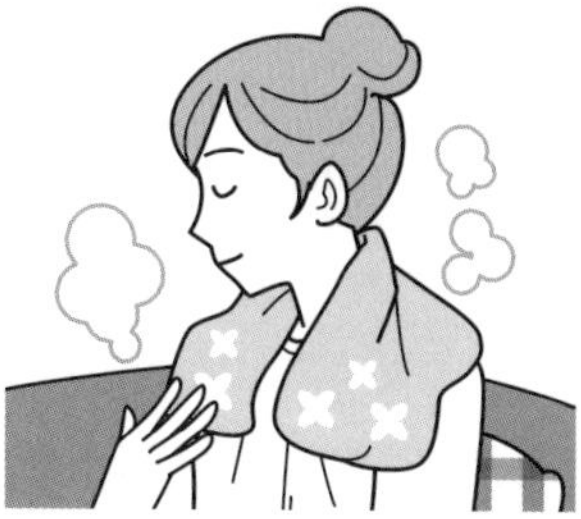

市販のホットパックなどを肩に当てて温める。長時間の使用は低温やけどを起こすことがあるので注意

A 一般的な肩こりは、体を温めて血行を促進させると楽になります。面倒だからと入浴をシャワーですませる人がいますが、湯船に入ったほうが効果的です。

寒くなると筋肉がこりやすくなるので、マフラーなどで首回りから熱が逃げないようにすることも大切です。

病院の治療では、ホットパックで患部を温める温熱療法を行ってから運動療法を始めます。

Q125 つらい肩こりには薬をのんだほうがよい？

A 強い肩のこりや痛みは、肩の筋肉が炎症を起こしていると考えられます。痛みをがまんしていると、それが精神的ストレスとなり、痛みを抑える脳の機能を低下させ、さらに痛みを引き起こすことがあります。がまんしないで、薬を上手に使いましょう。

肩こりの薬物療法では、強い肩こりには、非ステロイド性抗炎症薬（ＮＳＡＩＤｓ）ののみ薬や貼り薬、塗り薬が使われます。また、筋肉のこりをやわらげるには、筋弛緩薬ののみ薬が使われます。

Q126 マッサージで肩こりは解消される？

A マッサージを受けると、筋肉がほぐれて、気持ちがよいものです。しかし、これは一時的に症状を楽にするだけで、肩こりを根本的に治すものではありません。また、強くもみすぎると、筋肉を傷めて炎症を起こすこともあります。

「肩こり」改善体操

肩こりを予防、改善する体操を紹介します。呼吸をとめず、ゆっくりした動作で行うことがポイントです。痛みが出たら、ただちに中止してください。

おもな目安

1セット：10〜20回
1日：3セット

肩のこりをやわらげる①

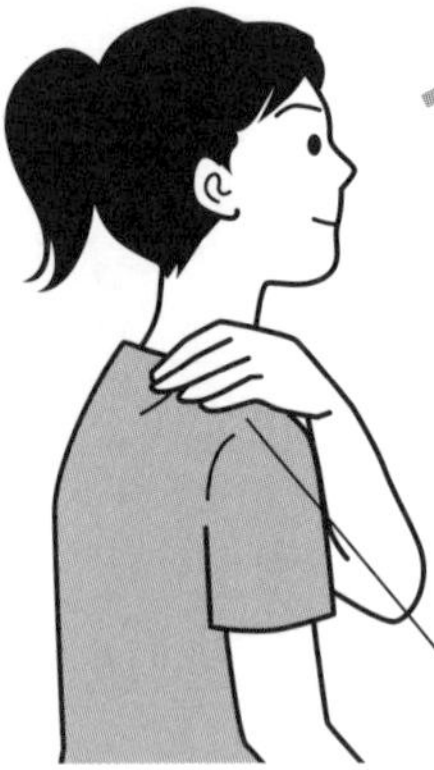

1 片側の僧帽筋の上部を、反対側の手のひら全体で包み込むようにつかむ

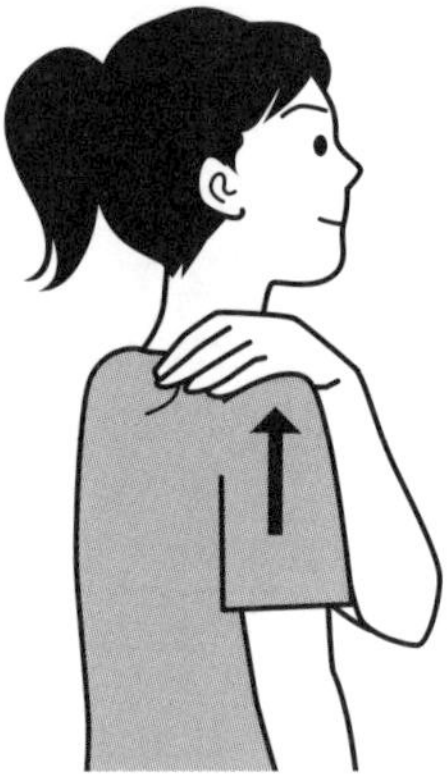

2 肩を上げて３秒間保ち、元に戻す。反対側も行う

肩のこりをやわらげる②

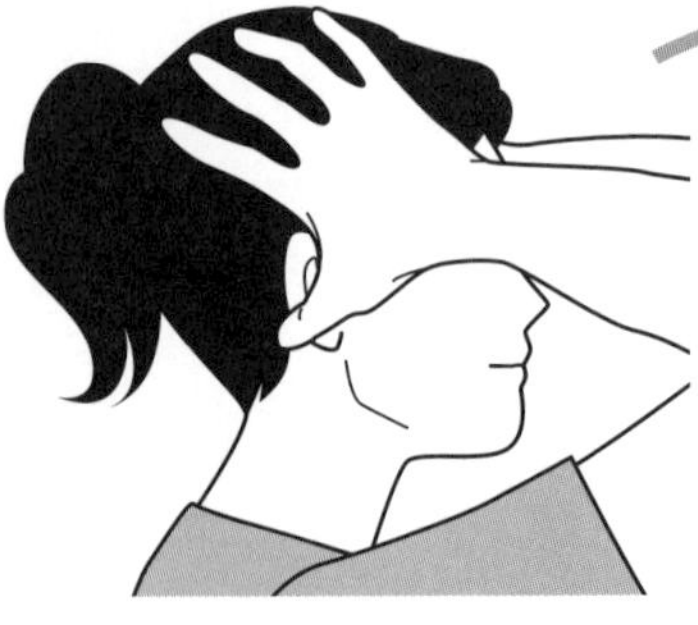

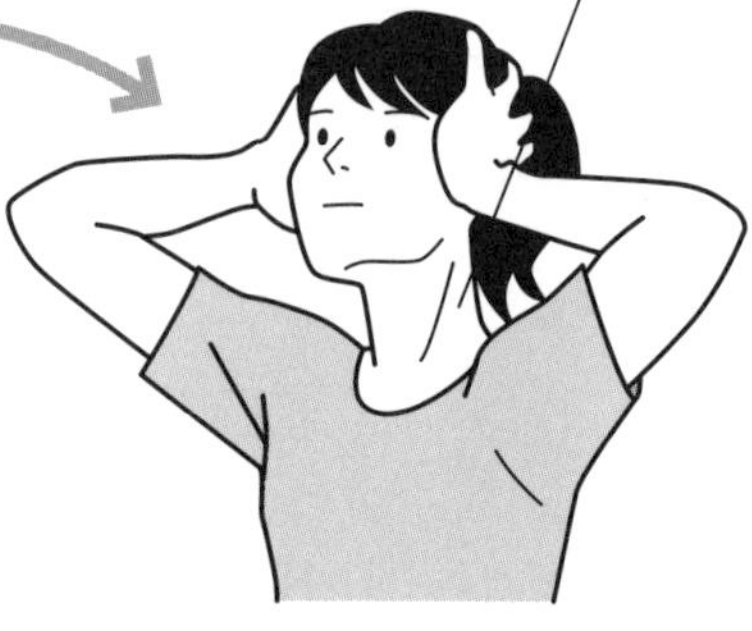

1 耳の後ろの出っ張った骨の下のくぼみに、両手の親指を当てる。ほかの指で頭を包み込むように添える

2 親指で軽く押しながら、あごを持ち上げる。そのまま3秒間保ち、元に戻す。これを繰り返す

姿勢を改善する①

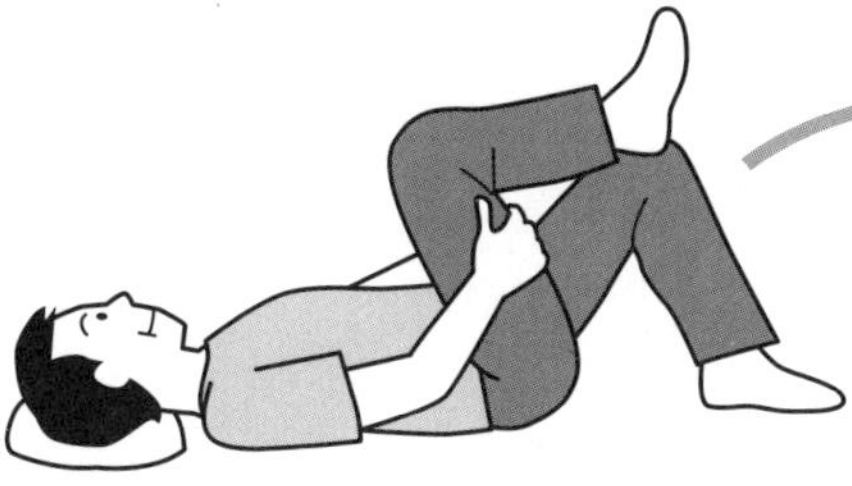

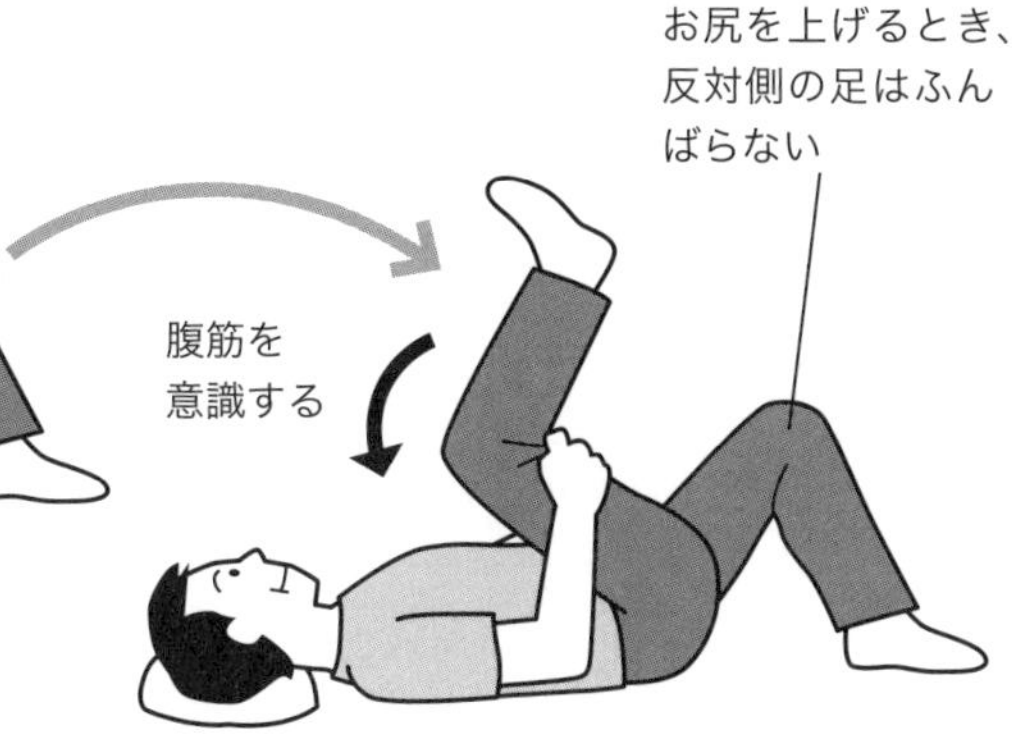

1 仰向けになり、両ひざを立てる。片側の脚を上げて、そのひざの裏を両手で抱える

2 ひざを胸に近づけ、お尻と腰を床から浮かせる。そのまま3秒間保ち、元に戻す。反対側も行う

姿勢を改善する②

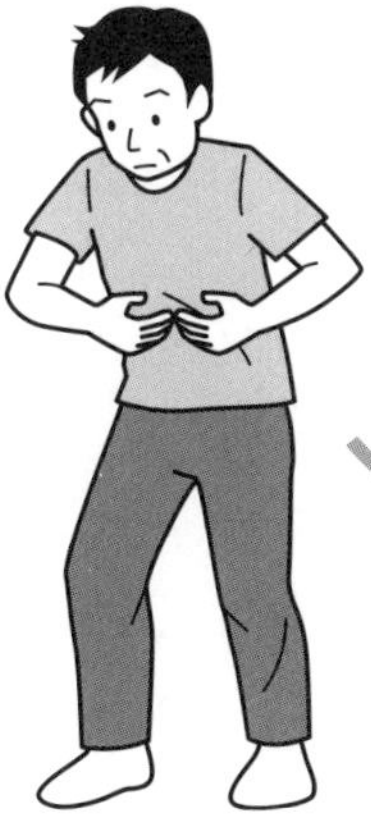

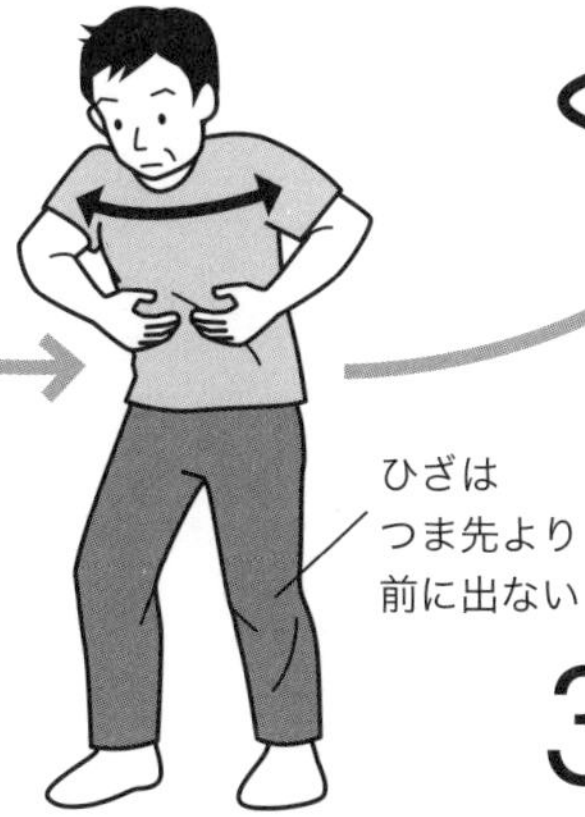

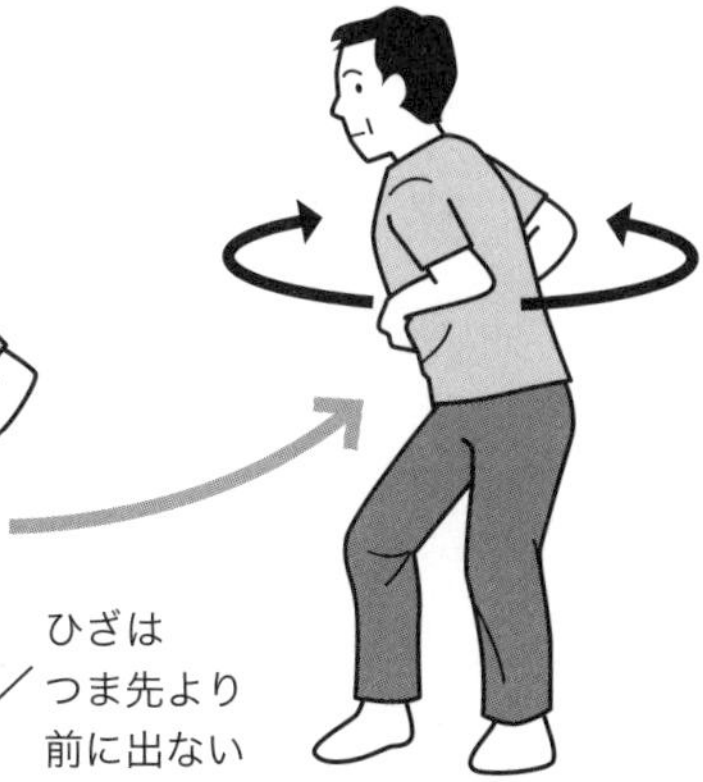

1 足を肩幅に広げ、股関節とひざを軽く曲げる。骨盤と上半身を少し前に傾け、両手をみぞおち辺りに当てる

2 左右の肩甲骨を背中側に引き寄せ、胸を張る

3 背骨を軸にして回転させるように、上半身を交互にひねる。これを繰り返す

姿勢や体形による「肩のこりや痛み」

スマホ姿勢が肩に負担をかける

肩こりは肩周辺の筋肉の疲労によって起こりますが、姿勢の悪さも肩こりの原因になります。

最近、問題となっているのが、スマートフォン（スマホ）を使うときの姿勢です。

スマホを使っているときの姿勢は、小さな文字や画面を見ようと、前のめりにのぞき込んだ猫背になりがちです。さらに、両肩が内側に丸まった姿勢になっています。これをスマホ姿勢（スマホ巻き肩）と呼んでいます。

スマホ姿勢では、頭や肩、腕が体の軸より前側に突き出て、手の甲が前を向いています。この状態だと、上体が前傾になり、肩甲骨は外側に開きます。

その姿勢では、前方に移動した約5kgもある重い頭や腕を支えるために、肩の周囲にある僧帽筋《そうぼうきん》や肩甲挙筋《けんこうきょきん》、菱形筋《りょうけいきん》に大きな負担がかかります。

スマホ姿勢を続けると、肩の周囲の筋肉を酷使することになり、慢性的な肩こりの原因になります。

対処法としては、スマホの使用時間を減らすことです。また、使用している間も、ときどき中断して体を動かすようにします。よい姿勢を心がけることも大切です。

なで肩の人の肩こりは胸郭出口症候群の恐れも

なで肩も肩こりを起こしやすい要因です。なで肩の人で強い肩こりや腕のだるさがある場合は、胸《きょう》郭《かく》出口症候群を発症している可能性があります。

胸郭出口とは、鎖骨の周辺にある狭いすき間のことで、神経や血管が通っています。

なで肩の人は、肩甲骨が下がりやすく、肩甲骨を動かす僧帽筋や肩甲挙筋などがそれに引っ張られて、肩こりを生じます。また、鎖骨が下がり、胸郭出口で神経や血管が圧迫されて、ひじから手にか

胸郭出口症候群とは

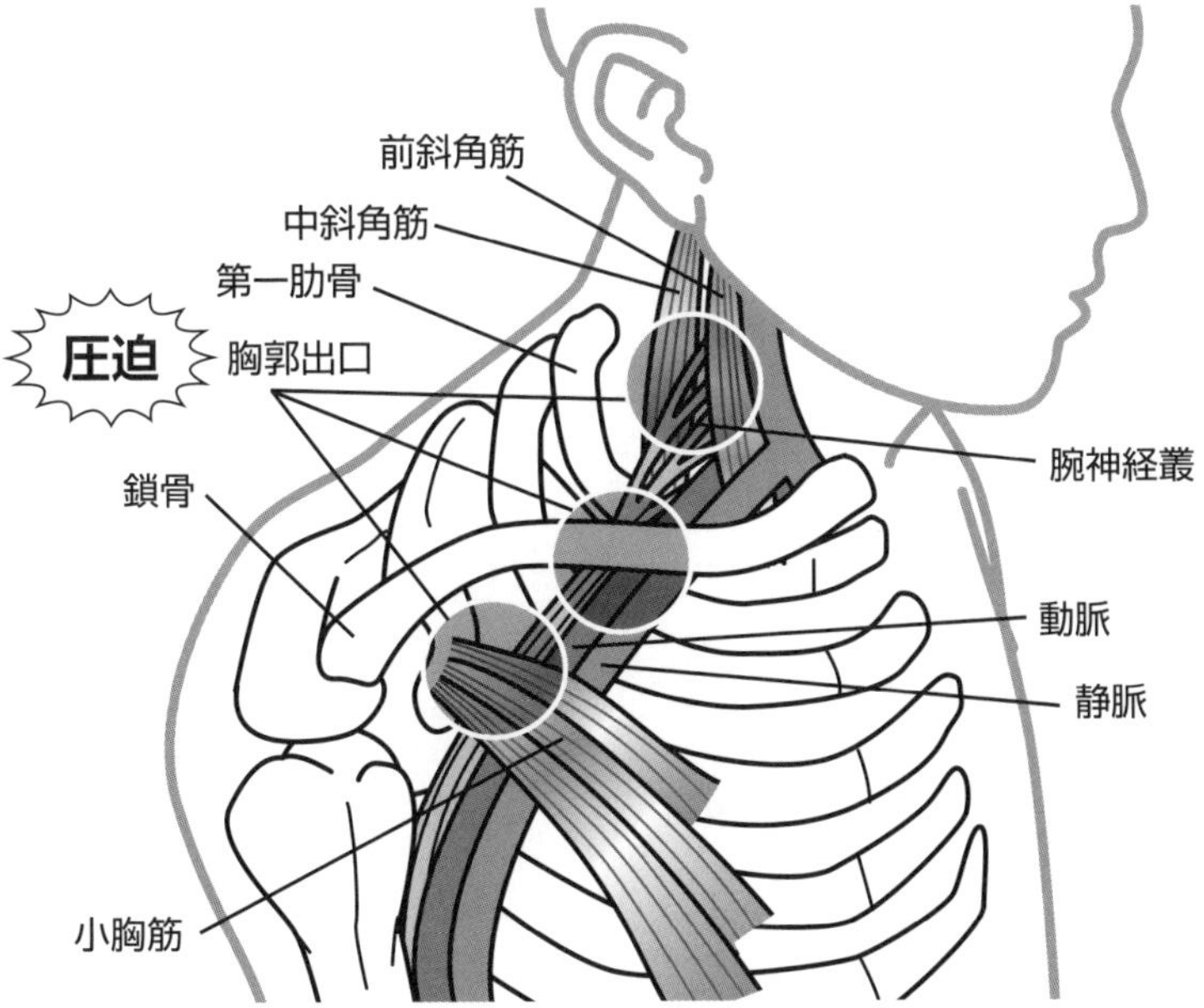

胸郭出口には、上腕の神経や血管が通っている。そこが圧迫されると、肩や首、腕にかけて痛みやしびれの症状があらわれる

けての小指側に痛みやしびれなどを感じます。

胸郭出口症候群は、軽症であれば、姿勢の改善や体操で改善できます。症状が強い場合は、整形外科を受診して、適切な治療を受けてください。

おもな治療は、薬物療法、装具療法、運動療法です。薬物療法では、血流改善薬ののみ薬や、しびれなどを緩和するビタミン剤などが使われます。神経ブロック注射を行う場合もあります。これらの薬物療法で効果がない場合は、手術が検討されます。

肩こりの多くは、手術に至るほどではなく、薬物療法で痛みやしびれなどの症状を抑えるとともに、運動療法で肩周囲の筋肉を鍛えることで、改善が可能です。

ポイント

- スマホ姿勢が慢性の肩こりを引き起こす
- なで肩による肩こりや痛みは胸郭出口症候群の可能性がある

ここが聞きたい！

Q&A

姿勢や体形による「肩のこりや痛み」

Q127 肩こりがひどいが、原因はスマホの見すぎ？

A 猫背の姿勢で長時間の操作を行うことが習慣化されると、スマホ姿勢になりやすくなります。「スマホが手放せない、または毎日1時間以上続けてスマホを操作している」ことに加えて、「頑固な肩こりがある」「いつも目が疲れている」「疲れがとれない、いつも体がだるい」のいずれかに当てはまる人は、スマホ姿勢が要因になり、肩こりなどの症状があらわれていると考えられます。

Q128 スマホ姿勢は肩以外にも症状が起こる？

A スマホ姿勢では、猫背になって骨盤が後ろに傾き、ひざが曲がってしまうため、腰やひざにも痛みを生じることがあります。また、スマホの使いすぎは、目にも悪影響を及ぼします。目が疲れやすくなり、ドライアイや極端な視力低下を引き起こすこともあります。目の疲れは肩こりの原因にもなります。

スマホ姿勢

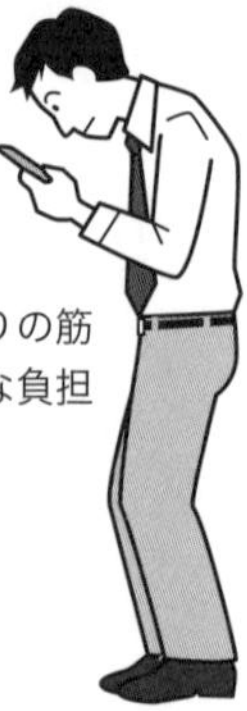

肩のまわりの筋肉に大きな負担がかかる

スマホ姿勢のセルフチェック

スマホ姿勢かチェックするには、腕を体の前方に上げて、真上（180度）まで動かしてみる

健常な姿勢

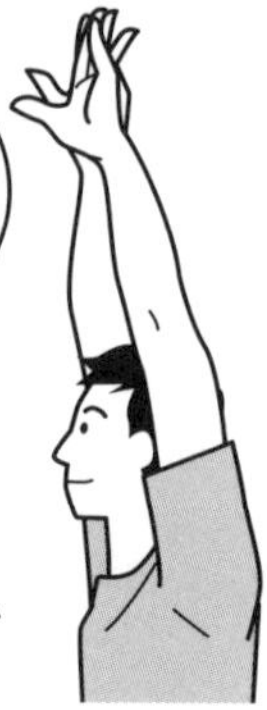

腕が真上まで上がる

スマホ姿勢

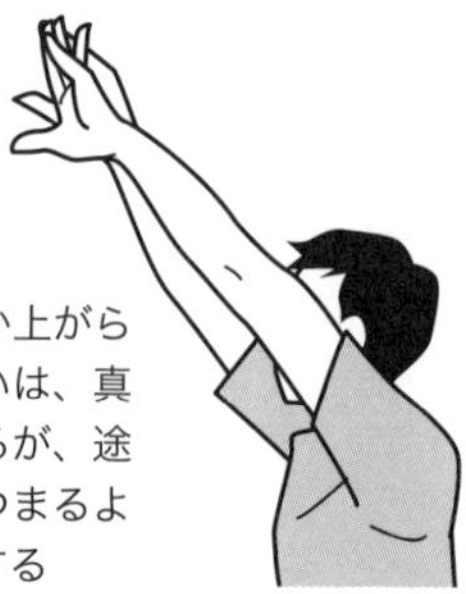

途中までしか上がらない。あるいは、真上まで上がるが、途中から肩がつまるような感じがする

胸郭出口症候群になりやすい人

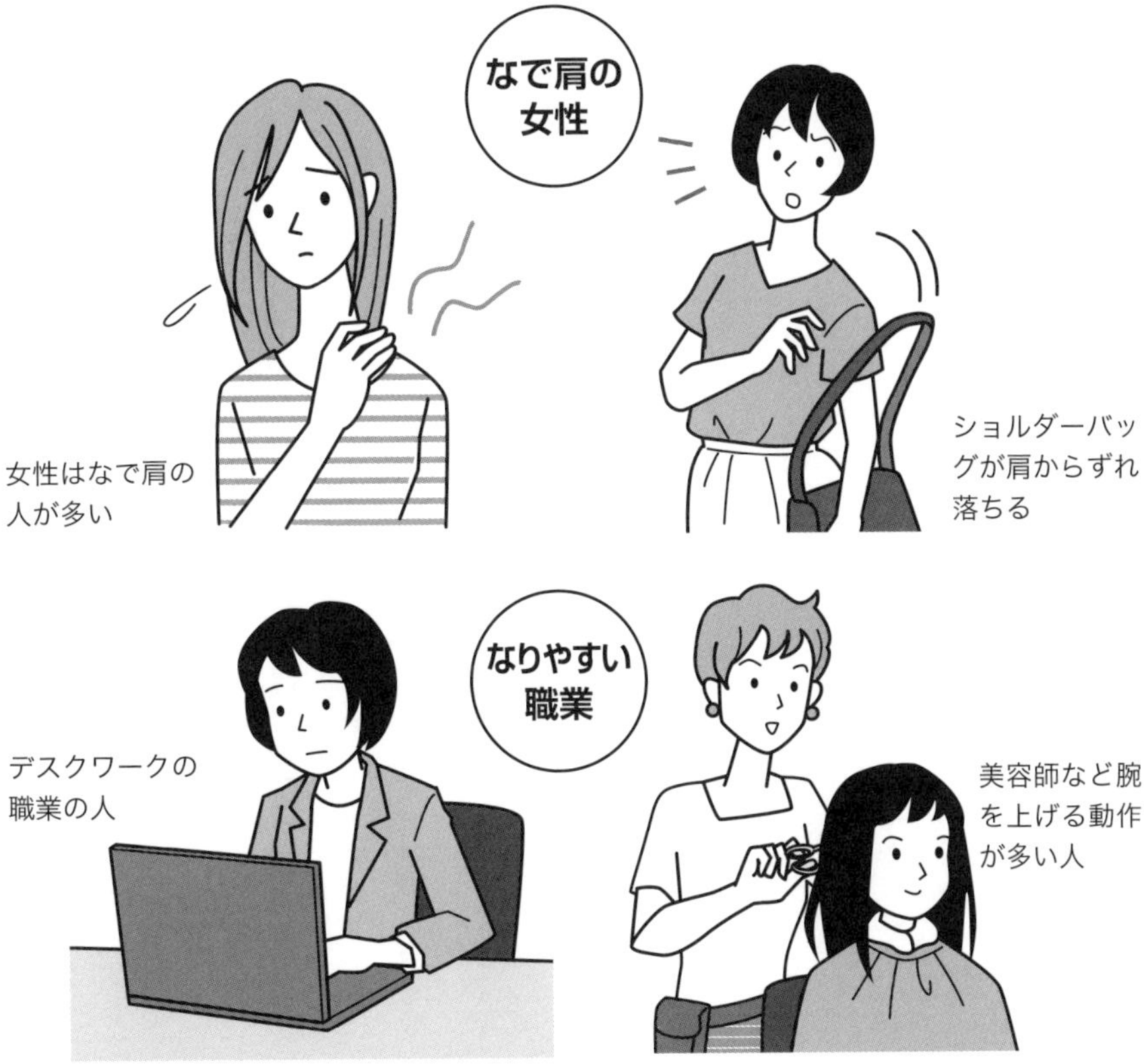

Q129 胸郭出口症候群になりやすい人とは？

A なで肩の女性に多くみられる症状です。女性は男性よりも筋肉量が少なく、肩甲骨が下がりやすいためと考えられます。首の長い人、デスクワークが多い人、重い荷物を運ぶ作業の人、腕を上げて行う作業が多い人（内装業や美容師、板書をする教師など）がなりやすいといわれています。

年齢では、20～30歳代の活動量が多い人に起こりやすい傾向があります。

Q130 胸郭出口症候群の特徴的な症状は？

A もっともよくみられるのが、腕を上げる動作をしたときに

胸郭出口症候群の初期症状

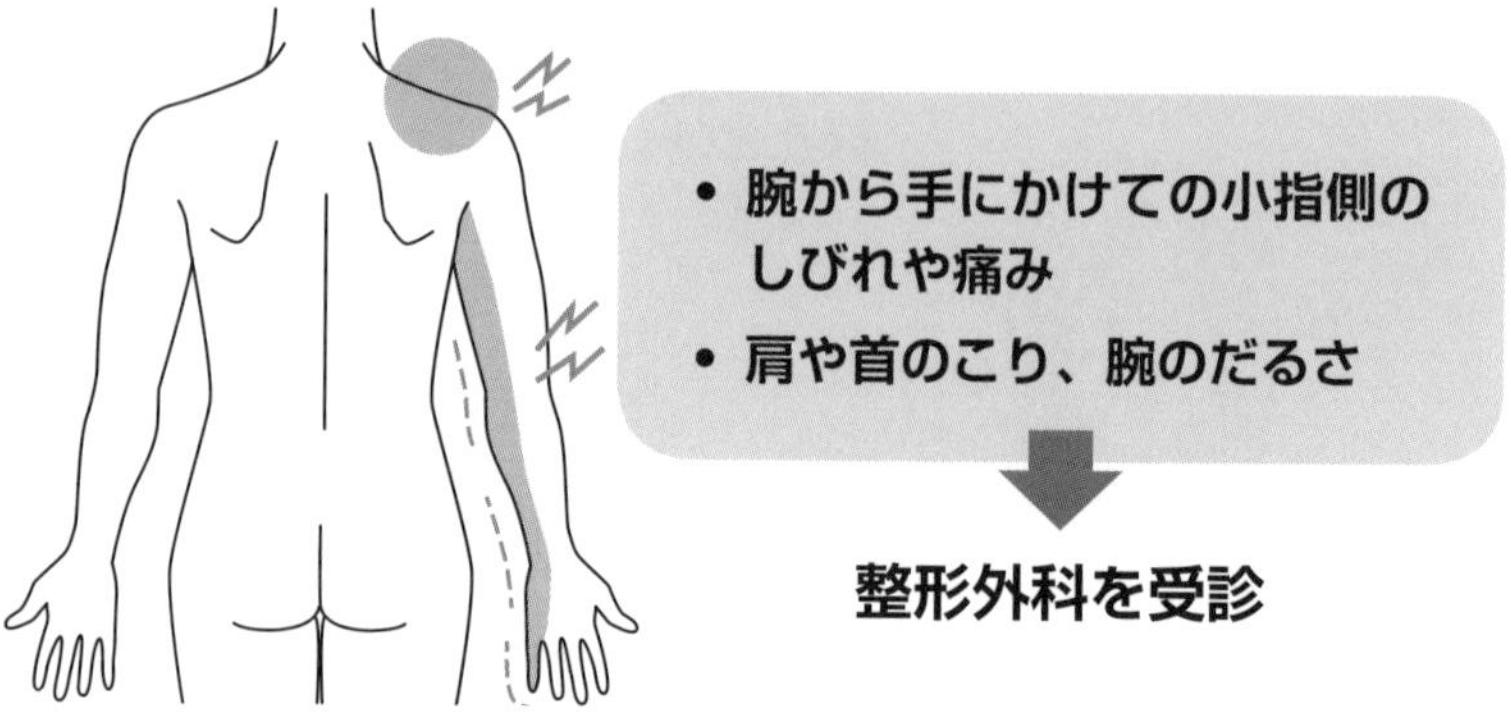

起こる「腕から手にかけての小指側のしびれや痛み」です。そのほか、肩や首のこり、腕のだるさなどがあります。

進行すると、握力が低下したり、手の麻痺《まひ》が起こって細かい作業がしにくくなることがあります。

眼精疲労が生じたり、頭痛やめまい、吐き気といった自律神経症状を起こすこともあります。

Q131 スマホ姿勢や胸郭出口症候群に効く体操とは？

A スマホ姿勢や、なで肩による胸郭《きょうかく》出口症候群が疑われる人は、姿勢を改善する体操がおすすめです（103ページ）。

よい姿勢とは、横から見て耳、肩、骨盤、ひざ、外くるぶしの中心が一直線になっている状態です。この姿勢を保つために、体幹の筋肉を鍛える体操を行いましょう。

狭くなった胸郭を広げる体操も効果的です。たとえば、123ページの「上半身をひねって、腕を上げやすくする」体操は、広背筋、大胸筋などの腕を引き下げる筋肉を緩めて胸郭を広げ、鎖骨や肩甲骨が下がりにくくすることにより、胸郭出口での圧迫を軽減する効果が期待できます。

また、肩甲骨周辺の筋肉を適度に鍛えることにより肩甲骨の可動性が増して、胸郭出口症候群の治療に有効です。

Q132 肩に痛みがあるときも体操したほうがよい？

A 肩こりだけでなく、「安静にしていても、肩から腕・手の痛みやしびれがある」「腕のだるさや手の冷感が出現して、1分以上腕を上げていられない」「腕を上げたり、ひじを曲げる動作に制限がある」といった症状がある場合は、胸郭出口症候群の急性期で炎症が起こっている可能性があります。

また、「握力が低下している、手指の動きが悪い」場合は、症状が進行していることが考えられます。

いずれの場合も体操は行わず、整形外科を早めに受診しましょう。

Q133 胸郭出口症候群の症状をやわらげるには？

A 肩に負担をかけない生活を心がけてください。仕事中に肩のこりや痛み、腕のだるさを感じたら、休憩をとるようにしましょう。しびれが強いときは、決して無理をしないことが大切です。

入浴などで体を温めると、筋肉がほぐれて、血流が改善します。

Q134 体操や薬で痛みやしびれがとれない場合は？

A 胸郭出口症候群は、保存療法で症状が改善されない場合は、手術が検討されることもあります。そのような場合は、胸郭出口周辺の筋肉や骨の構造が先天的、後天的に胸郭出口を狭めやすい状態になっていると考えられます。

手術には、第一肋骨の一部を切除して、鎖骨とのすき間を広げる方法や、斜角筋を部分切除する方法などがあります。

Q135 胸郭出口症候群で荷物を持つときの注意点は？

A 荷物で腕が引っ張られる状態は、症状を悪化させる可能性があります。ショルダーバッグやリュックサックなどは、肩に負担がかかるので避けたほうがよいでしょう。

荷物は、左右交互に持つようにします。重い荷物は持たないのが一番ですが、どうしても運ぶ必要があるときは、キャリーバックを使用するとよいでしょう

重い荷物を運ぶときは

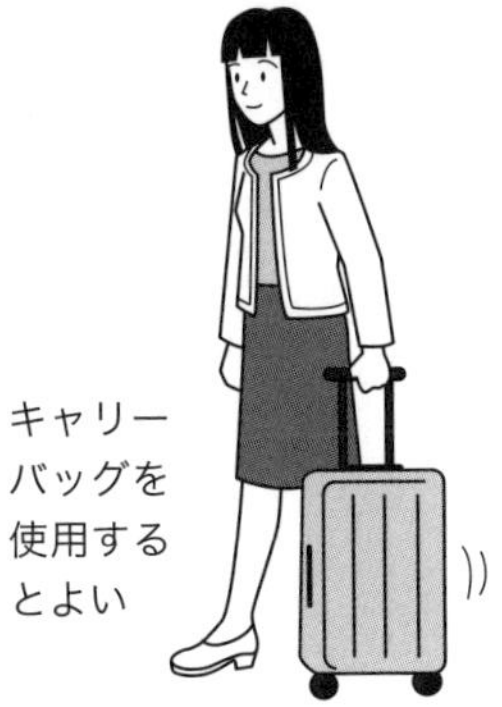

「五十肩」の診断と治療

五十肩の原因

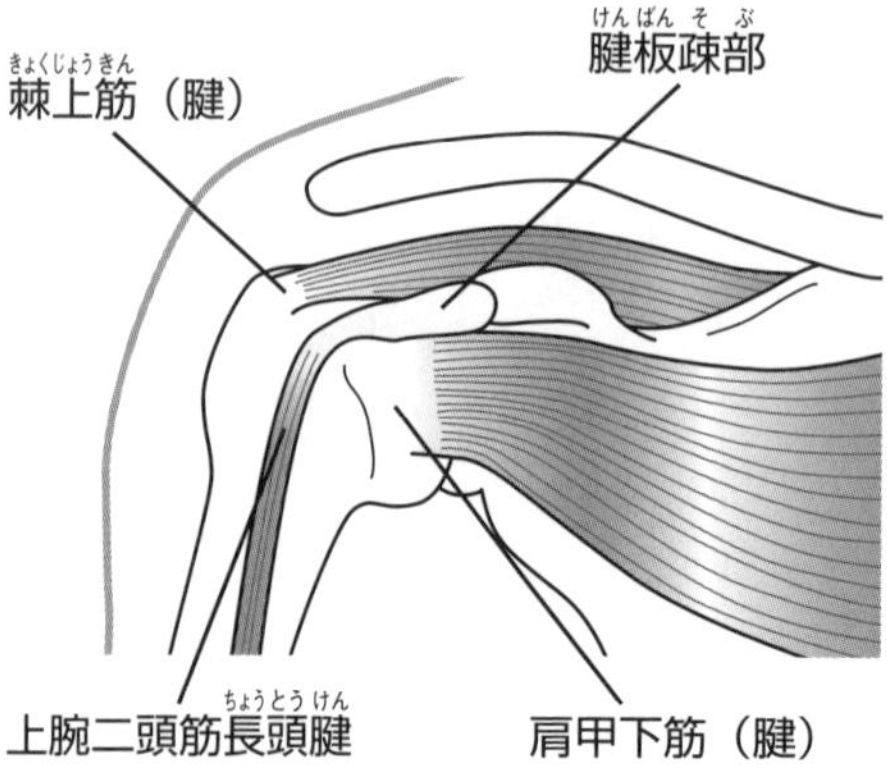

以下の部位に炎症や癒着・拘縮が起こると、背中に手を回すなどの動きが制限される

- **肩の前側にある肩甲下筋と棘上筋との間にあるすき間（腱板疎部）**
- **腱板疎部とつながっている上腕二頭筋長頭腱の腱鞘（腱を包む組織）**

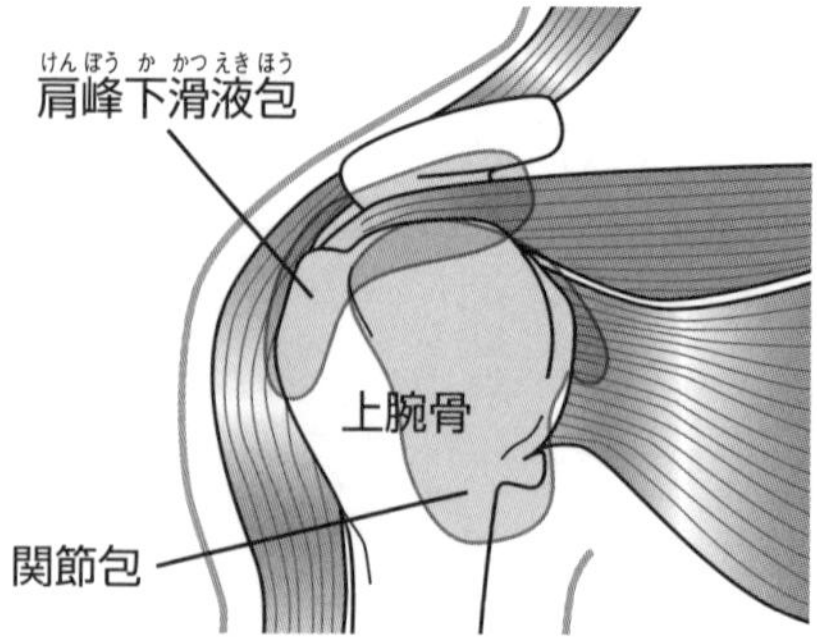

以下の部位に炎症や癒着・拘縮が起こると、腕を上げにくくなる

- **関節包**
- **肩峰下滑液包**

肩の劣化などで40～50歳代に起こりやすい

肩や腕が痛くて腕が上げられない、腕の動きが制限されるために衣服の脱ぎ着ができないといった症状は、「五十肩」の可能性があります。五十肩は、正式には「肩関節周囲炎」または「凍結肩」といい、40～50歳代で多く発症します。

関節包の微小断裂が痛みを引き起こす

肩は、可動域が広い部位の反面、つねに不安定な関節です。その肩関節を安定して支えているのが、「関節包《ほう》」と「腱《けん》板《ばん》」です。

五十肩の経過

	期間	痛みの程度	症状
炎症期	発症～ 2週間ほど	強い痛み	無理をすれば 腕を動かせる
拘縮期	発症～ 6か月ほど	あまり感じなく なる	腕を動かし にくい
回復期	発症～ 1年ほど	ほとんど 感じない	ほとんど 感じない

関節包や腱板はコラーゲンやエラスチンなどでできており、加齢によってもろくなっていきます。しかも、40～50歳代は、家事や仕事で体を活発に動かすため、肩への負担も大きくなります。

「ケガをした覚えはないのに肩が痛い」「腕を上げたりひねる動作が制限され、反対の手で補助しても上がりにくい」の両方が当てはまる場合は、五十肩を疑います。

病期に合った対処を行うことが大切

五十肩は、多くが一定のパターンで症状が変わっていきます。痛みが強い「炎症期」、痛みは減少するものの肩が動かしにくい「拘縮《こうしゅく》期」、痛みが解消されて次第に肩を動かしやすくなる「回復期」の3つの病期に分けられます。

五十肩は1～2年で自然治癒することが多いため、必ずしも受診する必要はありません。ただし、痛みが強い場合や生活に支障が出ている場合は、早く確実に症状を改善するために迷わず整形外科で治療を受けることをおすすめします。

炎症期の治療は、痛みをやわらげる薬物療法や注射療法を行い、運動療法は筋肉のリラクセーションを主体として痛みを誘発しないように行います。

拘縮期と回復期には、肩を動かしやすくする治療を行い、本格的に運動療法を行います。

ポイント

- 40～50歳代に多くみられる
- 多くは自然治癒するが、痛みが強いときは治療が必要

ここが聞きたい！

Q&A 「五十肩」の診断と治療

Q136 五十肩は若い年代でも起こる？

A 五十肩は、加齢による肩の組織の劣化を基盤として、日常生活レベルの動きによって関節包《ほう》や腱《けん》板《ばん》に微細な損傷を生じる病態です。

したがって、組織が劣化していない20代までは発生しませんが、30代では時折みられます。

Q137 60歳以上で五十肩のような症状は出る？

A 五十肩に似た症状で、60歳以上に多くみられる「腱《けん》板《ばん》断《だん》裂《れつ》」（116ページ）という病気がありますが、その主因は五十肩と同じ加齢です。組織の劣化がさらに進み、腱板に明らかな断裂が生じるものです。60歳以上でも、腱板断裂まで生じずに五十肩になる人もいますが、多くの場合は腱板が劣化して腱板断裂が起こります。

Q138 五十肩になるきっかけなどはある？

A 五十肩は「明らかな外傷がなく発生する」もので、きっかけとなるものはないと考えられています。しかし、患者さんの話をよく聞いてみると、日常の生活動作のちょっとした負荷がきっかけとなっている場合が少なくあり

肩の腱板

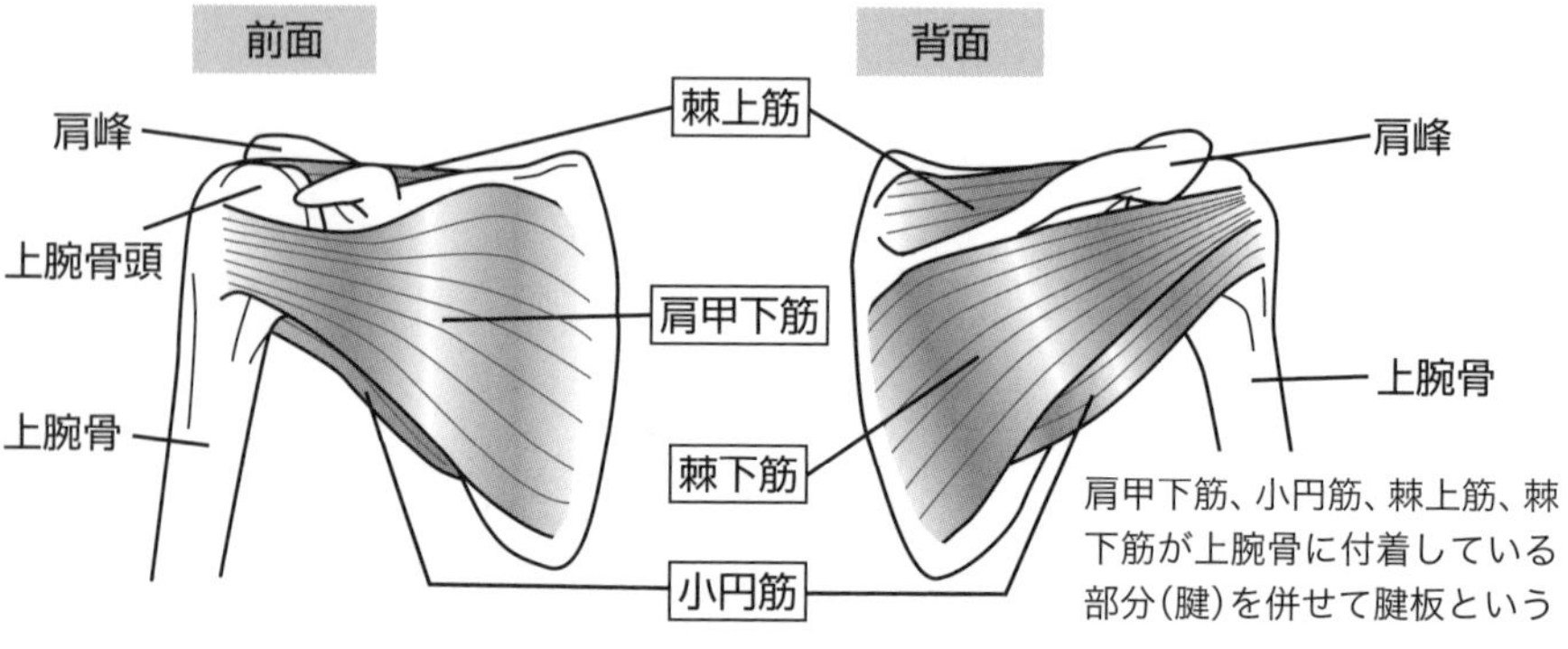

肩甲下筋、小円筋、棘上筋、棘下筋が上腕骨に付着している部分（腱）を併せて腱板という

五十肩を起こす「きっかけ」

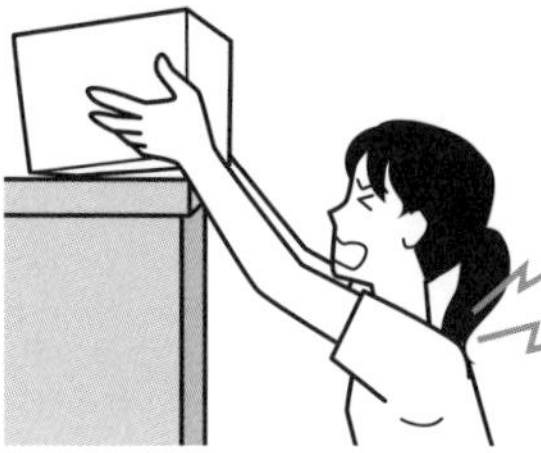

高いところから荷物をとろうとしたとき

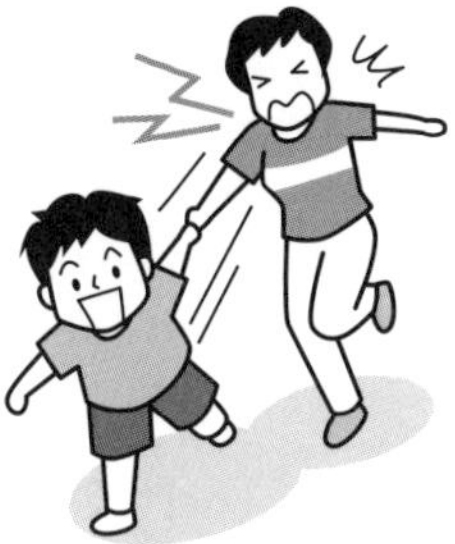

子どもが突然走り出して、腕がひっぱられたとき

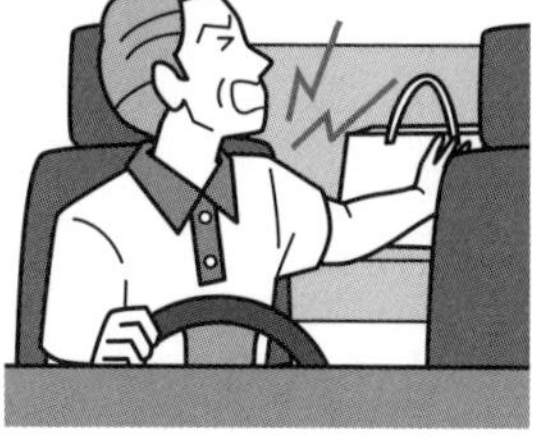

車の後部座席の荷物をとろうと、手を伸ばしたとき

ません。

40～50歳代になると、若いときのような組織の柔軟性がなくなります。にもかかわらず無理な体勢をとったことで、すでに加齢によって劣化している関節包や腱に微細な損傷を生じ、炎症が起こって五十肩になると考えられます。

Q139 病気が原因で五十肩になることはあるか？

A 糖尿病のある人は、糖尿病がない人に比べて五十肩になりやすく、治りにくいことがわかっています。

これは糖代謝異常があると、関節包や腱板がもろくなったり、硬くなったりしやすいと考えられています。糖尿病のある人は、良好な血糖コントロールを維持することが大切です。

Q140 五十肩はほうっておけば治る？

A 五十肩の多くが、1～2年で自然に治る場合が多いといわれていますが、完治するのは半分くらいで、残りの半分の人たちには日常生活の支障にならない程度の痛みや運動制限が残ることがわかっています。痛みが強くて仕事に支障が出たり、生活に不自由を感じるようであれば、整形外科で治療を受けてください。

Q141 両肩に痛みがあらわれることはある？

A 片方の肩にしか起こらない場合もあれば、両肩に起こる場合もあります。五十肩の人の約

3～4割が両肩に起こるといわれ、左右同時に起こる場合と、時期をずらして起こる場合があります。

Q142 関節包、腱板とはどのようなものか？

A 関節包は、上腕骨頭《こっとう》と関節窩《か》を覆っている袋状のもので、その内側は滑膜《かつまく》で被われています。滑膜は関節液をつくり、関節液は関節の動きをなめらかにし、保護しています。

関節包の下の部分は厚くなっていて、ハンモックのように上腕骨頭を支えています。

筋肉が骨に付着している部位を「腱」といいます。肩甲骨と上腕骨をつなぐ4つの筋肉（棘上筋《きょくじょうきん》、棘《きょく》下筋《かきん》、小円筋《しょうえんきん》、肩甲《けんこう》下筋）の腱が板状になったものを「腱板」といい、上腕骨を取り囲むようにして関節を安定させています。

関節包と腱板は肩関節の安定に不可欠な組織であり、劣化したり断裂したりすると、肩に炎症や痛みを引き起こす五十肩や腱板断裂を発症します。

Q143 なぜ、五十肩は痛みが長引く？

A 五十肩の痛みが長引く理由として、最近、注目されているのが、関節包にできる「異常な血管」です。

この異常血管ができると、血流が速くなりすぎて、肩周辺の組織に酸素や栄養が行きわたる前に血液が流れてしまいます。また、異常血管とともに異常な神経も増えて、痛みを感じやすくなります。こうした理由から、肩の痛みが長引くと考えられています。

Q144 痛みが強いときでも、動かしたほうがよい？

A 発症から1か月前後の炎症期は、肩を動かすときだけでなく、安静時も痛みがあらわれます。がまんすれば肩を動かすことはできますが、まずは痛みをとることが大切です。無理に肩を動かすことは避けましょう。

Q145 痛みが軽くなっても動かしにくいのはなぜ？

A 拘縮《こうしゅく》期の痛みは徐々に軽くなりますが、今度は関節包が硬く縮まったり、分厚くなったりして、肩の動きが制限されます。そのため安静時の痛みはほとんどなくなりますが、制限された以上に肩を動かそうとすると痛みが発生します。

Q146 痛みがなくなるまで安静にすべき？

A 拘縮期では、無理に動かしたときの痛みの怖さから、極力、肩を動かさないようにする人がいます。しかし、あまり肩を動かさないでいると、さらに肩の動きが悪くなってしまいます。拘縮期に入ったら、筋肉をほぐす体操を行い、徐々に肩の可動域を広げていきましょう。

Q147 痛みが強いときは、痛み止めを使うべきか？

A 痛みが強いときは、痛み止めを使って痛みを鎮めることが先決です。痛み止めには、おもに非ステロイド性抗炎症薬（ＮＳＡＩＤｓ）ののみ薬や貼り薬などを使います。さらに痛みが強いときは、ステロイドを関節内に注射しますが、糖尿病の人へは慎重に行う必要があります。

痛み止めの副作用を心配する人がいますが、胃や腎臓に持病がなければ、心配はありません。

Q148 五十肩の運動療法とは？

A 拘縮期・回復期には、肩や腕の動きをよくする運動療法を積極的に行います。自宅で簡単にできる体操がおすすめです（122ページ）。五十肩の予防にも役立ちます。

なお、痛みが強い炎症期には、運動を控えて痛みをやわらげる治療を優先してください。

Q149 肩を動かしやすくする治療法とは何？

A 慢性期・回復期に肩を動かしやすくする治療として、患部にヒアルロン酸を注射する方法や、縮まった関節包を広げたり、部分的に破裂させたりする「関節腔《くう》拡張術」を行うことがあります。

効果がない場合は、超音波下で神経に麻酔薬を注射し、医師が肩を動かして、関節包を外部の力で裂く「エコーガイド神経ブロック下《か》徒《と》手《しゅ》授《じゅ》動《どう》術」を行います。

それでも効果が不十分な場合は、患部に関節鏡を挿入して関節包を切開する「鏡《きょう》視《し》下《か》関節包切離術」が検討されます。

「腱板断裂」の診断と治療

加齢が原因で60歳以上に多い肩の病気

腱板断裂《けんばんだんれつ》とは、「腱板」が切れる状態をいいます。腱板は、肩関節を囲む4つの筋肉（棘上筋《きょくじょうきん》、棘下《きょくか》筋《きん》、小円《しょうえん》筋、肩甲《けんこう》下筋）の腱が集まって板状になったものです。

腱板断裂の多くは、腕を上げるときに使う棘上筋の腱にみられます。タイプは、完全に断裂する完全断裂と、部分的に切れる不全断裂があります。

腱板は加齢に伴い劣化して、外傷がなくても断裂を生じるようになります。腱板断裂を起こす人は、60歳以上の4人に1人、80歳代では2人に1人とされています。

症状は無症状から激痛までさまざま

腱板断裂は、断裂部位や関節内、滑液包《かつえきほう》内、上腕二頭筋長頭《ちょうとう》腱《けん》腱鞘《けんしょう》内に炎症が起こり、肩を動かすときだけでなく、安静時や夜間に痛みが生じます。しかし、腱板断裂があっても約6割は症状があらわれないといわれています。

その6割の人は、腱板断裂はゆっくりとすり切れるように進み、炎症が起きないため痛みもありません。また、断裂する部分も棘上筋腱にとどまっているため、肩も上げることができて症状がないのです。

しかし、一気に断裂したり、出血や炎症が起こると、激しい痛みがあらわれたり、断裂部に腫れが起こって肩や腕が動かしにくくなります。

自然治癒はしない。病院での治療が必要

腱板断裂は五十肩とは異なり、自然治癒することはありません。病院での治療が必要です。

受診したら、問診、診察、画像検査が行われます。腱板はX線検査では画像に写らないため、MRIや超音波検査で調べます。

60歳以上の人の治療では、薬物

ポイント

- 腱板断裂は、60歳以上に多く、肩の痛みが続く
- 自然治癒することはなく、治療が必要

腱板断裂のタイプ

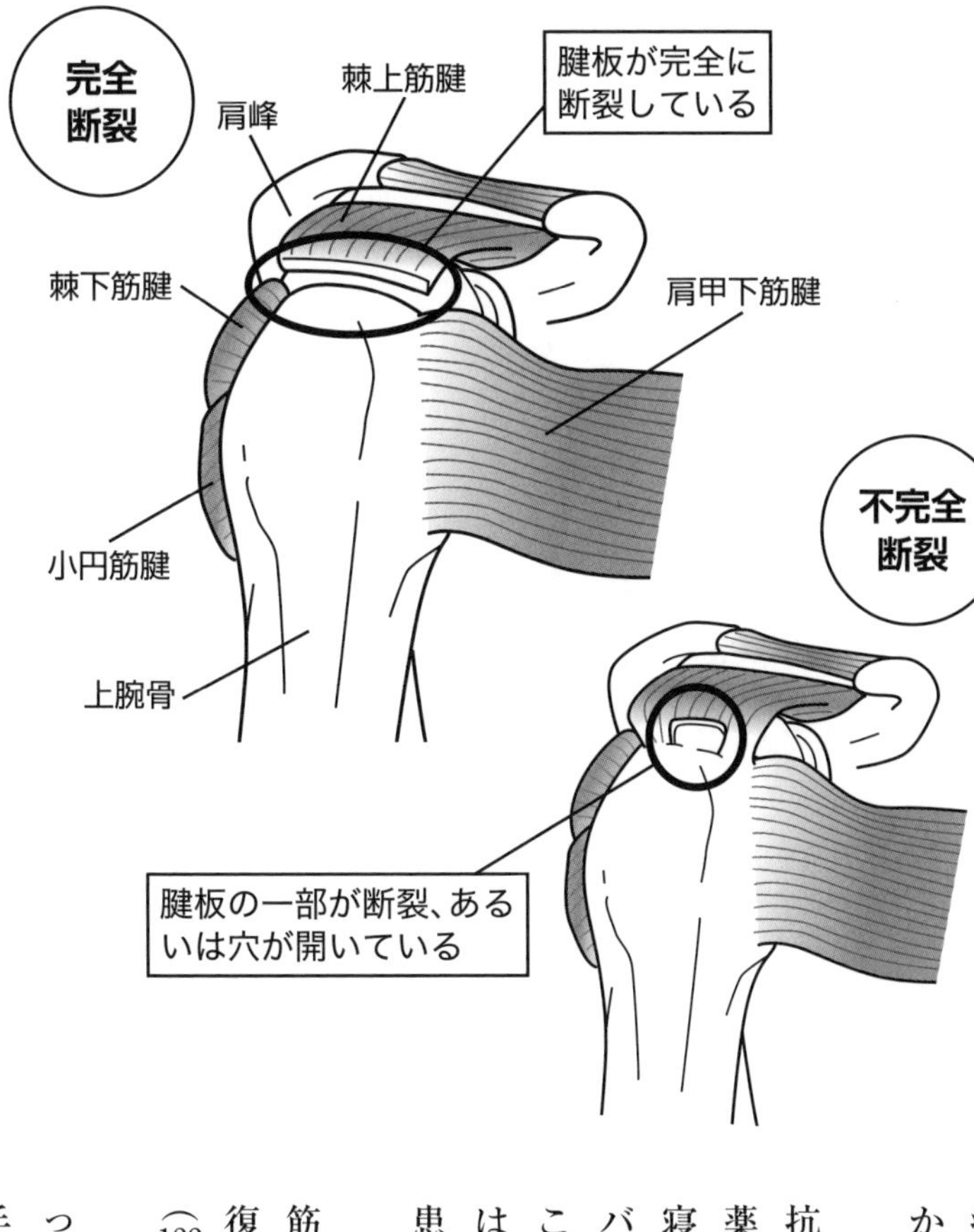

療法と運動療法といった保存療法から開始します。

　薬物療法では、非ステロイド性抗炎症薬（NSAIDs）のみ薬や貼り薬が使われます。また、就寝中に痛みがある場合は、プレガバリンやトラマドールを服用することもあります。痛みが強い人には、ステロイドやヒアルロン酸を患部に注射します。

　運動療法では、痛みで緊張した筋肉をほぐしたり、肩の動きを回復させたりする体操を行います（122ページ）。

　60歳以下の人や、保存療法を行っても症状が改善しない場合は、手術が検討されます。腱板の断裂の程度や筋肉の萎縮の程度、変形性関節症の有無、年齢などを考慮して判断されます。

ここが聞きたい！

Q&A

「腱板断裂」の診断と治療

Q150 腱板断裂はなぜ、60歳以上に多いのか？

A 五十肩や腱《けん》板《ばん》断《だん》裂《れつ》には加齢が関与しています。

腱板は加齢とともに、肌と同様に劣化してもろくなりますが、40～50歳代では多くは微小断裂にとどまります。

それが60歳代になると、組織の老化が進み、さらにもろくなるため、日常生活程度の負担でも腱板に明らかな断裂を生じるようになります。

Q151 加齢以外に腱板断裂が起こる要因は？

A スポーツ経験者や大工さんのような長年にわたって肩を酷使する職業の人は、腱板断裂を起こしやすくなります。また、転倒時に肩を強打したり、手を強く床についたりした場合など、肩に強い衝撃が加わったときにも、腱板が断裂することがあります。

こうした肩への外傷などがなくても、体質などの理由から腱板断裂を起こすこともあります。

Q152 腱板断裂の特徴的な症状は？

A 五十肩と似ているので、特有ではありませんが、腱板断裂を疑うポイントは次になります。

肩から上腕部にかけての痛みに加えて、「腕が上がるが、腕を上げるときにひっかかりを感じる」「腕を上げたままの作業ですぐに腕が疲れる」「自力で腕を上げられないが、反対側の手を使えば上がる」などの心あたりが多いほど、腱板断裂の可能性が高まります。

Q153 腱板断裂と五十肩の見分け方は？

A 50歳以上で外傷がなく、肩の痛みを生じて腕が上げにくくなった場合には、腱板断裂と五十肩のいずれかの可能性があります。そのため、症状から見分けることは困難といえます。

腱板断裂があるかどうかは、MRIか超音波検査でわかります。自分で見分けられないので、症状があらわれたら、早めに整形外科を受診することをおすすめします。

Q154 棘上筋腱に断裂が多いのはなぜ？

A 棘上《きょくじょう》筋《きん》は上腕骨《こっ》頭《とう》の上にあり、腕を引き上げる働きがあります。付着部分の棘上筋腱が断裂しやすいのは、腕を上げるときにもっとも負担がかかるためです。また、上にある肩《けん》峰《ぼう》や烏《う》口《こう》肩《けん》峰《ぼう》靭《じん》帯《たい》に擦れて傷つきやすいことも要因の１つです。

肩甲下筋腱や棘下筋腱まで断裂するのはまれです。

Q155 断裂しているのに症状があらわれない理由は？

A 理由はいくつかあります。まず、腱板の劣化による断裂はゆっくりと進むため炎症や腫れが起きにくく、症状があらわれにくいと考えられます。

また、腱板の１つが断裂しても、他の腱板が肩を安定させて、肩を上げることができます。

ほかにも、高齢になると激しいスポーツや肩を酷使する作業が少なくなるため、腱が断裂しても患部にストレスがかかりにくいことが挙げられます。

Q156 肩をよく動かす運動は効果的？

A 腱板断裂の運動療法は、過度に緊張した筋肉をほぐし、断裂していない腱板や筋肉を鍛えるものです。

運動のしかたが間違っていると、断裂した部位に負荷がかかり、断裂が拡大したり、炎症が増して痛みが悪化することがあります。医師や理学療法士の指導を受けて、正しく運動するようにしましょう。

Q157 よく行われる腱板断裂の手術とは？

A 一般的によく行われるのは、「腱板修復術」です。上腕骨の上部に糸のついたアンカー（ネジ）を打ち込み、その糸を腱に通して、断裂した腱板を上腕骨につなぐ手術です。時間はかかりますが、腱が上腕骨に根付いていきます。

術後１か月～１か月半は、腕を固定して安静にする必要があります。また、リハビリは最低５～６か月行います。家事程度の作業が行えるようになるまでには、４か月ほどかかります。

腱板修復術

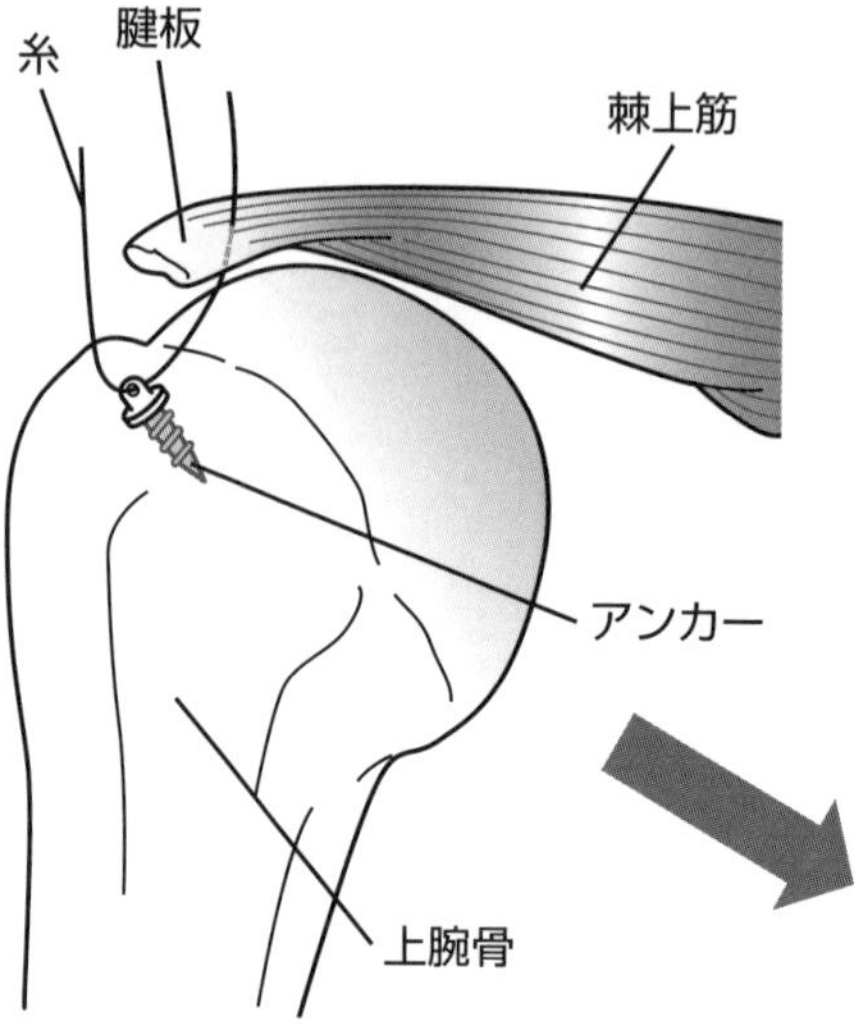

上腕骨の上部に糸のついたアンカー（ネジ）を打ち込む

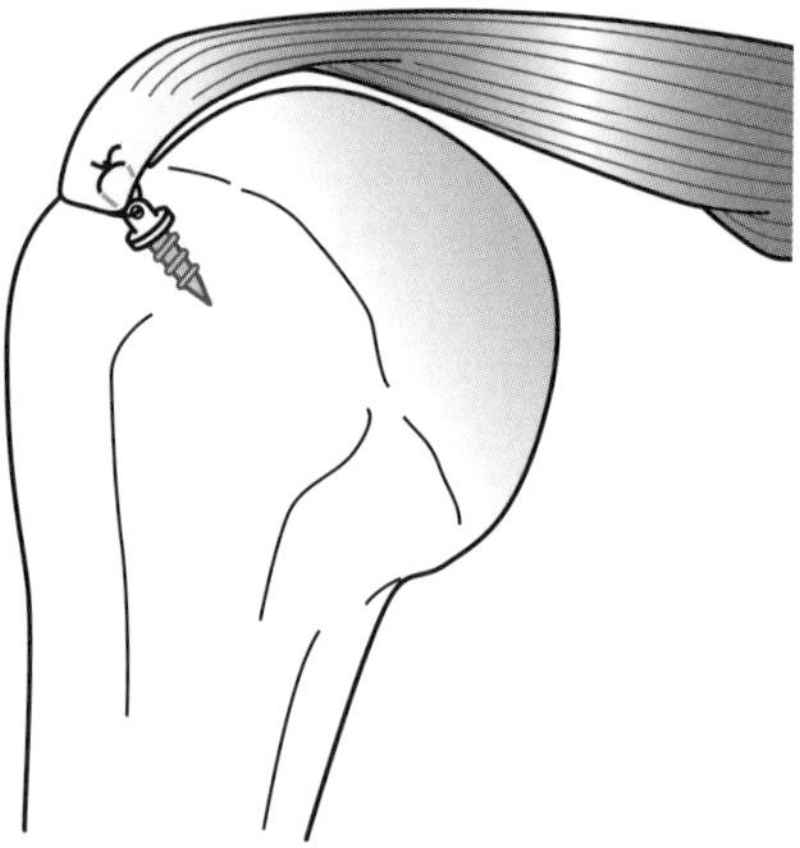

腱を引っ張っている上腕骨に糸を縫い付け、腱を付着させる

Q158 高齢でも手術は可能か？

A

痛みのために日常生活に支障をきたしたり、腱板断裂が拡大して腕が上がらなくなった場合は、手術を検討します。

60歳以下では、仕事や活動的な生活で症状が改善しにくく、断裂が拡大する危険性も高いため、手術がすすめられます。

70歳以上は、腱板に負担のかかる激しい動作は少なくなるため、可能な限り保存療法で対処します。

腱板断裂が広範囲で修復ができない場合には、大腿筋膜を使ってパッチを当てたり、上方の関節包《ほう》を作る「上方関節包再建」を行います。

また、原則70歳以上の修復不能な腱板断裂や変形性関節症を合併

リバース型人工肩関節置換術

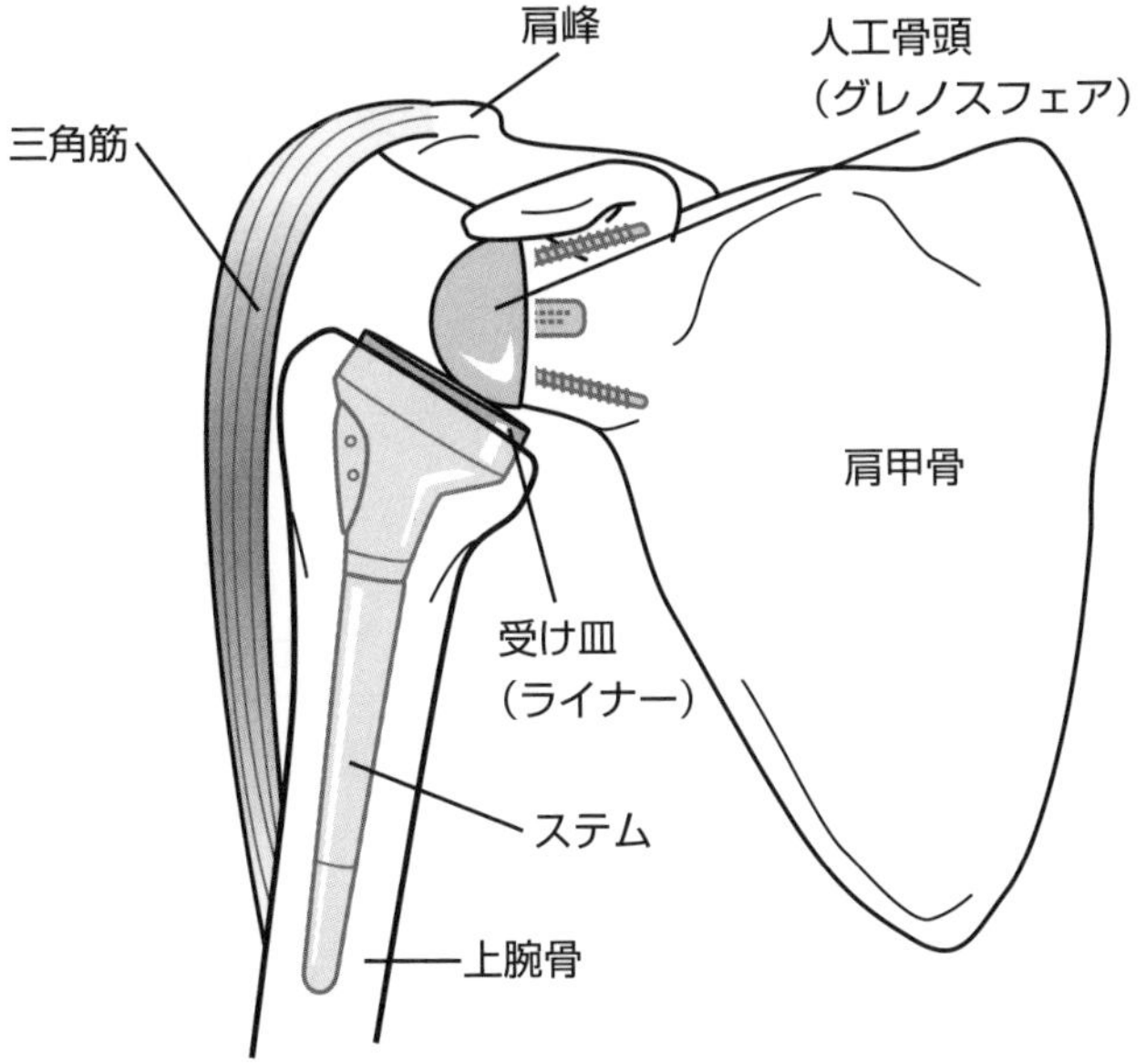

- 従来型は、上腕骨側を人工骨頭にして、肩甲骨側を受け皿に置き換える。腱板に断裂がある状態だと、肩を十分に上げられなくなるデメリットがある
- リバース型は、上腕骨側を深く大きな受け皿にして、肩甲骨側を人工骨頭に置き換えることにより、腱板に頼らずに関節の安定性が確保される。上腕骨が元の位置より下がり、三角筋のみで腕を上げることができる

した腱板断裂では「リバース型人工肩関節置《ち》換《かん》術」を行います。この人工関節は、上腕骨側に大きな深い受け皿を入れ、肩甲骨側に骨頭を入れるもので、腱板に頼らずに関節の安定性が獲得でき、上腕骨の位置が下がることにより、三角筋の筋力のみで腕を上げることが可能です。

Q159 腱板断裂は予防できる？

A 腱板の劣化や柔軟性の低下を止めることはできません。ただし、腱板に付着している筋肉の柔軟性は、運動によって保つことができるので、腱板にかかる負担を軽減することはできます。また、肩に強い衝撃が加わるような動作を避けるだけでも、腱板断裂のリスクは減ると思われます。

「五十肩」「腱板断裂」改善体操

肩甲骨のまわりの筋肉や背骨を動かして、肩や腕を上げやすくする体操を紹介します。自分のペースで続けましょう。

おもな目安
1セット：10～20回
1日：3セット

胸を伸ばして、腕を上げやすくする

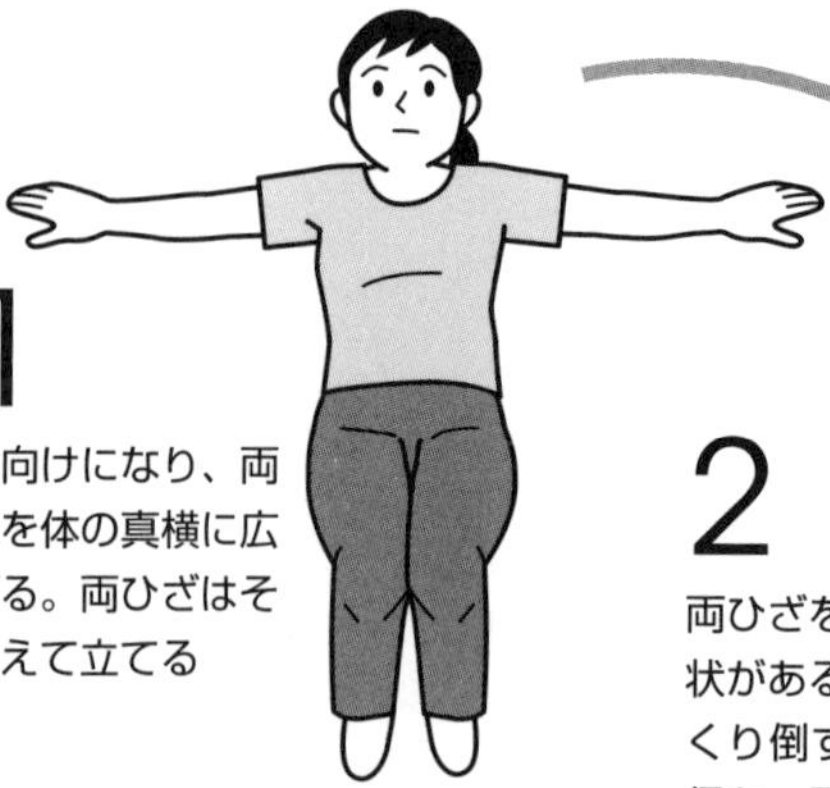

1

仰向けになり、両腕を体の真横に広げる。両ひざはそろえて立てる

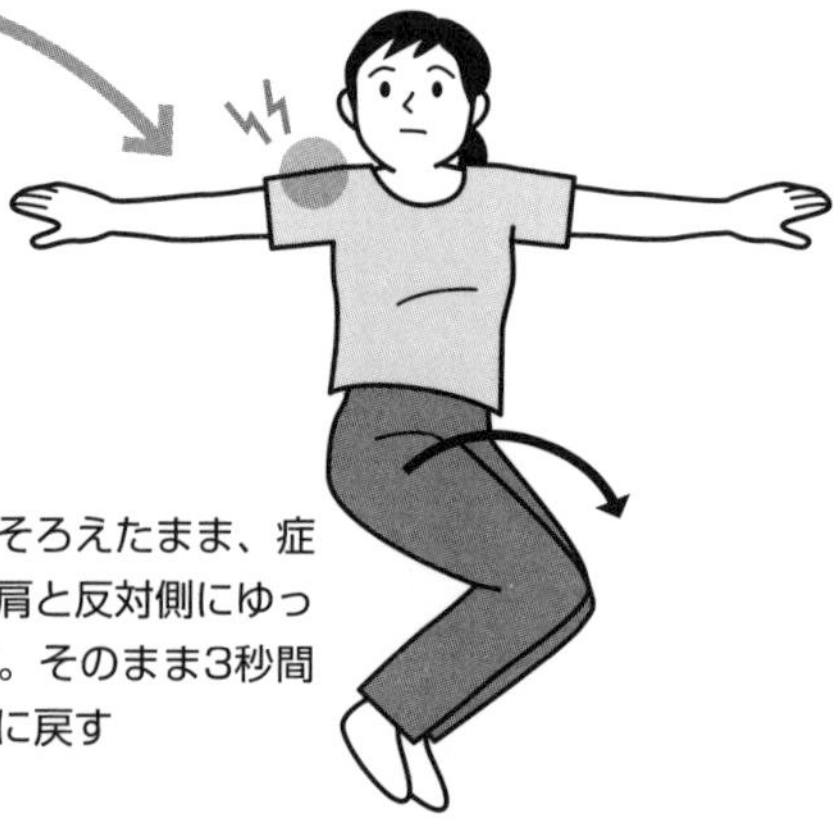

2

両ひざをそろえたまま、症状がある肩と反対側にゆっくり倒す。そのまま3秒間保ち、元に戻す

わきを伸ばして、腕を上げやすくする

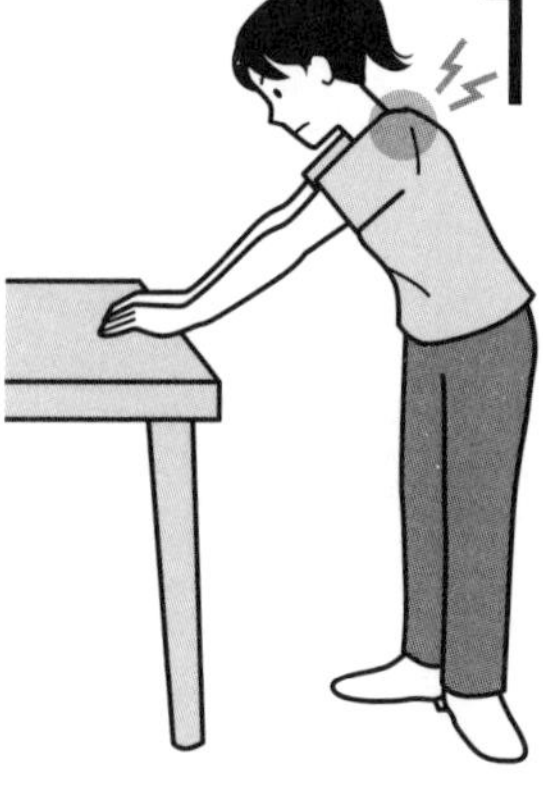

1

テーブルに対して横向きに立つ。症状がない側の腕はテーブル側とし、その足先をテーブルに向ける。上半身をひねって、両手をテーブルにつく

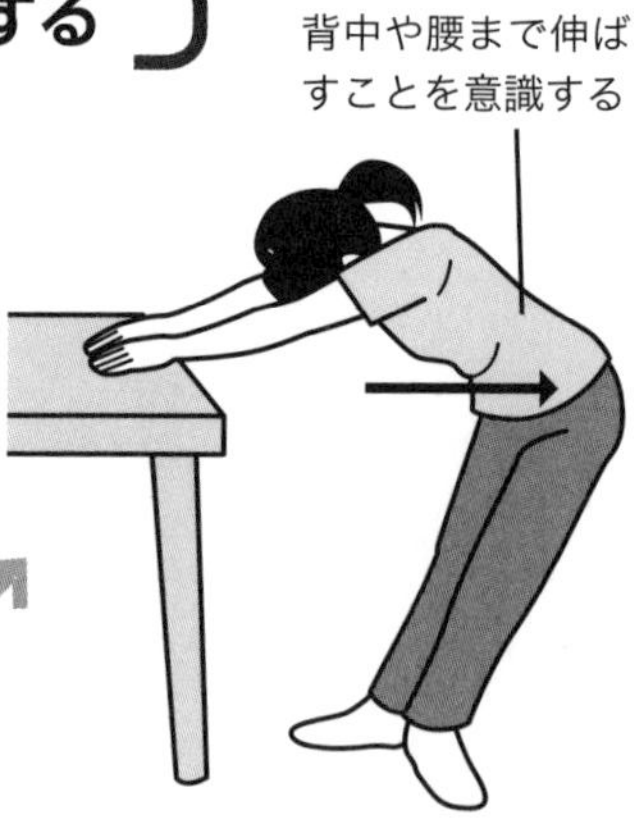

2

手のひらでテーブルを押さえながら、足を動かさずにお尻を後ろに引く。そのまま3秒間保ち、元に戻す

上半身をひねって、腕を上げやすくする

1 症状がある肩を上にして横向きに寝る。両手を合せて伸ばし、両ひざを曲げる

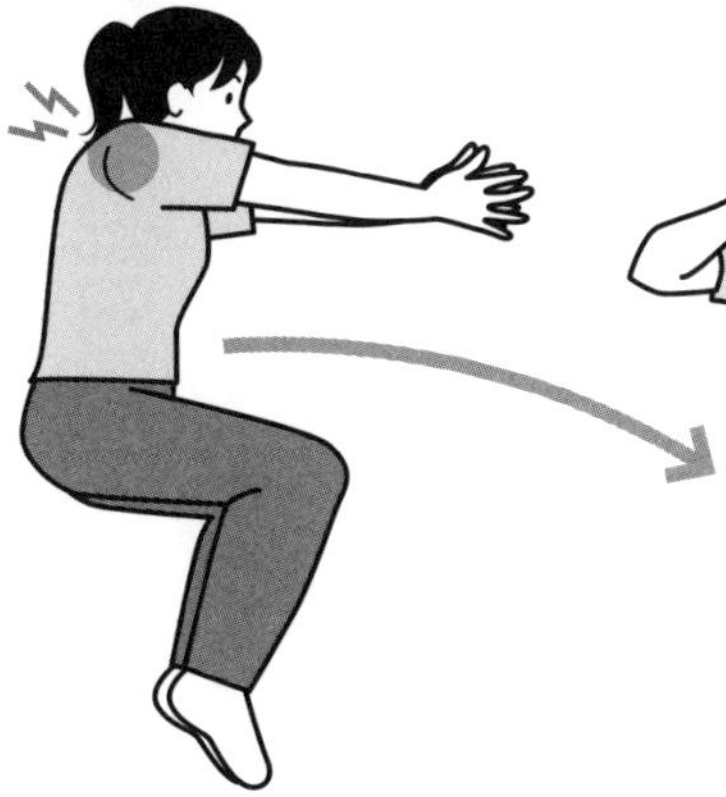

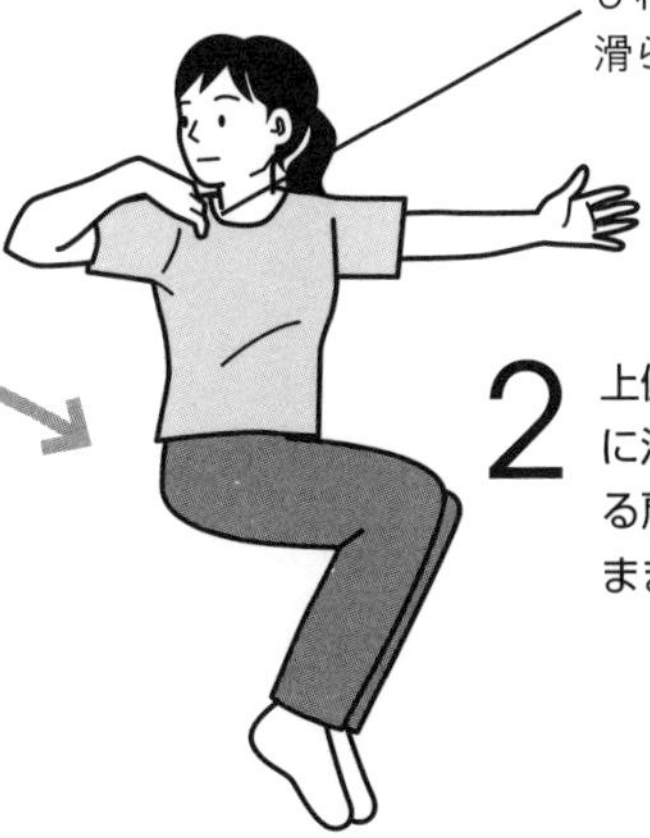

2 上側の手を、弓を引くように滑らせていき、症状がある肩の手前で止める。そのまま3秒間保ち、元に戻す

胸郭と肩甲骨の動きをよくする

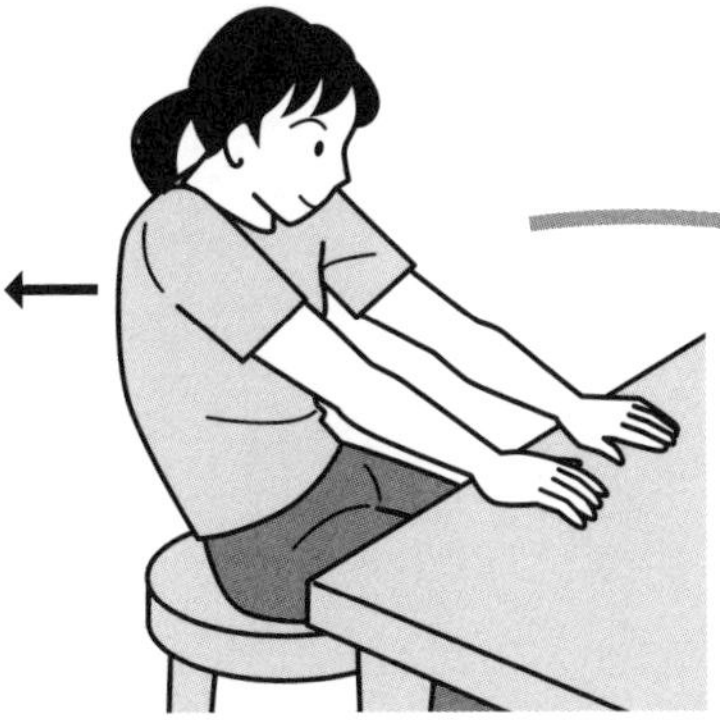

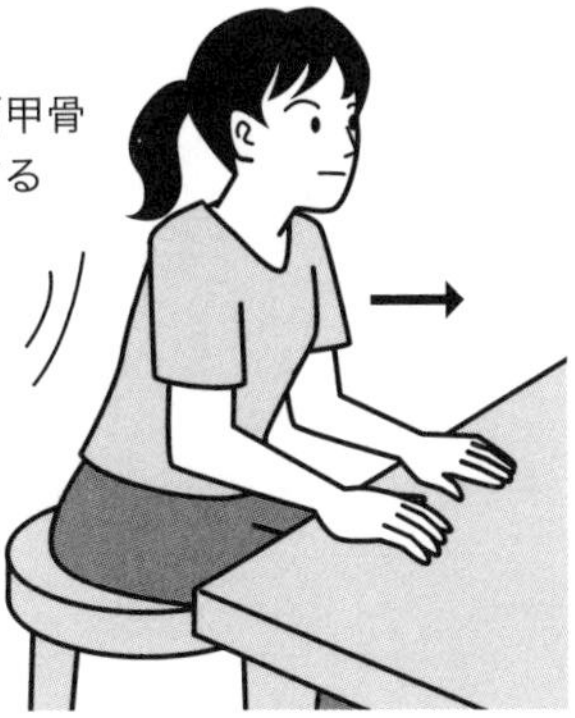

1 イスに座る。両腕を肩幅に広げ、腕を伸ばした状態でテーブルに手を置く。息を吸いながら、背中を丸めたまま後ろへ引く

2 息を吐きながら、上半身を前に移行させる。胸を張って、背骨を伸ばす

COLUMN

クセになる脱臼「反復性脱臼」

関節唇が損傷して何度も繰り返す

肩の脱臼《だっきゅう》とは、いわゆる「肩がはずれた」状態のことです。スポーツ時の激しい接触などにより、何度も繰り返される肩の脱臼を「反復性肩関節脱臼」といいます。肩関節は、大きな上腕骨頭が肩甲骨の小さく浅いくぼみ（関節窩《か》）にはまる形のため、脱臼しやすい構造をしています。

最初に脱臼したときに、ほとんどのケースで関節窩の前方の関節包《ほう》の付着部である関節唇《しん》がはがれてしまいます（バンカート損傷）。これにより脱臼を防ぐ前方の関節包がゆるんでしまい、何度も繰り返すことになるのです。

肩の脱臼はラグビーやアメフト、柔道などのコンタクトスポーツで多くみられますが、反復性肩関節脱臼では、スポーツ時だけでなく、繰り返し脱臼していくうちに、日常生活の寝返りのような動作でも脱臼するようになります。

若い人に多く、中高年では少ない

最初の脱臼が若いときに起こった場合は、反復性肩関節脱臼になりやすいといわれています。これは、若い人は肩関節がやわらかいこと、大部分が自然に治りにくいバンカート損傷を生じること、スポーツ活動を継続するケースが多いことなどが要因です。一方、中高年では肩関節が硬くなることや、治りやすい関節包自体の損傷が多くなることにより、反復性脱臼になりにくくなります。

脱臼自体は、素手で骨を元の位置に戻す「徒手整復」により回復できますが、問題は再発の防止です。従来の内旋位固定の脱臼再発防止効果はあまり期待できません。脱臼が初回であれば、徒手整復後に3～4週間、外旋位固定することで、脱臼再発率が内旋位固定の半分になります。反復性になった場合は、手術も必要になります。

第4章

「股関節の痛み」の疑問・悩みを解決!

股関節は体の中でもっとも大きな球関節で、二足歩行をする人間にとって重要な働きをしています。股関節に異常が生じると、動くときに脚の付け根に痛みが起こるようになります。早期の診断・治療で、元気に歩ける生活を取り戻しましょう。

監修 中島康晴
(九州大学大学院医学研究院整形外科教授)

「股関節の痛み」の基礎知識

股関節のしくみと役割、変形性股関節症などの原因を知る

立位や歩行時に大きな負担がかかる関節

股関節は、人体の中でもっとも大きい球関節で、一番体重の負荷がかかる箇所です。体を大きく曲げたり、脚を前後左右に動かしたり、日常のさまざまな動きを可能にしています。

股関節にかかる負荷は、片脚立ちになったときに体重の約3倍の荷重がかかり、階段の上り下りでは約6倍以上の荷重がかかるといわれています。イスから立ち上がったり、地面にしゃがんだりする動作も、股関節に大きな負担がかかっています。

ソケット状の寛骨臼とボール状の大腿骨で構成

股関節は、骨盤にあるソケット状の「寛骨臼《かんこつきゅう》（臼蓋《きゅうがい》）」と、大腿骨の先端にあるボール状の「大腿骨《こつ》頭《とう》」から構成されています。寛骨臼と大腿骨頭は、ぴったりとはまっています。これにより、関節の可動域が広くなり、さまざまな動きが可能になります。

大腿骨頭と寛骨臼の表面は、やわらかく滑らかな関節軟骨で覆われていて、関節のスムーズな動きを補助しています。

股関節の可動域は肩関節よりも狭く、そのぶん安定しています。靭帯《じんたい》や寛骨臼のまわりにある線維性軟骨の「関節唇《しん》」が、股関節の安定性を高めています。

関節軟骨のすり減りが痛みの大きな原因

股関節の痛みの8～9割が「変形性股関節症」です。関節軟骨が加齢に伴って徐々にすり減っていき、炎症や痛みを起こす病気です。

関節軟骨がすり減ると、その破

股関節のしくみ

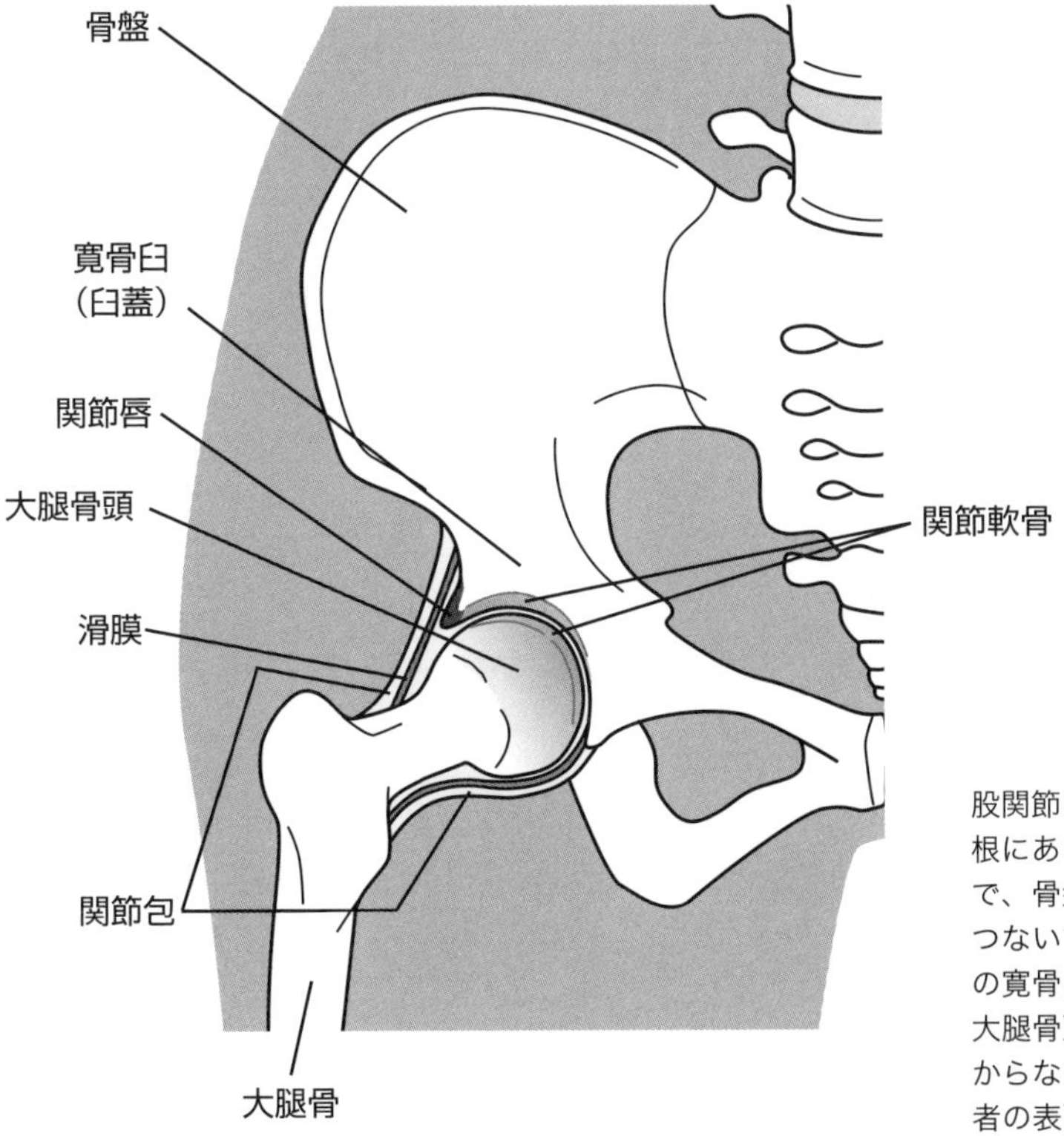

股関節は両脚の付け根にある大きな関節で、骨盤と大腿骨をつないでいる。骨盤の寛骨臼と大腿骨の大腿骨頭が直接ぶつからないように、両者の表面は関節軟骨で覆われている

片が関節包《ほう》に入り込み、滑膜に炎症が起こって痛みが生じます。

また、寛骨臼のまわりにある関節唇が、大腿骨頭とぶつかって損傷したり、断裂した場合も、股関節に痛みを生じます。これを「関節唇損傷」といい、変形性股関節症の発症にも関係しています。関節唇の損傷は、正常な股関節でも、激しいスポーツなどが原因で起こりますが、寛骨臼が大腿骨頭を包み込む面積が生まれつき狭い「寛骨臼形成不全」の人は、より起こりやすくなります。

そのほかにも、大腿骨頸《けい》部《ぶ》が大きすぎて寛骨臼とぶつかり、痛みが生じるＦＡＩ（大腿骨寛骨臼インピンジメント）という病気も、変形性股関節症の発症に関与していると考えられています。

変形性股関節症のタイプ

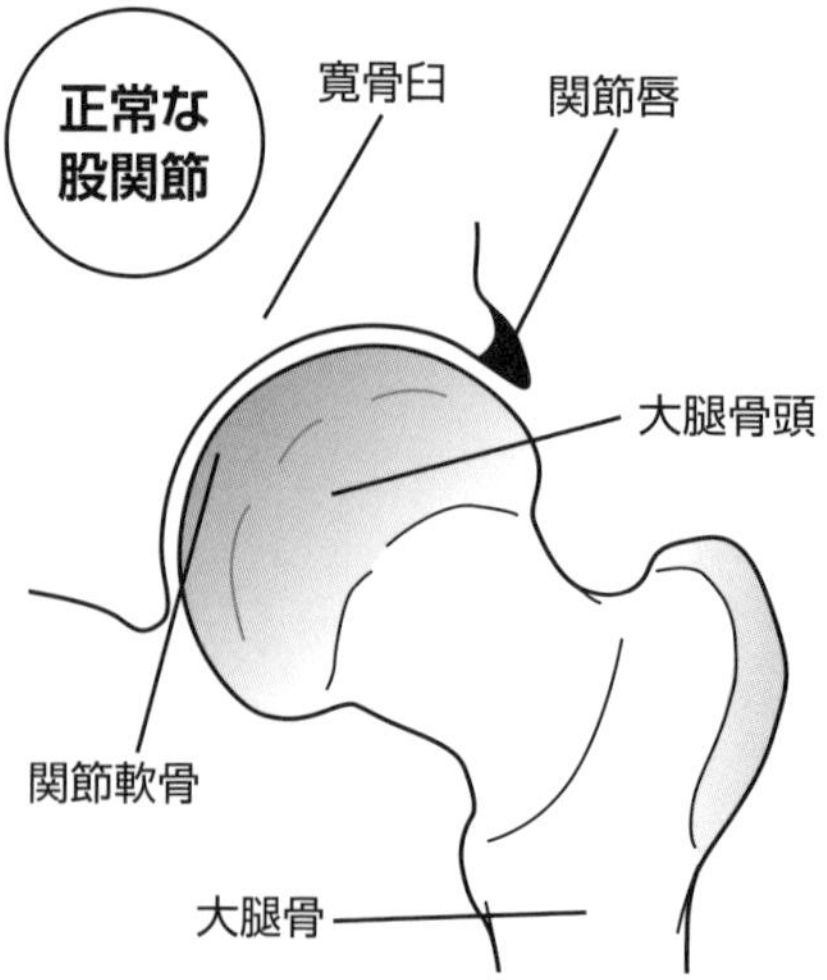

寛骨臼が大腿骨頭を包み込んでいるため、股関節は安定して動かすことができる

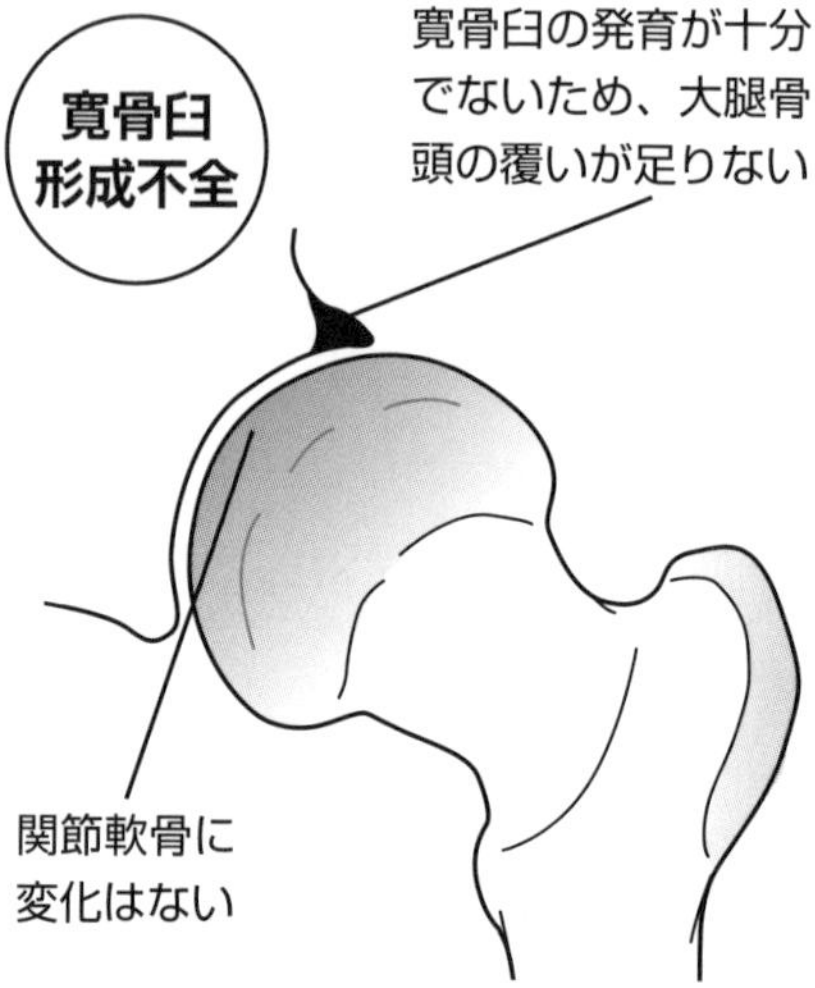

形状の異常があるが、初期段階では寛骨臼と大腿骨頭のすき間も正常のため、関節軟骨のすり減りはみられない

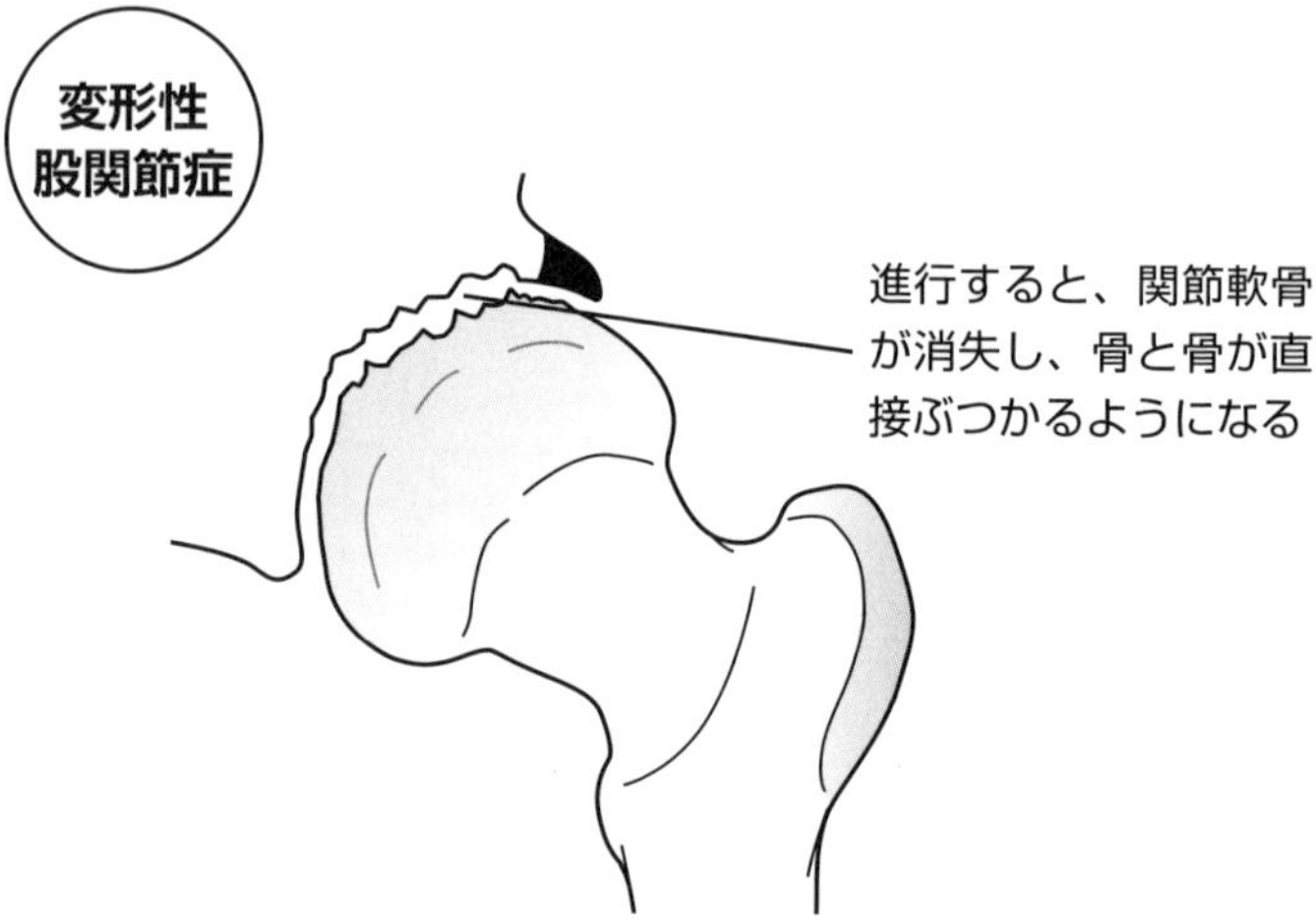

過剰な負荷などのために関節軟骨がすり減り、滑膜に炎症が起こって、痛みがあらわれる

大腿骨頭壊死症

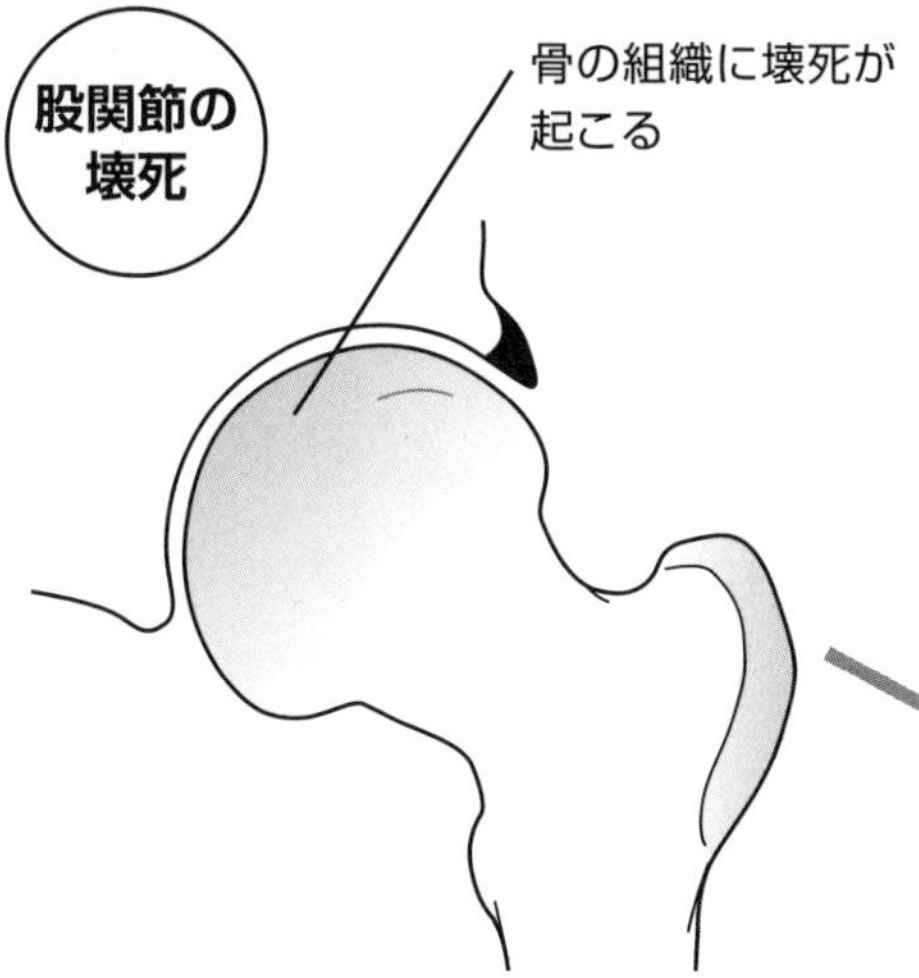

大腿骨頭の血流が悪くなり、骨に栄養が供給されずに一部が壊死する

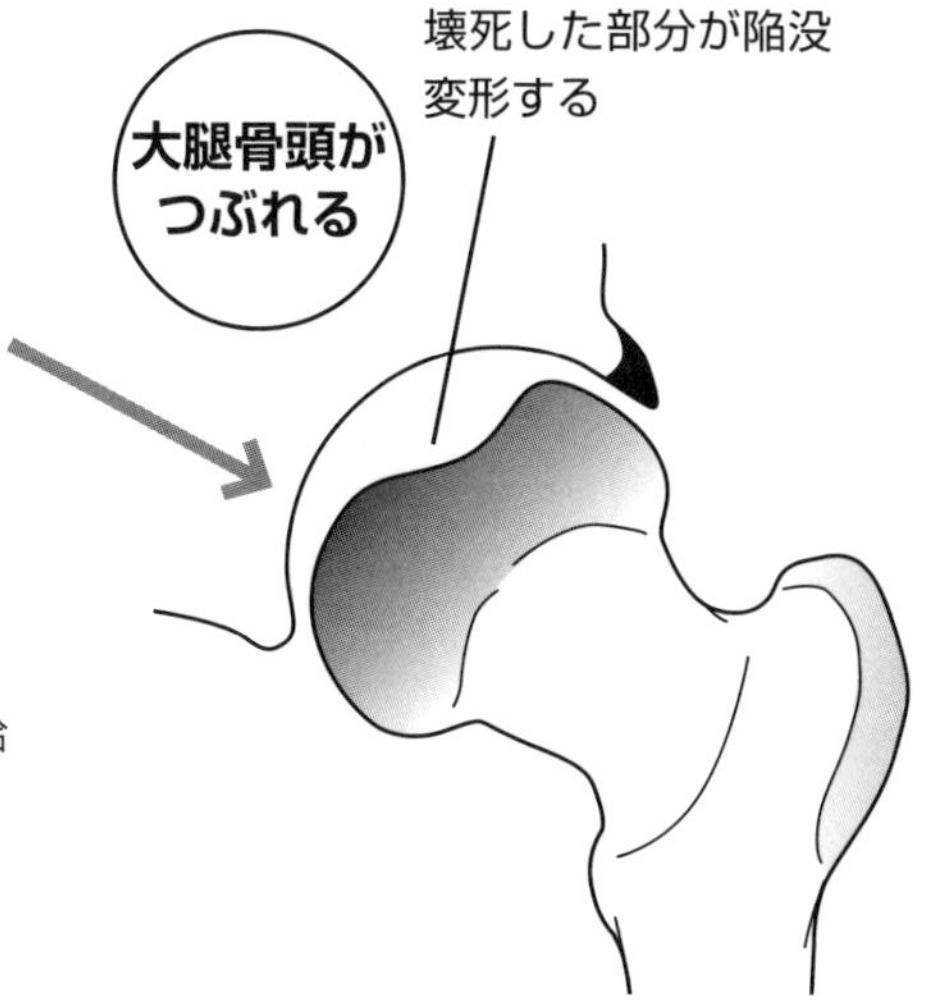

大腿骨頭の壊死した部分に体重がかかると、骨がつぶれて痛みがあらわれる

股関節に痛みが起こるそのほかの病気

「大腿骨頭壊死《えし》症」は、大腿骨頭の骨の組織が壊死する病気です。原因は明確ではありませんが、ステロイドを大量に使用する人や大量に飲酒する人がなりやすいと考えられています。

大腿骨頭に送られる血流が途絶えて骨に栄養がいかなくなると、骨の一部が壊死します。その部分に体重がかかることで、大腿骨頭が陥没変形を起こし、痛みや歩行障害などがあらわれます。

そのほか、関節リウマチなどの全身性の病気や、骨粗しょう症による股関節周辺（大腿骨頸部）の骨折などでも、股関節に痛みが起こります。

「変形性股関節症」の症状と診断

原因の約8割が股関節の一部の発育不全

変形性股関節症は、股関節の構造の異常や加齢などが原因となって、関節軟骨がすり減り、股関節が変形する病気です。

関節軟骨が摩耗することで炎症が起こり、痛みが生じます。また、痛みによって股関節の可動域が狭くなり、日常生活に支障があらわれたりします。

日本では、変形性股関節症の原因の約8割※が「寛骨臼《かんこつきゅう》形成不全」(臼蓋《きゅうがい》形成不全)といわれています。寛骨臼形成不全とは、寛骨臼の発育が不十分で、大腿骨頭《こつとう》を覆う面積が少なくなっている状態です。そのため、関節軟骨の狭い範囲に体重が集中してしまい、関節軟骨がすり減ってしまうのです。

一方、股関節の構造的な問題がなくても、長年にわたる股関節への負担の積み重ねで、加齢とともに関節軟骨がすり減りやすくなることもあります。

歩き始めの痛みから、やがて歩行障害に

変形性股関節症になると、脚の付け根から太ももにかけて痛みがあらわれてきます。ただし、最初から強い痛みがあるわけではありません。

初期の段階では、歩き始めの痛み、股関節の違和感が特徴的な症状です。次第に関節軟骨のすり減りが進み、寛骨臼と大腿骨頭が直接ぶつかるようになると、痛みが強くなり、痛みが続く時間も徐々に長くなっていきます。

そうなると、痛みの不安から股関節を動かそうとしなくなり、股関節の可動域が狭くなっていきます。さらには、さまざまな歩行障害があらわれて、日常生活に支障をきたすようになります。

早めの受診で股関節の状態を知る

歩き始めに股関節に痛みを感じ

※「変形性股関節症診療ガイドライン2016　改訂第2版」

変形性股関節症のおもな症状

初期

- 歩き始めに痛む
- 最初の一歩が出にくい
- 長く歩いたあとに脚の付け根が重だるい

など

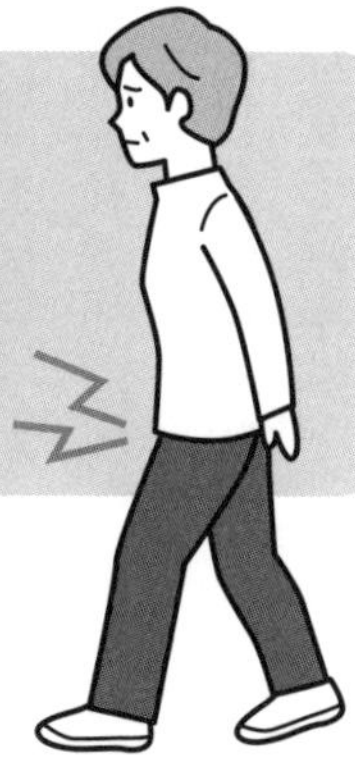

進行すると

- 痛みを感じる時間が長くなる
- 安静にしているときや寝ているときにも痛みが起こる
- 股関節の動きが悪くなる
- 歩幅が狭くなる
- 歩き方がおかしい（痛みがある脚をひきずって歩くなど）

など

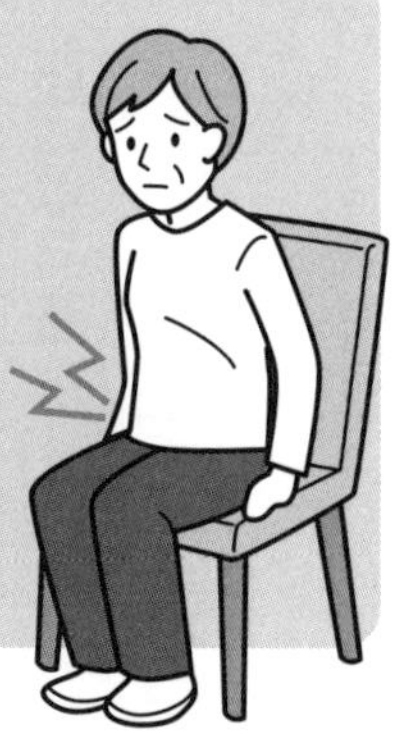

ポイント

- 変形性股関節症の多くが、股関節の構造の異常が原因
- 歩き始めの痛み、股関節の違和感が特徴的な初期症状

たり、歩き方がおかしいと指摘されたりした場合は、できるだけ早く整形外科を受診してください。変形性股関節症の予防・治療は、自分の股関節の状態を知っておくことから始まります。

問診で症状や痛みの程度、既往病などの聞き取りが行われます。さらに、姿勢や歩き方を調べる視診、医師が股関節を動かしたり、痛みがある部位を触って確認する触診が行われます。

画像検査ではＸ線検査を行い、股関節の状態を確認します。Ｘ線検査からは、寛骨臼形成不全かどうか、骨盤と大腿骨の関節のすき間の状態など、さまざまな情報が得られます。

さらに詳しく調べる場合は、ＣＴやＭＲＩを使うこともあります。

ここが聞きたい!

Q&A

「変形性股関節症」の症状と診断

Q160 変形性股関節症になりやすい人は?

A 変形性股関節症は、日本人では女性に多くみられます。これは、変形性股関節症の原因としてもっとも多い寛《かん》骨《こつ》臼《きゅう》形成不全が女性に多くみられるためと考えられます。

変形性股関節症の発症年齢は、平均40～50歳代です。

Q161 変形性股関節症が発症する確率は?

A 体重の負担がかかる関節には、股関節やひざ関節があります。どちらも関節軟骨のすり減りによって、痛みや炎症を起こします。

X線検査による診断では、変形性股関節症の患者数は、日本の人口の約４％（約５００万人）と推定されています。変形性ひざ関節症よりもはるかに少ない患者数です。しかし、変形性股関節症は、ひざ関節症よりも痛みが強く、進行すると手術を必要とするケースが多くなります。

Q162 寛骨臼形成不全以外にも原因はある?

A 股関節の構造的な問題がない場合でも、長年にわたる股関節への負担が原因で変型性股関節症を発症することがあります。体重が重い人や重い荷物を持つ職業の人は、発症するリスクが高いと考えられています。

Q163 変形性股関節症は遺伝する?

A 変形性股関節症の発症に、遺伝的要因が関係していることがわかっています。家族の中に、これまで股関節の病気にかかったことがある人がいる場合は、股関節に痛みや違和感があったら、早めに整形外科を受診することをおすすめします。

Q164 肥満やスポーツが原因で発症することはある?

A 欧米では肥満や、アスリートレベルの激しいスポーツが変形性股関節症の危険因子とされています。しかし、日本人では、これらと変形性股関節症の発症の関係については、まだ明らかではありません。

ただし、生まれつき変形性股関節症になりやすい股関節の構造をしている人は、肥満や激しいスポーツが股関節への負担となり、発症につながることがあります。

Q165 股関節の痛みがあれば変形性股関節症？

A 股関節に痛みが起こる病気には、変形性股関節症のほかにも、関節唇《かんせつしん》損傷や大腿骨頭壊死《こっとうえし》症（228ページ）などの病気があります。

また、関節リウマチなど、股関節以外の病気が隠れていることもあります。

痛みなどの症状があったら、早めに整形外科を受診して、痛みの原因を突き止めましょう。

Q166 休むと痛みがおさまるなら問題ない？

A 変形性股関節症の初期の痛みは、動き始めなど動作を起こしたときのみあらわれます。それ以外のときの症状はありませんが、それを繰り返すうちに痛みが強くなったり、長引くようになります。痛みをがまんしないで、整形外科を早めに受診し、症状を進行させないための治療を受けることをおすすめします。

Q167 靴下が脱ぎづらい。股関節と関係ある？

A 変形性股関節症が進行すると、股関節を曲げたときや内側にひねったとき、外側に開いたときなどに痛みがとくに起こりやすくなります。そうした痛みを避けるために、さらに関節を動かさなくなり、筋肉が硬くなったり、筋力が低下して股関節の動きが悪くなります。

具体的には、靴下を履いたり脱いだりする動作や、床にしゃがんだりかがんだりする動作がしにくくなります。

Q168 歩き方が変わったと言われるが関係ある？

A 変形性股関節症が進行すると、さまざまな歩行障害が起こります。

たとえば、痛みのあるほうの脚

変形性股関節症によって起こる歩行障害

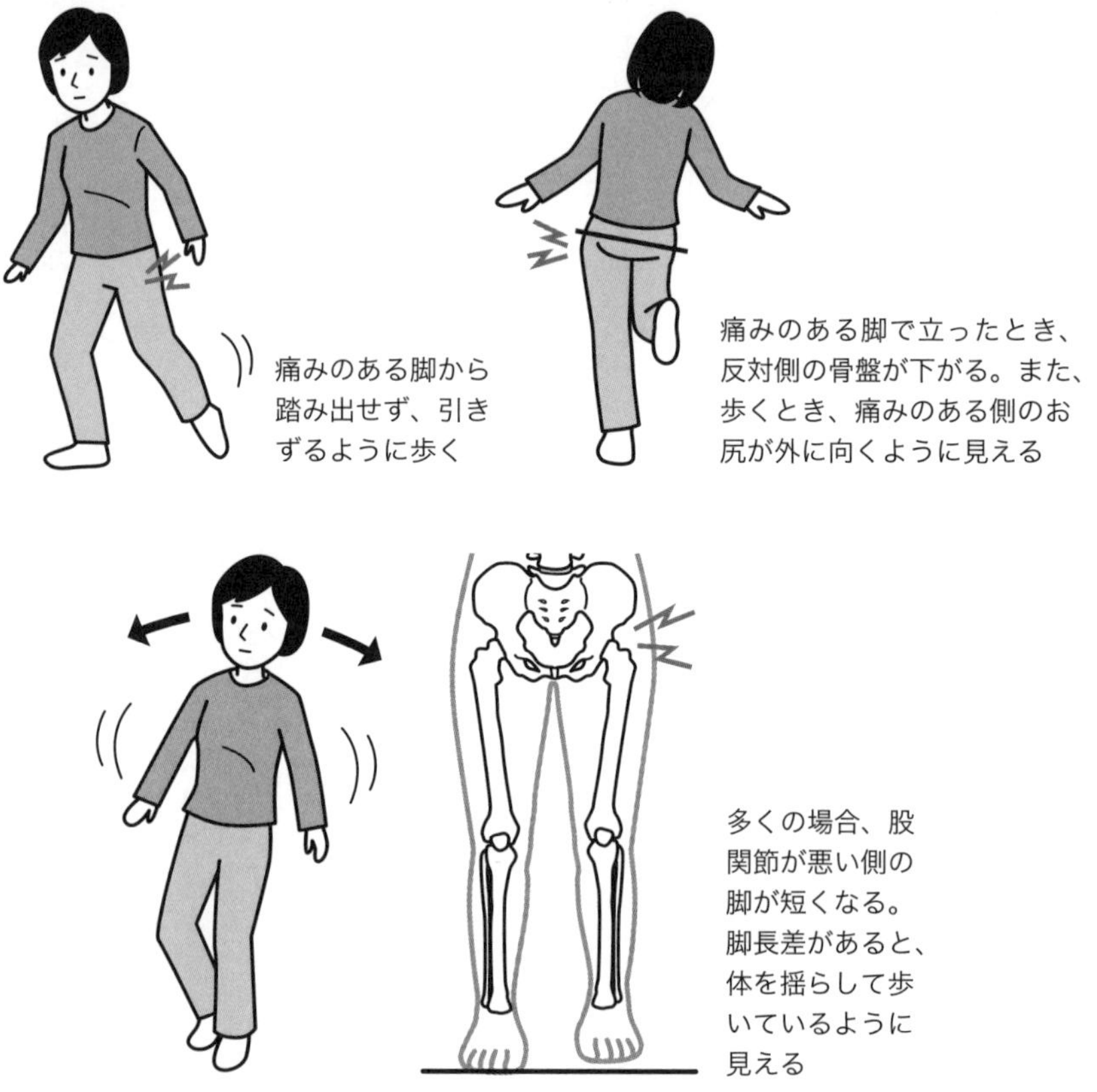

から踏み出せなくなるため、反対側の脚を軸にして、引きずるような歩き方になります。

また、左右の脚の長さに差が生じることがあります。これを脚長差といい、そのために体を左右に揺らしながら歩くようになったりします。

そのほかにも、患部の脚側で立ったときに、反対側の骨盤が下がってしまうことがあります。これをトレンデレンブルグ歩行といいます。中殿筋というお尻の筋肉が弱って、骨盤を並行に保つことができないために起こるもので、寛骨臼形成不全によくみられる歩行障害です。

Q169 変形性股関節症はどのように進行する？

変形性股関節症の進行

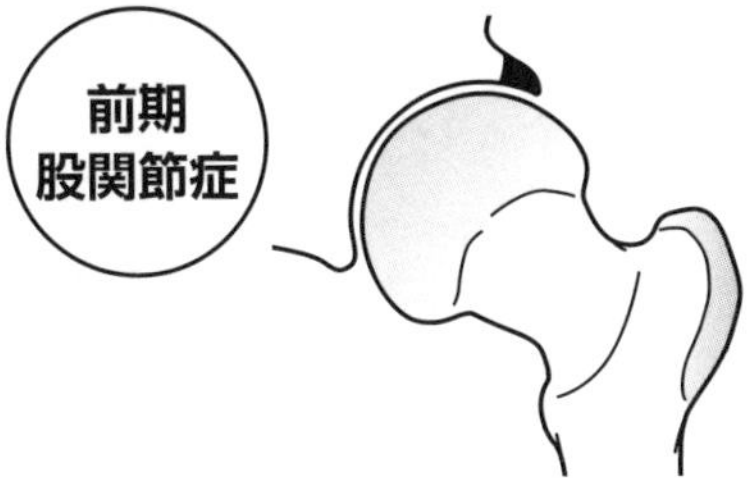

- 寛骨臼形成不全など股関節の形に異常はあるが、関節軟骨は正常
- 痛みはほとんどない

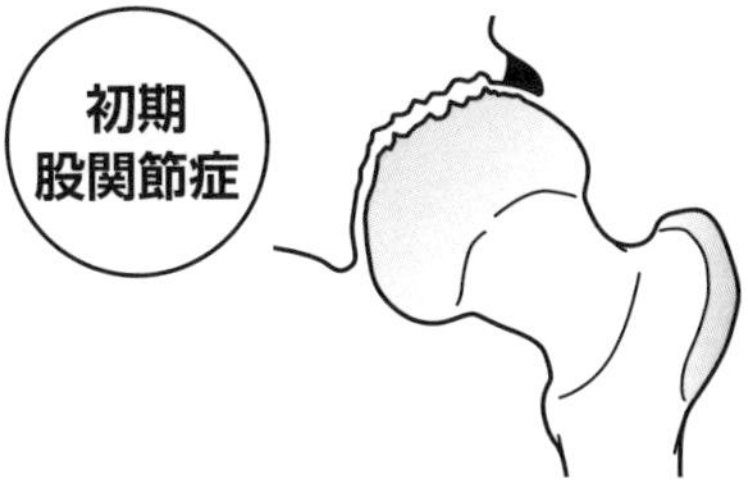

- 股関節のすき間が少し狭くなる。関節軟骨は少しすり減り、凹凸や硬化などが見られる
- 痛みは多少感じる

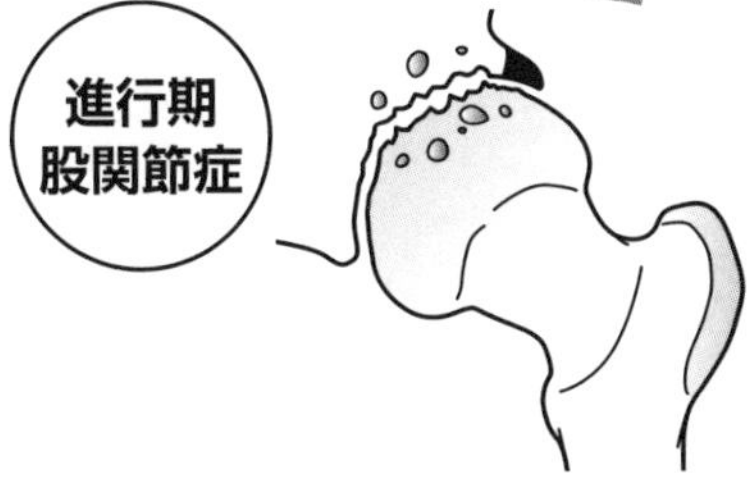

- 股関節のすき間がさらに狭くなる。関節軟骨は著しくすり減り、骨棘が生じる。大腿骨頭や寛骨臼にのう胞※ができる
- 強い痛みがある

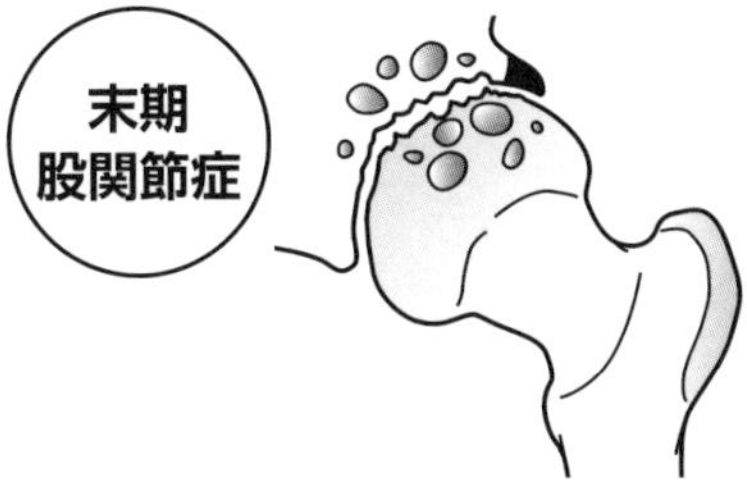

- 関節軟骨がほぼ消失し、股関節のすき間がなくなる。のう胞や骨棘が大きくなる
- 強い痛みで日常生活に支障が出る

A 変形性股関節症の進行は、股関節の変形の程度で4段階に分けられます。股関節の変形はX線検査で確認でき、その診断や治療方針の検討に用いられます。

「前期股関節症」は、股関節の形に異常がありますが、軟骨はすり減っていない状態です。痛みは軽度です。

「初期股関節症」になると、軟骨が少しすり減ってきて、痛みが強くなってきます。

「進行期股関節症」になると、軟骨はかなりすり減り、骨の一部がぶつかって強い痛みが起こります。

「末期股関節症」まで進むと、軟骨はほとんどなくなり、寛骨臼と大腿骨頭が直接ぶつかって強い痛みが生じます。日常生活にも大きな支障が出てきます。

※のう胞：袋状で中に液体がたまったもの

「変形性股関節症」の日常生活の工夫

室内での工夫

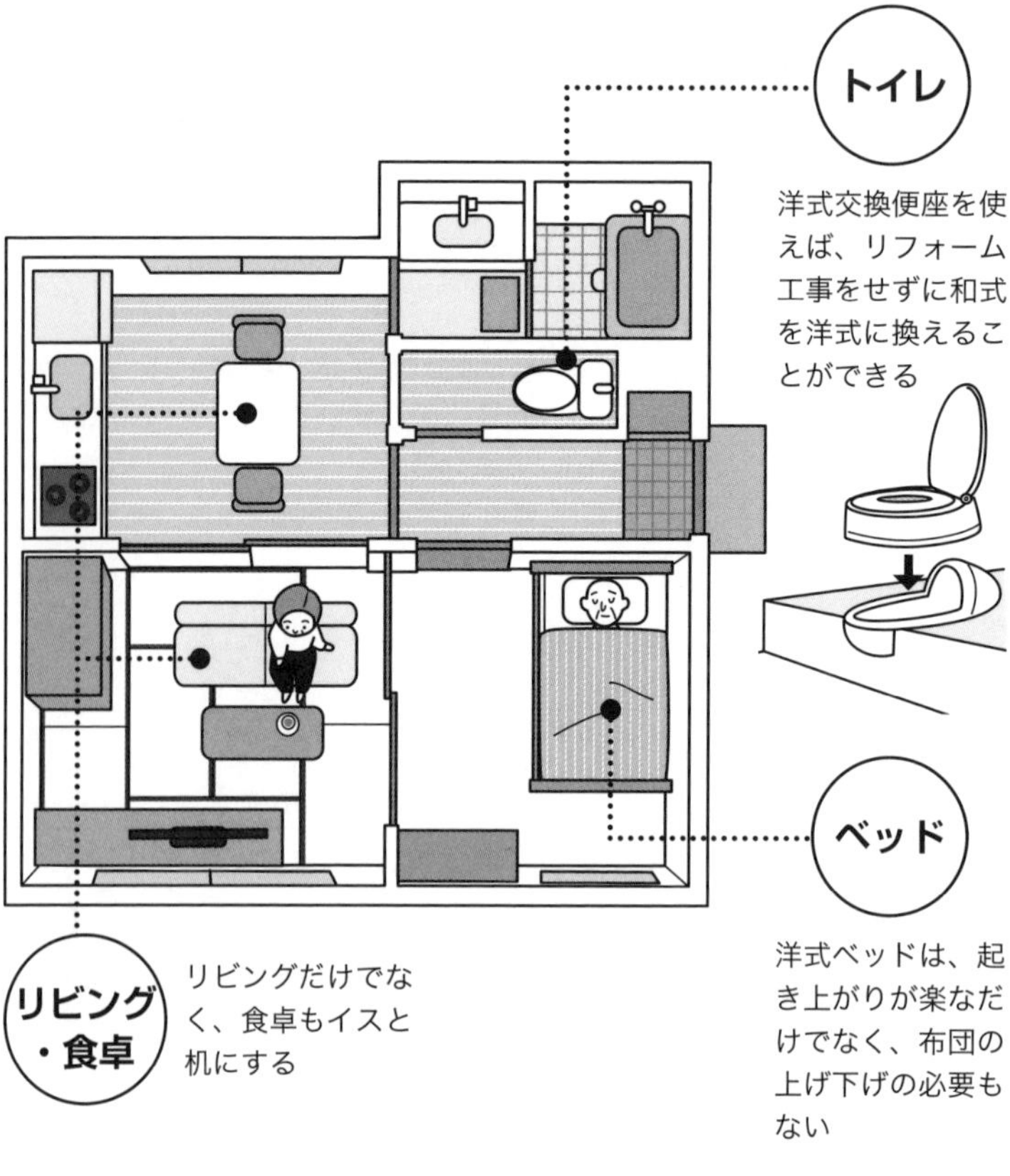

生活様式を見直して股関節の負担を減らす

しゃがんだり、立ち上がったりする日常生活の動作は、股関節に大きな負担をかけます。変形性股関節症の進行を防ぎ、痛みをやわらげるには、日常生活を見直して、股関節への負担を軽減することが大切です。

和式の生活は、洋式に比べて股関節に負担がかかるため、できるだけ生活スタイルを洋式に切り換えます。

和式トイレの場合は、洋式トイレに改造するか、または、和式便器にかぶせるだけで洋式トイレに

ポイント

- 生活スタイルを洋式にして、股関節への負担を減らす
- 外出時は、カートや杖を使って無理のない範囲で行動する

外出時の工夫

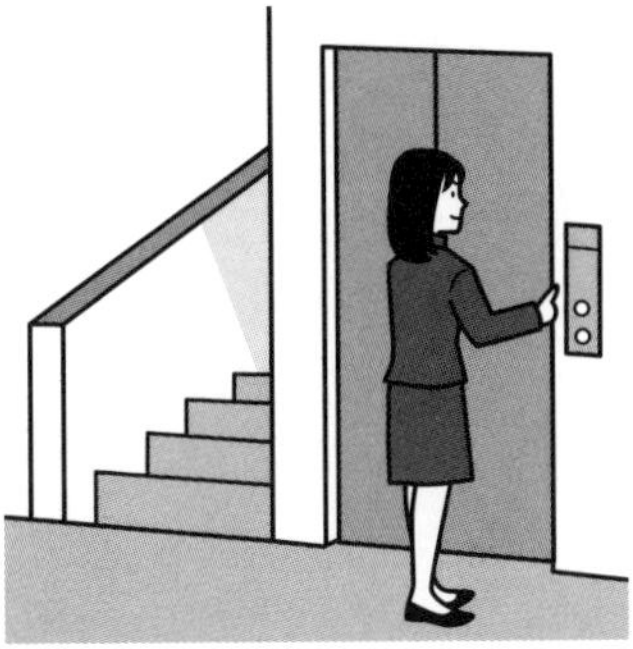

階段をできるだけ避けて、エレベーターやエスカレーターなどを利用する

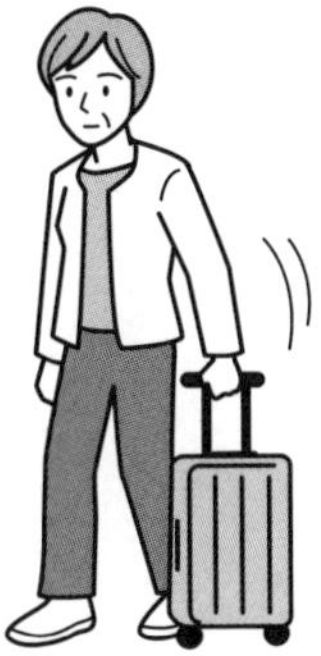

重い荷物を持つときはカートを利用する

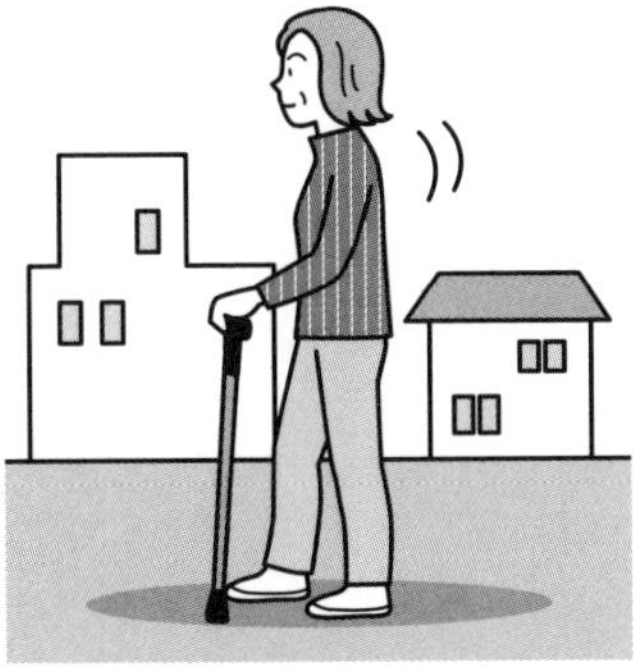

杖を使って、自分の歩幅でゆっくりと歩く

変換できる便座を利用するとよいでしょう。

畳の上などに布団で寝ている場合は、ベッドを使うようにします。正座など畳の上に座る姿勢は、股関節に大きな負担がかかります。畳の生活からイスに座る生活に変えます。

杖やカートを利用して外出先でも工夫

外出時での股関節の負担を減らす工夫も必要です。できるだけ股関節に負担がかからない靴を選びます（140ページ）。

重い荷物を持つときはカートを利用するようにします。また、階段の上り下りもできるだけ避けましょう。痛みが強い場合は、杖を使うと歩きやすくなります。

ここが聞きたい！

Q&A

「変形性股関節症」の日常生活の工夫

Q170 階段の上り下りを楽にする方法は？

A 階段の上り下りは、股関節への負担が大きいため、外出先では、できるだけエスカレーターやエレベーターを使うようにします。

階段しかない場合は、階段を上るときは痛みのない脚から出し、下りるときには痛みのある脚から出すと、股関節への負担が軽減されます。手すりを持ちながら、ゆっくり移動しましょう。自宅の階段にも手すりを設置することをおすすめします。

Q171 長時間歩くときに心がけることは？

A 長い時間歩き続けると、股関節に負担になります。10～20分ほど歩いたら座って休憩するようにしましょう。歩いているときに痛みが生じたら、がまんせずにすぐ休憩してください。歩くスピードも、ゆっくりにします。

変形性股関節症が進行すると、痛みを感じる時間が徐々に長くなり、長く歩くことが難しくなります。痛みが続くことが多くなったら、早めに受診しましょう。

Q172 車の運転で気をつけることは？

A 歩くよりも車で移動するほうが、股関節への負担は軽くすみます。ただし、長時間の運転は、同じ姿勢をとることで股関節への負担が大きくなります。長く運転するときは、こまめに休憩をとりましょう。

とくに長距離運転手などは、股関節に負担がかかりやすい仕事です。痛みが続くときは、無理をしないで、早めに整形外科を受診してください。

Q173 杖を使うことに抵抗がある

A 歩行時に痛みがあるにもかかわらず、「杖をついている姿を見られたくない」と、杖の使用に二の足を踏む人もいます。そのような方は、折り畳みの杖などを

杖の選び方・歩き方

杖の長さの合わせ方

杖は痛みのないほうの脚側の手で持つ

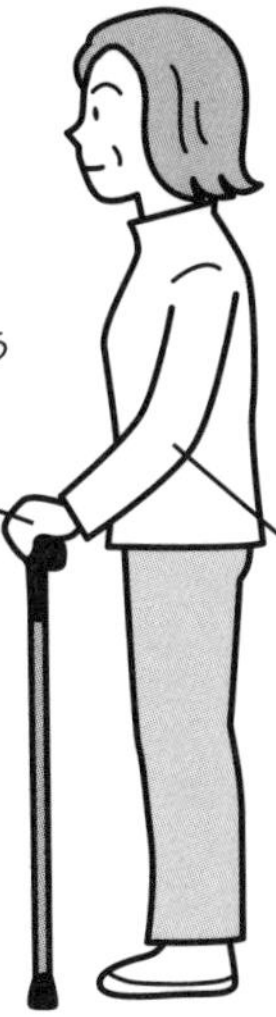

ひじが30度くらいに曲がる長さがちょうどよい

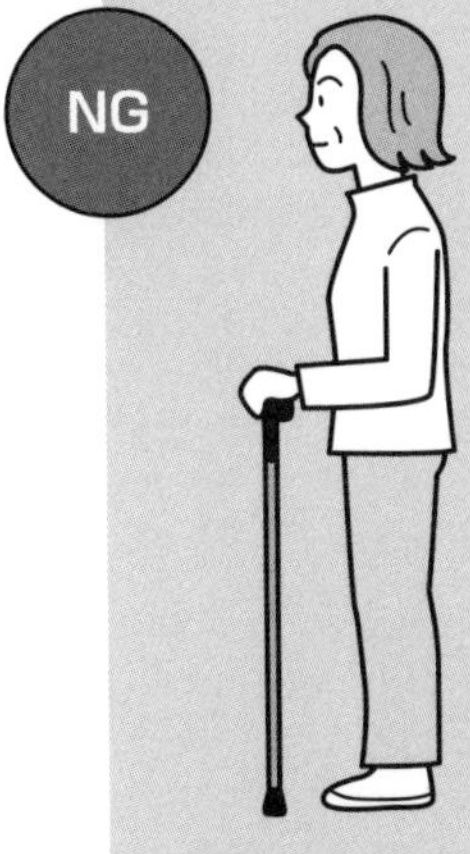

杖が長いと、ひじが曲がりすぎて体重をかける位置が高くなり、不安定になる

杖の持ち方

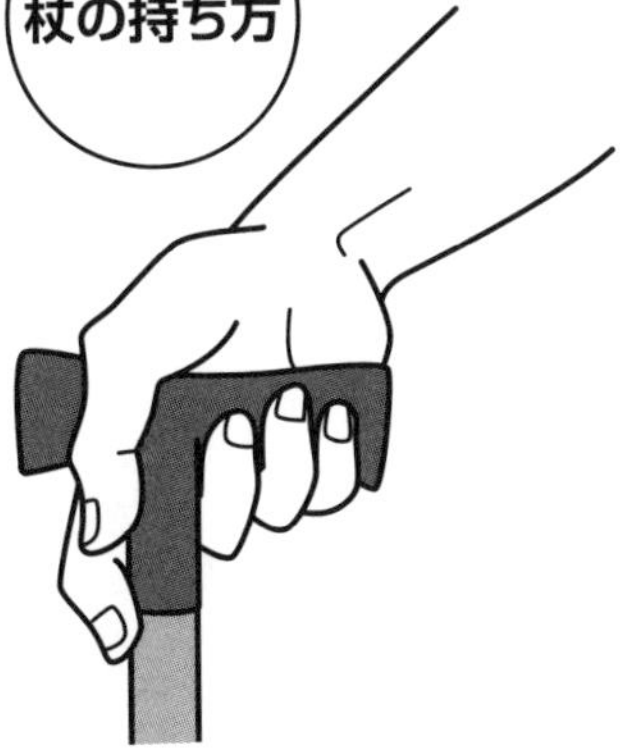

柄の前部分を親指と人差し指で握る

杖を使った歩き方

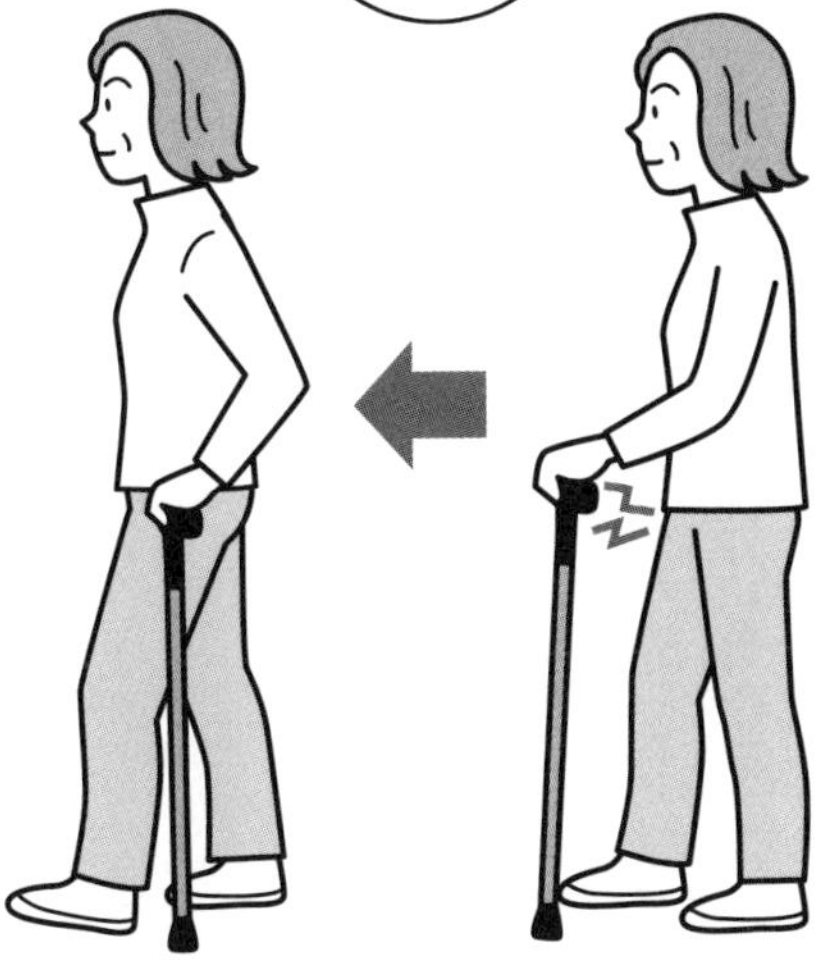

歩き始めるとき、杖を1歩前に出し、同時に痛みのある脚を前に出す

杖をついたまま、痛みのない脚を前に出す

利用してはどうでしょうか。使わないときはリュックなどに入れておくことができます。

　杖は、股関節の負担を軽減することで痛みをやわらげ、外出での活動を後押ししてくれます。いつまでも自分の足で歩くために、積極的に杖を使ってください。

Q174 杖を使って歩くときのコツは？

A　体に合った杖を選ぶことが大切です。杖の長さは、体の横に杖をついたとき、杖を持った腕のひじが少し曲がる程度のものが適しています。
　握る部分も大切です。いろいろな形がありますが、T字形が一般的です。実際に握って安定感があるものを選びましょう。

　杖を使って歩くときは、痛みのない脚側の手に杖を持ちます。まず、杖を前に出し、それと同時に痛みのある脚を前に出します。次に、痛みのない脚を前に出します。この繰り返しで歩きます。

Q175 靴選びで気をつけることは？

A　歩くときに脚を地面に着地させただけでも、股関節に衝撃が伝わります。それを防ぐためにも、靴底は適度な厚みがあり、クッション性のあるものを選びます。また、足をしっかり包み込むタイプだと安定した歩行ができます。
　ヒールの高い靴は、つま先に体重がかかりやすく、姿勢がくずれて股関節に大きな負担をかけます。ヒールの高い靴は履かないようにしましょう。

　脚長差のある人は、中敷きを使って脚の長さがそろうように補正すると、股関節への負担が軽減します。

Q176 家事をするときの工夫は？

A　台所仕事は、ずっと立ったままの作業が多く、股関節に負担がかかります。調理台での作業が無理なく行える高さのイスを使用して、なるべく座って作業ができる環境にしましょう。
　かがんだり、しゃがみ込む動作は、とくに股関節に負担をかけます。床拭きは、長い柄がついた掃除シートやモップなど、立ったまま行える掃除道具を使うようにするとよいでしょう。

Q177 入浴中の安全を確保するには？

A 浴槽を出入りするとき、股関節を大きく曲げる必要があります。

浴槽が深くてまたぎにくい場合は、背の高いイスやバスボードに腰をかけてから浴槽に入るようにすると、股関節の負担が軽くてすみます。

体を洗うときは、立ったままだと股関節に負担がかかるうえ、バランスを崩して倒れる危険があるので、必ずシャワーチェアに座って体を洗うようにします。

浴室に手すりをつけるとより安全です。

入浴時の工夫

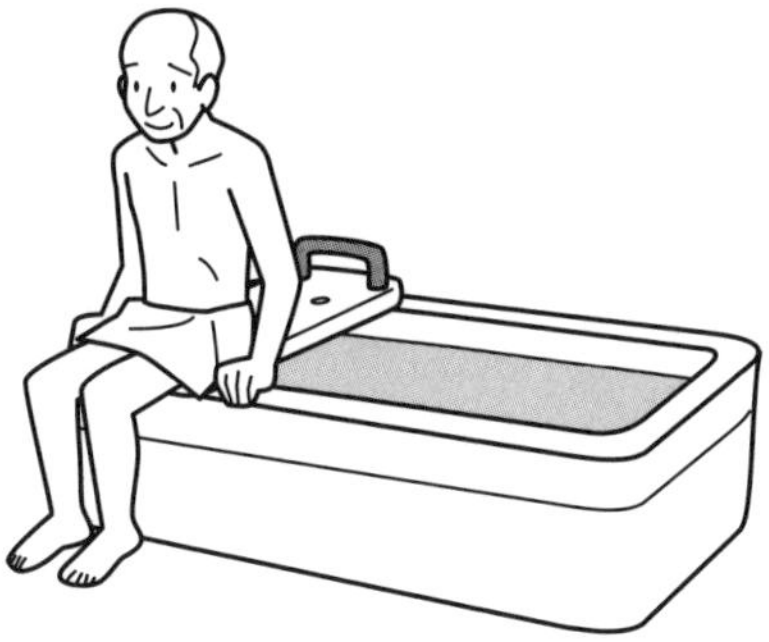

少し高めのシャワーチェアやバスボードに座ってから浴槽に入ると、浴槽の出入りが楽になる

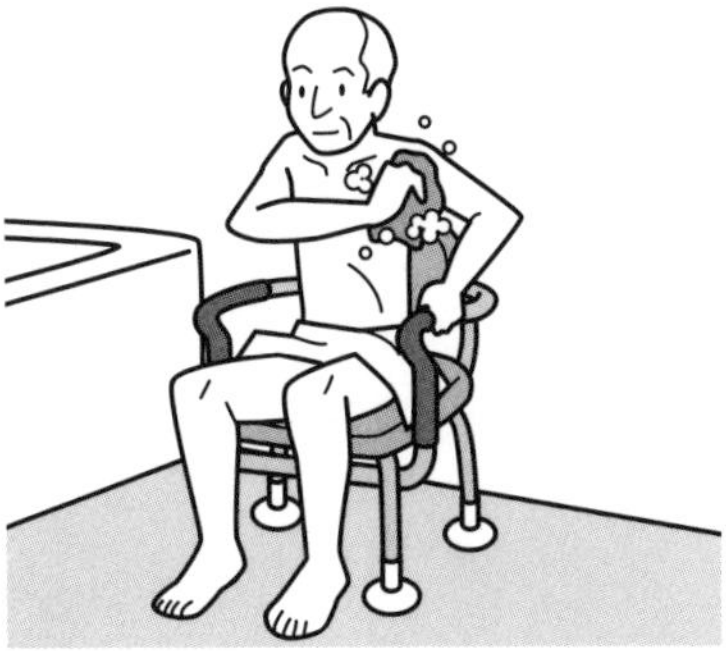

体を洗うときは、シャワーチェアに座る。低いイスだと股関節の曲がりが大きくなるので避ける

Q178 肥満は股関節に悪影響を及ぼす？

A 股関節の形に異常がなくても、肥満に伴って股関節が変形することがあります。食事や運動に気をつけて、適正体重の維持を心がけてください。一方、極端な減量は低栄養を招き、骨を弱くするので要注意です。

栄養バランスのとれた適量の食事が理想です。

「変形性股関節症」の運動療法

運動療法で生活の質の維持・改善を図る

運動療法は、痛みをやわらげるだけでなく、股関節を動かすために必要な筋肉を維持する効果があります。

進行して痛みが続くようになると、股関節を動かさなくなり、股関節のまわりの筋力が低下します。運動療法で股関節の可動域を広げ、まわりの筋肉を鍛えることで、痛みがやわらぎ、生活の質の維持・改善も期待できます。

また、運動によって爽快感や達成感を味わうことができ、気分転換などにもなります。

股関節に負担をかけず筋肉を鍛える

運動療法にはいろいろな種類がありますが、股関節への負担が少なく、筋肉を鍛えるのにもっとも理想的な運動は水中ウォーキングです。水の浮力と抵抗によって体重の負荷が小さくなるため、無理なく運動を行うことができます。

水中での運動は、水中ウォーキングのみでなく、体操やダンスなど、さまざまな水中プログラムがあります。筋肉を鍛えるだけでなく、肥満の軽減や心肺機能の向上も期待できます。

固定式自転車をこぐのも、水中ウォーキングと同様、股関節への負荷が少なくてすむ運動です。

これらの運動ができる環境にない場合は、痛みがない範囲でウォーキングすることをおすすめします。ただし、長時間のウォーキングは、痛みを増強させるので避けてください。

また、手軽な運動として、自宅で行えるストレッチや筋トレを148ページに紹介しています。自分の股関節の状態に合わせて行うとより効果的です。

どのような運動療法も、続けることが大切です。決して無理をせず、自分のペースで続けていきましょう。

ポイント

・股関節の負担が少ない運動療法を選ぶ
・無理をせず、痛みが出たらすぐにやめる

股関節の筋肉を鍛える運動

水中運動

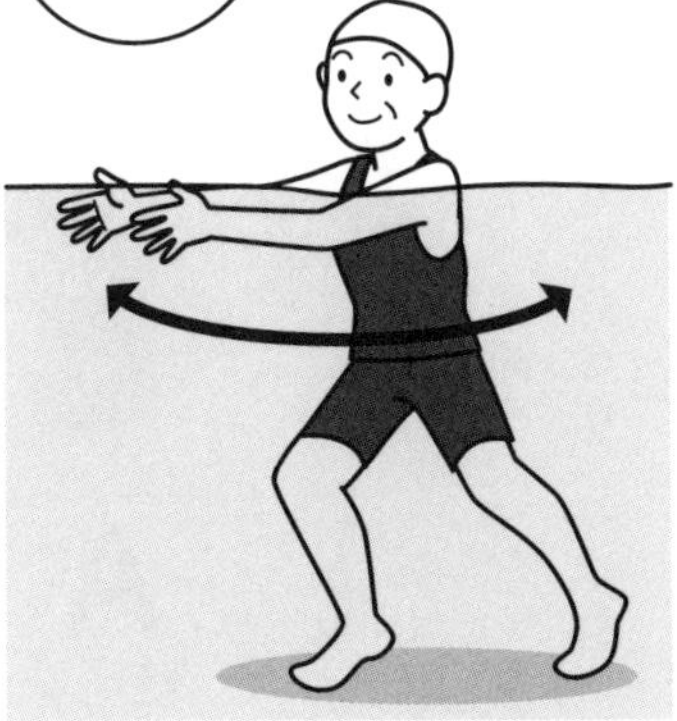

負担をかけずに股関節を動かすことで血流を改善し、痛みの軽減、筋力アップを図る

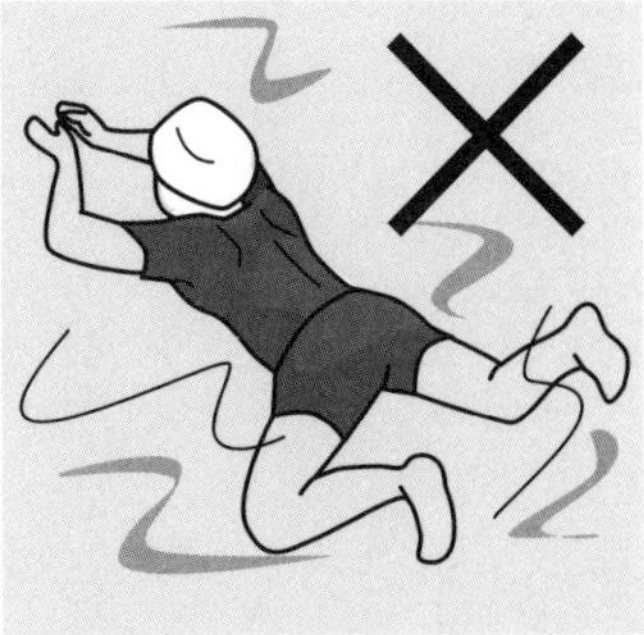

平泳ぎは股関節に負担がかかるため避ける

固定式自転車

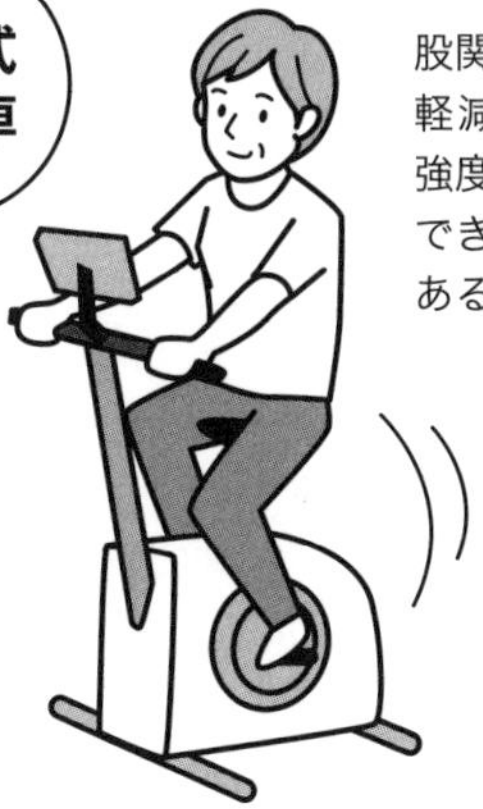

股関節への負担を軽減できる運動。強度を自由に設定できるメリットもある

ストレッチ

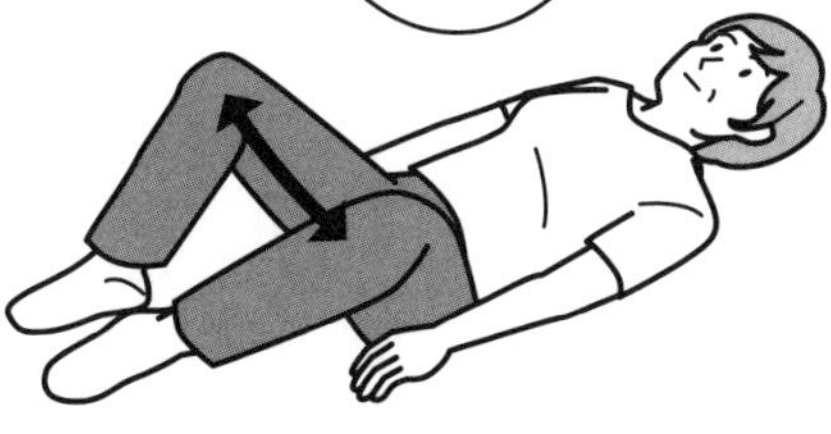

股関節の柔軟性を高めて可動域を広げる

筋トレ

股関節のまわりの筋肉だけでなく、体を支える筋肉もあわせて鍛える

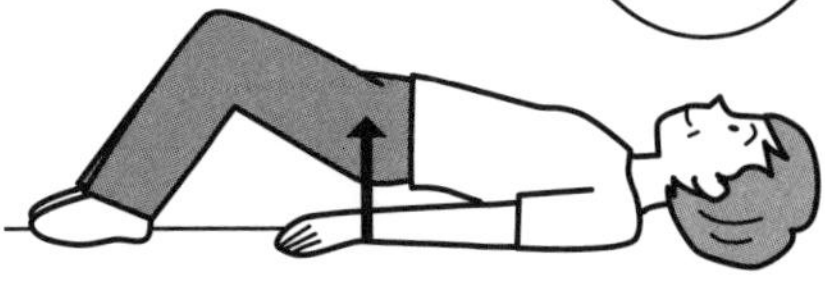

ここが聞きたい！

Q&A

「変形性股関節症」の運動療法

Q179 早くから運動療法を始めたほうがいい？

A 初期段階であれば、関節の変形が小さく、痛みもあまり感じない時期です。しかし、症状が進行してしまうと、痛みが強くなり、痛みがおさまるまでの期間も少しずつ長くなります。こうなると、十分な運動療法ができなくなります。

病気の進行を抑えて、いつまでも自分の足で歩くために、早い段階から運動療法を始めたほうがいいでしょう。

Q180 水中運動を行うときに注意すべき点は？

A 水の中は浮力があるため、陸上よりも楽に体を動かすことができます。いつもは小股でしか歩けない人が、水中では股関節を無理なく広げることができるなど、水中運動ならではのメリットがあります。

ただし、体への負担が少ないぶん、やりすぎてしまう人もいます。無理のない範囲で続けることが大切です。

水中に長くいると、運動をしていても体が冷えてしまいます。休憩するときは、プールから上がってタオルを体にかけるなどして休むようにします。

Q181 どの筋肉を意識してストレッチするとよい？

A 変形性股関節症が進行すると、痛みや変形などから、股関節の可動域が狭くなっていきます。とくに、脚を引き上げる動作がしにくくなったり（屈曲）、脚を内側に動かしにくくなったり（内転）します。

ストレッチは、硬くなった筋肉を徐々に伸ばして、股関節の可動域を広げる効果があります。

脚を広げる動作では、お尻の筋肉（中殿筋・小殿筋）が使われます。脚を上げたり、内側に動かしたりする動作では、股関節の前面にある筋肉（腸腰筋）や、太ももの内側の筋肉（内転筋）、太ももの裏側の筋肉（ハムストリングス）

変形性股関節症でしづらくなる動作

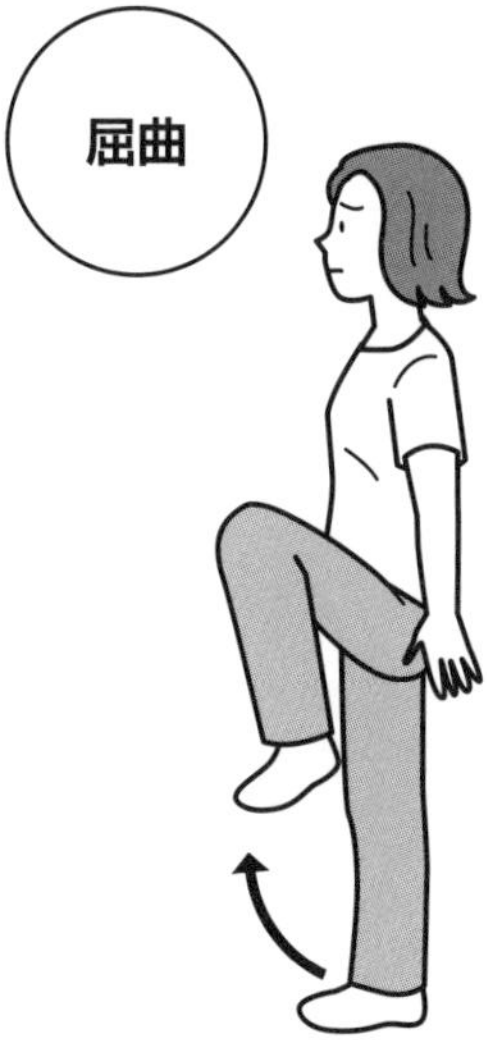

脚を引き上げる動きがしにくくなる。階段の上り下りが困難になるのはこのため

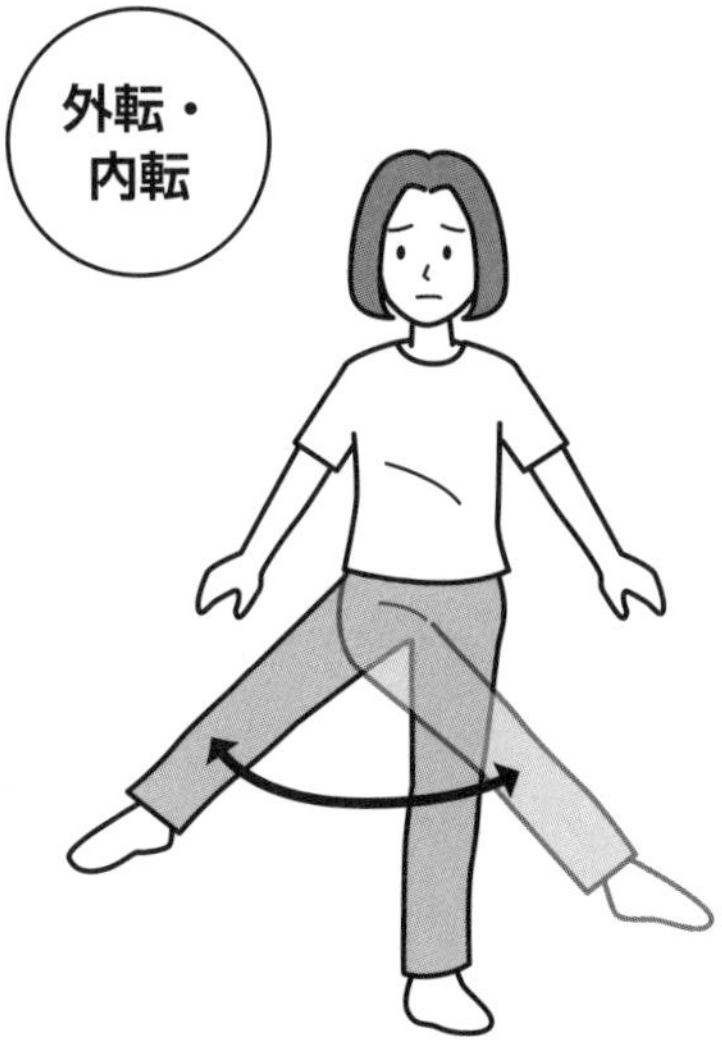

脚を外側に開く（外転）、脚を内側に動かす（内転）がしにくくなる。動かさないでいると、筋肉が硬くなりやすい

このほかにも、脚を前後に伸ばす動きや、脚を外側にひねる、内側にひねるなどの動作も制限されることがある

などが使われます。ストレッチでこれらの筋肉の柔軟性を高めて、股関節の可動域を広げたり、脚を伸ばしやすくすると効果的です。

Q182 効果的な筋トレとは？

A 筋トレでは、股関節の周囲の筋肉だけでなく、脚全体や体幹も鍛えます。変形性股関節症の筋トレは、関節を動かしながら筋肉を収縮させる運動（等張性運動）よりも、関節を動かさないで筋肉を収縮させる運動（等尺性運動）のほうが適しています。

ひざにゴムバンドをつけた状態で開脚し、7〜8秒間静止するという筋トレや、イスに座って太ももにクッションなどを挟み、両脚でクッションを5秒間ほど強く押

ウォーキング以外のおすすめの運動

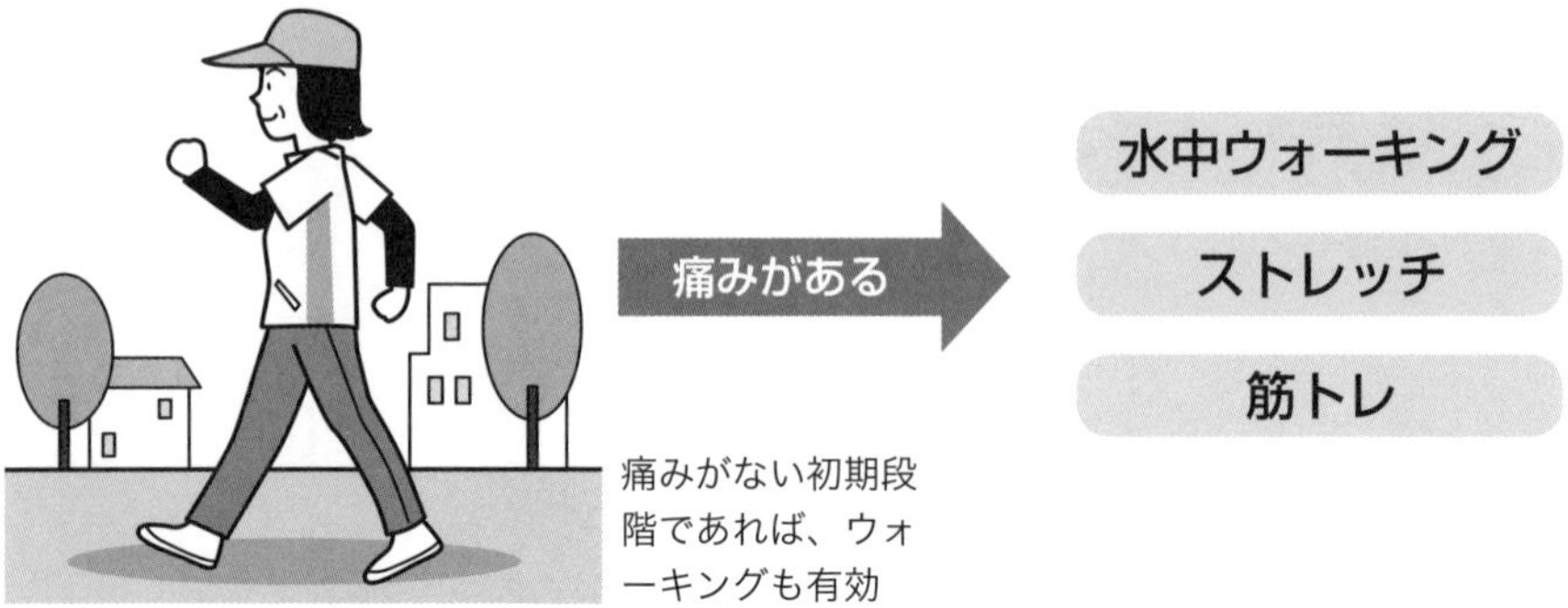

すという筋トレが有効です。

Q183 運動のしかたがわからないときは？

A 医師や理学療法士に相談すれば、運動のしかたや効果をチェックしてくれるはずです。間違った姿勢や方法で運動を続けても、思ったような効果が得られないこともあります。遠慮せずに、相談してみるとよいでしょう。

Q184 ウォーキングをしても大丈夫？

A ウォーキングは、筋肉の維持や心肺機能の改善などの効果があります。しかし、ウォーキングをして痛みが生じる場合は、症状を悪化させてしまうため、無理に行わないようにしてください。

痛みがある場合は、負担の少ない水中ウォーキングに切り換えるとよいでしょう。また、自宅でストレッチや筋トレを行うときは、横になって行う体操や、イスに座って行う体操など、股関節に負担がかかりにくい方法で運動を行うようにしましょう。

Q185 運動を控えたほうがよい場合は？

A 運動中に股関節や脚などに痛みが生じた場合は、ただちに運動を中止します。また、翌日まで疲れが残ったり、筋肉痛がある場合も、オーバーワークの可能性があります。

痛みをがまんして運動をしても、効果が得られないどころか、股関節の炎症を招く危険があります。

運動をしてはいけない場合

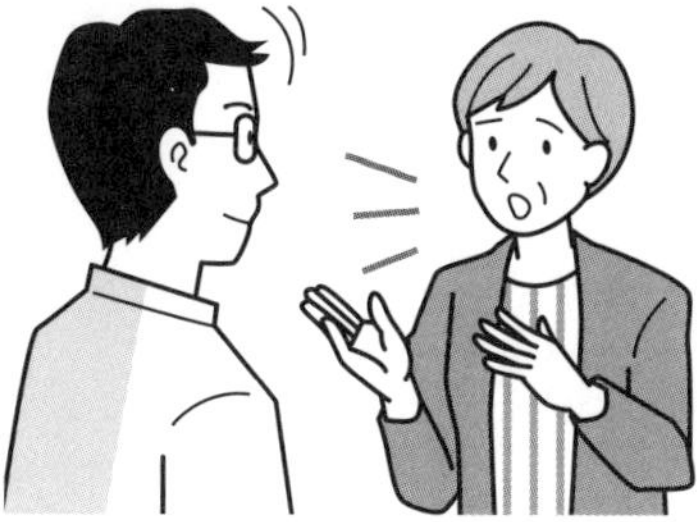

- 体調がよくない
- 股関節や脚に痛みがある
- 運動中に痛みがあらわれた
- 前日の運動の疲れや筋肉痛が残っている

運動を途中で切り上げる勇気も必要です。

Q186 高血圧などの持病があっても大丈夫？

A 高血圧や糖尿病など、股関節以外に持病がある人は、運動することで思わぬ合併症を起こすことがあります。運動療法を始める前に、医師に必ず相談してください。

Q187 運動療法の効果を高める方法などはある？

A 医療機関のリハビリテーションセンターなどでは、運動療法を行う前に、ホットパックなどで患部を温める方法を取り入れています。温熱療法は、血流を改善して痛みをやわらげる効果があります。自宅で行う場合には、入浴して体を温めてからストレッチや筋トレを行うと、同様の効果が得られます。

Q188 運動療法をしても効果がみられない

A 運動療法は効果を実感するまでに時間がかかります。まずは、無理のない範囲で続けることが大切です。

ただし、運動療法を行っても痛みが続いたり、日に日に痛みが強くなるような場合は、症状が進行している可能性もあります。

薬物療法で痛みをやわらげる方法もありますが、場合によっては、手術を検討することもあります。医師とよく相談し、治療を選択してください。

「股関節痛」改善体操

股関節の柔軟性を高めて、可動域を広げる運動です。体に力を入れずに、リラックスして行いましょう。回数は無理のない範囲で。

おもな目安

1日：10回程度

股関節の筋肉を伸ばす

内もものストレッチ

手を使って、ひざの内側から軽く広げてもよい

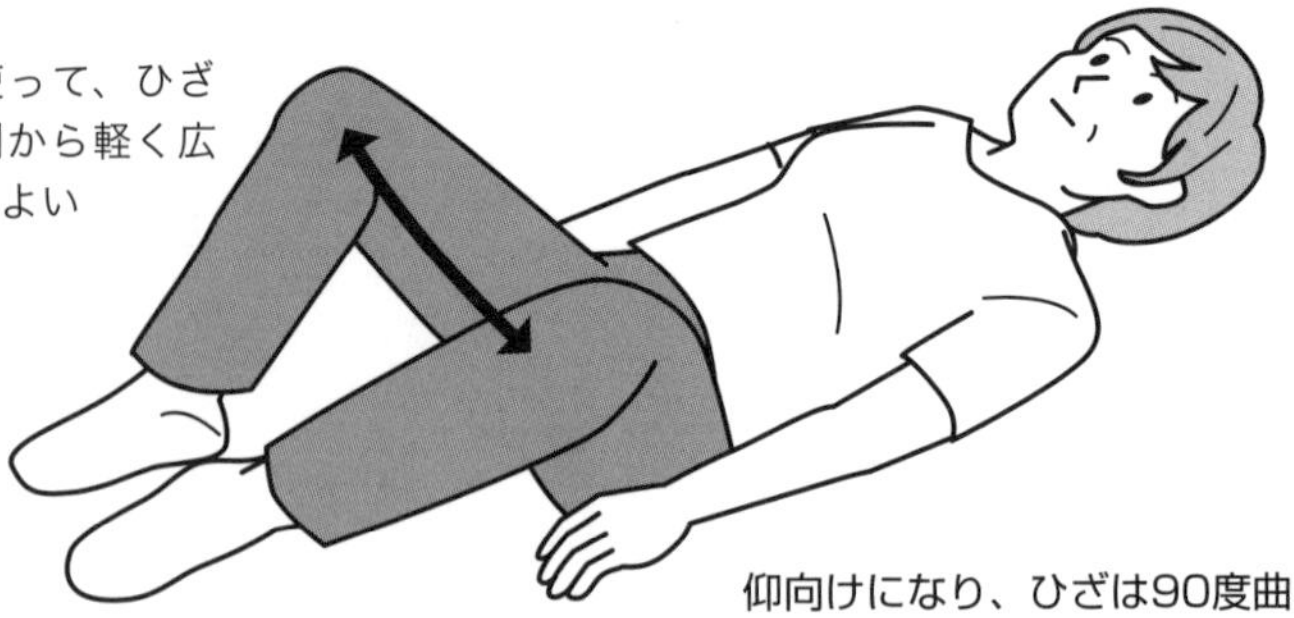

仰向けになり、ひざは90度曲げる。左右のひざを外側にゆっくりと広げる。できるところまで広げたら、7～8秒間止めて、ゆっくり閉じる。これを繰り返す

お尻から太もものストレッチ

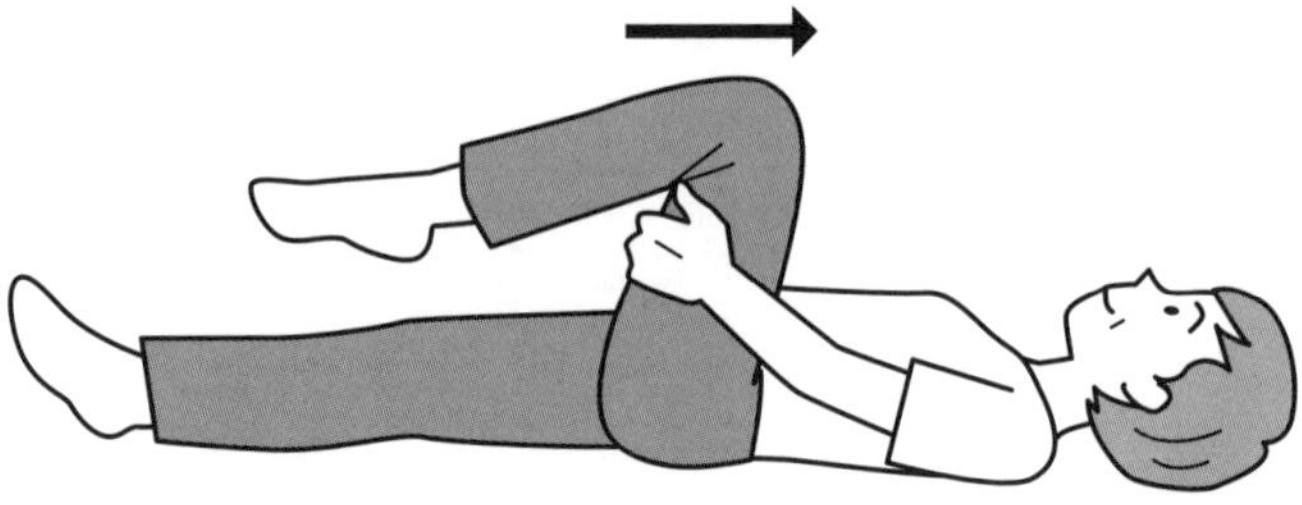

仰向けになる。両手でももの後ろ側を抱えて、ひざを体に引き寄せる。7～8秒間止めて、ゆっくり戻す。反対側も行う

股関節の筋肉を鍛える

ゴムバンドを使った筋トレ

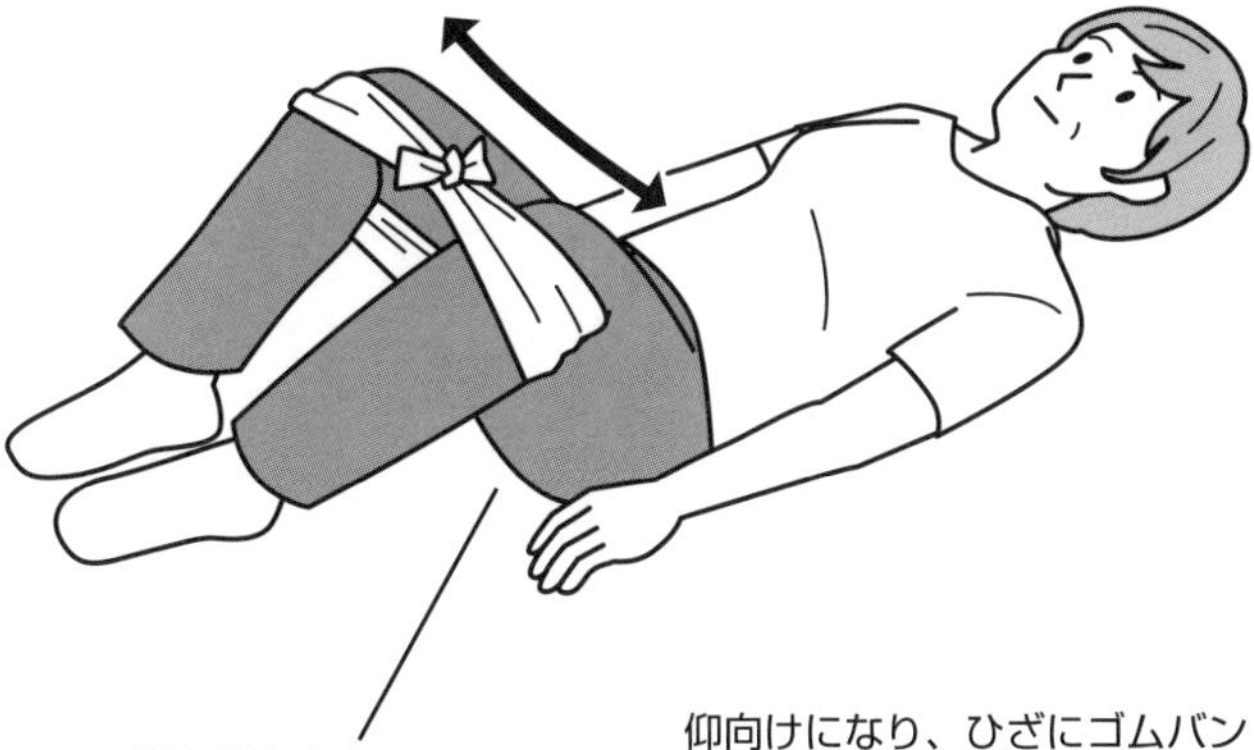

仰向けになり、ひざにゴムバンドをまく。左右のひざをゆっくりと外側に広げる。できるところまで広げたら、7〜8秒間止めて、ゆっくり閉じる。これを繰り返す。ゴムバンドがないときは、ベルトなどを使ってもよい

ひざを伸ばす筋トレ

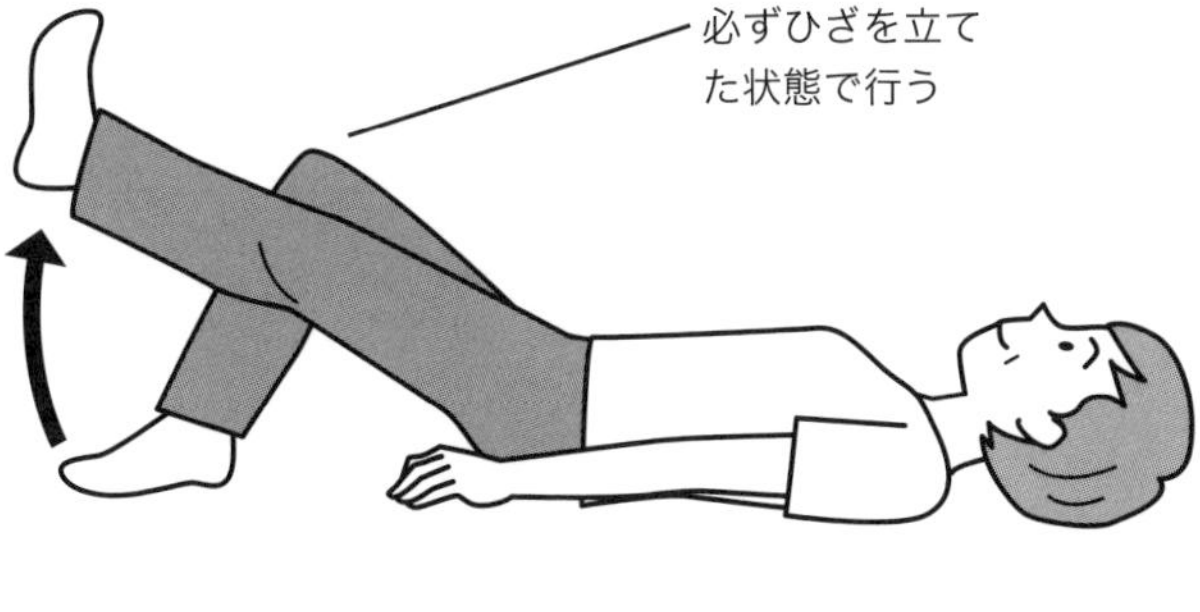

仰向けになり、ゆっくり上げられるところまで脚を上げる。7〜8秒間止めて、元に戻す。これを繰り返す

「変形性股関節症」の薬物療法

薬を使って一時的に痛みをとり除く

変形性股関節症の薬物療法は、あくまでも一時的に炎症をおさえて、痛みをとり除くための治療法です。

もっともよく使われる薬は、のみ薬の「非ステロイド性抗炎症薬（ＮＳＡＩＤｓ）」です。そのほかに、のみ薬の「アセトアミノフェン」を使うこともあります。どちらの薬も痛みをやわらげ、日常生活の動作がしやすくなります。また、解熱鎮痛薬として市販されています。

これらの薬を使っても痛みがとれない場合は、弱オピオイドののみ薬を使います。弱オピオイドは、ＮＳＡＩＤｓやアセトアミノフェンよりも強い鎮痛作用を持つ薬です。

長期服用によって副作用が起こりやすくなる

ＮＳＡＩＤｓは、長期にわたって服用すると、胃痛、吐き気、食欲不振、潰瘍などの胃腸障害を起こすことがあります。また、腎障害や肝障害を起こすこともあります。

一方、アセトアミノフェンは胃腸障害や腎障害などの副作用はみられませんが、肝障害への注意が必要です。

弱オピオイドの副作用は、吐き

変形性股関節症のおもな薬

薬の種類	剤形	特徴
非ステロイド性抗炎症薬(NSAIDs)	のみ薬 外用薬 (貼り薬、坐薬)	炎症を抑えて痛みを軽減する。 のみ薬の副作用(胃腸障害、腎障害、肝障害など)に注意
アセトアミノフェン	のみ薬	炎症を抑えて痛みを軽減する。 NSAIDsに比べて副作用は少ない
弱オピオイド	のみ薬	強い鎮痛作用を持つ。 吐き気や便秘などの副作用がある

気や便秘などの消化管障害のほか、眠気やめまいなどの症状があらわれやすくなります。一方、腎臓や肝臓への副作用は少なくなります。

いずれにしても、これらの薬は痛みが強いときに、一時的に使用するものです。

副作用を確認しながら、痛みの改善を図る

一般的には、ＮＳＡＩＤｓあるいはアセトアミノフェンののみ薬から治療を開始します。薬をのんでも十分な効果がみられない場合は、投与量を増やしたり、別の薬に切り換えたりします。

ポイント

- **薬で痛みを一時的にやわらげ、動きやすくする**
- **のみ薬のＮＳＡＩＤｓ、アセトアミノフェンが中心**

効果がある場合は、医師の指示に従って続けます。痛み止めは一時的な使用ではありますが、痛みがなくなったからと自己判断で服用をやめないでください。痛みが再発したり、中断したことによる影響があらわれることがあります。

ＮＳＡＩＤｓの副作用は、とくに高齢者で多くみられます。眠気やめまいは転倒を招くことがあります。気になる症状がある場合は、医師に相談してください。

関節内にステロイドやヒアルロン酸を注入する

一時的に痛みをやわらげて、股関節を動かしやすくする目的で、股関節の関節腔に、ステロイドやヒアルロン酸を注射器で注入する治療法もあります。ただし、ステロイド関節内注入、ヒアルロン酸関節内注入のいずれも、短期的に痛みをやわらげたり、股関節の機能を改善することは認められていますが、長期的な効果についてはわかっていません。

ステロイドの関節内注入は、症状が進行して強い炎症が起きている場合などに使われることがあります。しかし、感染症を起こす可能性があるため、使用は慎重に行われます。

ヒアルロン酸の関節内注入は変形性ひざ関節症ではよく行われていますが、変形性股関節症に対する健康保険は適用されていません。

ここが聞きたい!

Q&A

「変形性股関節症」の薬物療法

Q189 予防のために痛み止めをのみ続けてもよい?

A 変形性股関節症の薬物療法は、一時的に痛みをとり除くものです。

たとえば、これから外出するというときに、念のため痛み止めを服用するのはかまいません。しかし、つねに痛みが起こらないようにしようと、長期にわたって服用するのは厳禁です。副作用など安全性の問題があるので、医師の指示を守って服用してください。

Q190 痛みが続くので、薬の量を増やしてもよい?

A 自己判断でのむ量を変えるのは危険です。薬の作用が増強したり、副作用があらわれる可能性があります。

薬をのんでも痛みが続くときは、医師に必ず相談して処方を見直してもらいましょう。

Q191 処方薬に市販の鎮痛薬を追加してもよい?

A 同じ痛み止めの薬でも、作用機序が異なる場合があります。自己判断で薬を追加するのは危険です。成分の作用が重なることで、思わぬ副作用があらわれることがあります。まずは医師に相談することが大切です。

Q192 胃腸が弱いので、ＮＳＡＩＤｓの副作用が心配

A 薬を処方される前に、医師に胃腸が弱いことをきちんと伝えてください。アセトアミノフェンに変更することもできますし、ＮＳＡＩＤｓと一緒に胃腸を保護する薬を処方してもらうこともできます。

もし、服用後に胃腸障害などの症状があらわれたら、医師に相談して、処方を見直してもらいましょう。

Q193 ＮＳＡＩＤｓの坐薬はどんなときに使う?

A 坐薬は、のみ薬よりも体への吸収速度が早いため、即効性が期待できます。したがって、

薬の副作用を防ぐためのポイント

- もともと胃腸が弱い人や、腎臓などに病気がある人は、事前に医師に伝える
- 市販の痛み止めをのんでいる人は、事前に医師に伝える
- 一度に大量服用するなど、決められた量や回数を超えた服用は危険
- 痛み止めを長期間服用しない。胃腸障害や腎障害などが起こりやすくなる
- 痛み止めをのんでも症状が変わらないときは、早めに医師に相談すること

NSAIDsの坐薬は、痛みが非常に強く、のみ薬では対処できないときに、短期間で使用します。

ただし、坐薬でものみ薬と同様の副作用が起こる可能性があります。胃腸障害などの症状があらわれたら、医師に相談してください。

Q194 股関節に湿布を貼るのは効果がある？

A NSAIDsには、貼り薬（湿布）のタイプもあります。

股関節は、体の奥深い場所にあるため、貼り薬を貼っても痛みをやわらげる効果はあまり期待できません。

胃腸障害などでNSAIDsののみ薬が使えない場合や、股関節周辺の筋肉痛をやわらげるために使うことはあります。

Q195 最初から弱オピオイドを使わないのはなぜ？

A オピオイドは、薬の分類では医療用麻薬に入ります。強力な鎮痛作用がありますが、一方でさまざまな副作用を起こす危険も高くなります。

弱オピオイドは、オピオイドの中でも比較的鎮痛効果が弱いタイプです。それでも、NSAIDsやアセトアミノフェンよりも鎮痛効果が強く、副作用もあらわれやすいとされています。

変形性股関節症は、薬物療法で根本的に治療できるものではありません。一時的な痛みを抑える目的で薬を使うわけなので、鎮痛効果があり、副作用が少ない薬から始めるのが一般的です。

薬物療法の位置づけ

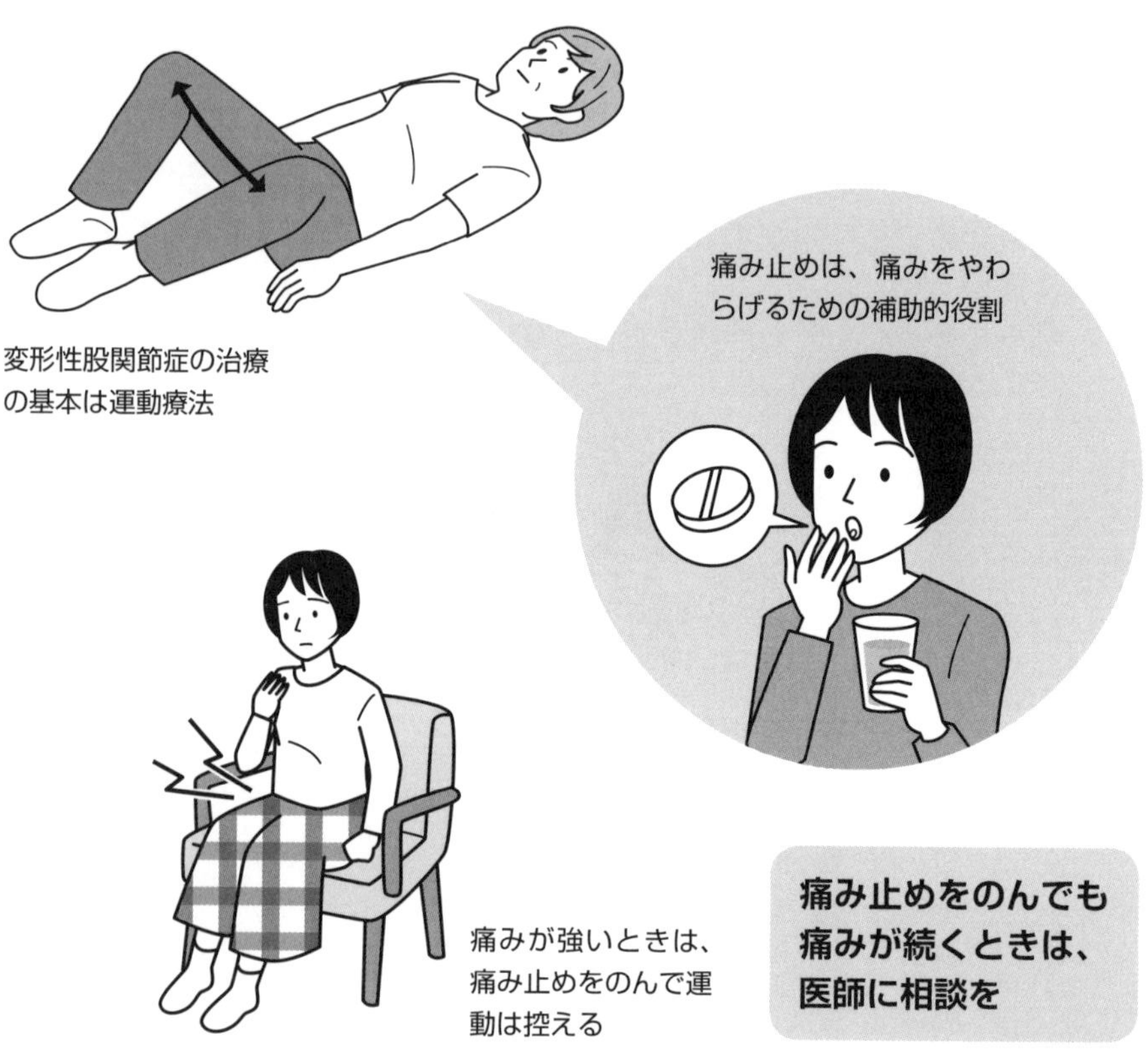

Q196 関節内の注射で治ることはある？

A ステロイドやヒアルロン酸を股関節に注入する治療で、変形性股関節症が完治することはありません。あくまでもほかの薬物療法では痛みが治まらない場合に、一時的な手段として用いるものです。

Q197 サプリメントをのんでいるが効果はある？

A 巷には、コンドロイチン、グルコサミン、コラーゲン、ヒアルロン酸などのサプリメントが数多く存在し、健康食品として常用している人も少なくないと思われます。

変形性ひざ関節症に対する比較

弱オピオイドのおもな副作用と対処法

おもな副作用	対処法
便秘	・便をやわらかくする薬や腸の動きをよくする薬などを併用する ・消化のよい食事をとる
吐き気・嘔吐	・吐き気を抑える薬や胃腸に作用する薬などを併用する ・食事を消化のよいものや好きなものに変えてみる
眠気	・徐々に眠気がとれてくることが多い

試験はいくつも報告されていますが、変形性股関節症を対象にした試験はほとんどありません。したがって、変形性股関節症への有効性は明らかになっていないのが現状です。サプリメントの購入を考えている場合は、まず医師に相談することをおすすめします。

Q198 薬をのんでいても運動療法は続けるべき？

A 痛みがあるときは、運動療法を控えて、痛みの改善を優先してください。ただし、痛み止めをのんで痛みがおさまっているときは、無理をしない範囲で体を動かすことは大切です。

薬物療法は、痛みをやわらげるための治療法です。一方、運動療法は、筋力を強化して、股関節の動きをよくしたり、進行を遅らせるために行うものです。運動療法の目的をよく理解して、自分のペースで続けてください。

Q199 薬を変えても痛みがとれない場合は？

A 処方を変えても強い痛みが続く場合は、症状がかなり進行している可能性があります。股関節の変形が大きくなったり、痛みで日常生活に支障が出ている場合は、まずは画像検査で股関節の状態を確認する必要があります。そのうえで、手術が検討されます。

手術にはさまざまな方法があります。手術手技の進歩や人工股関節の改良などから、最近は手術を受ける人が増えています。まずは医師とよく相談してください。

「変形性股関節症」の手術

進行度や本人の希望などによって手術を検討

変形性股関節症が進行すると、強い痛みが続くようになり、日常生活に支障をきたすようになります。その場合は、手術の検討が行われます。あるいは、軽症でも患者さんの希望を考慮して、手術を検討する場合があります。

変形性股関節症の手術には、おもに「骨切《こつき》り術」と「人工股関節置換《ちかん》術」があります。

自分の骨を温存する「骨切り術」

自分の骨を残したまま変形した股関節の形を整えて、症状を改善する手術法です。

前期股関節症や初期股関節症などの早期の段階の手術は、「寛骨臼《かんこつきゅう》回転骨切り術・寛骨臼移植術」という方法が中心です。

寛骨臼のくぼみの部分を一部切りとって回転させ、寛骨臼の外側に移動させます。これによって寛骨臼の幅が広くなり、大腿骨頭《こっとう》を覆うことができるようになります。股関節が安定し、関節軟骨がすり減りにくくなります。

入院期間は1~2か月で、術後1~2日後から徐々にリハビリを進めていきます。最初は股関節の可動域を広げるリハビリから始め、松葉杖などを使って、部分的に負荷をかけたリハビリを行います。退院するころには、全荷重をかけることが可能になります。

人工関節に置き換える「人工股関節置換術」

変形した股関節をとり除き、人工の股関節を埋め込む手術法です。

人工股関節は、寛骨臼の代わりをするカップ、関節軟骨の役割をするインサートライナー、大腿骨頭の代わりをする人工骨頭、その骨頭を固定するステムなどで構成されています。

股関節の痛みはほとんどなくなり、可動域も広がるなど、術後の

ポイント
・骨切り術は、自分の骨を残したまま症状を改善できる
・人工股関節置換術は、痛みがほぼなくなり、動作が容易になる

2つの手術法がある

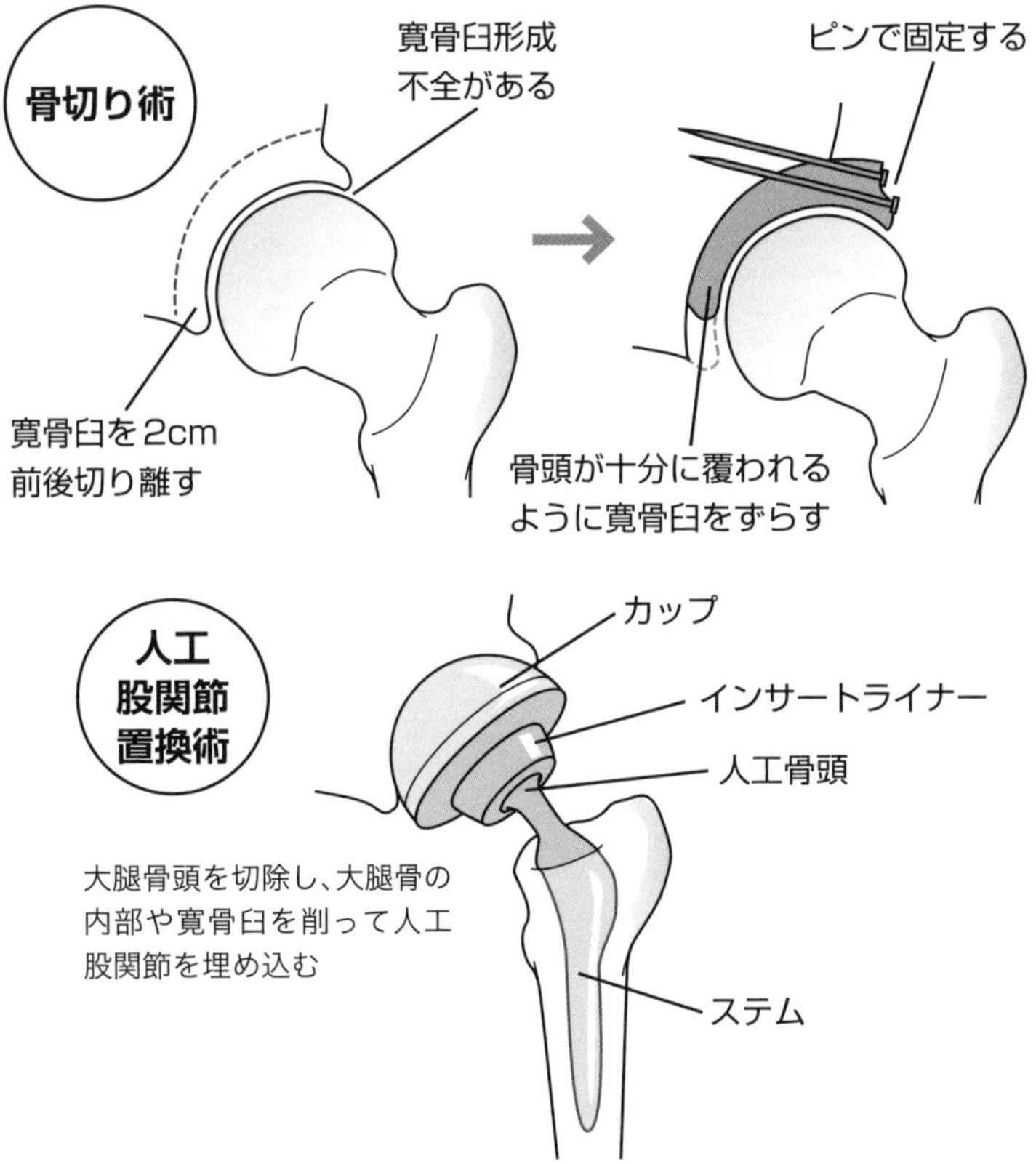

動作や日常生活は大きく改善されます。入院期間は約2週間で、術後のリハビリにかかる日数も骨切り術よりも短くてすみます。

ただし、股関節に負担のかかる動作で人工関節が脱臼《だっきゅう》するという問題があります。最近では、大径骨頭の使用が増加したこともあり、脱臼のリスクはかなり低くなっています。

術後はリハビリを続けて回復を図る

骨切り術も人工股関節置換術も、退院後しばらくはリハビリが必要です。

また、術後も無理のない範囲でできる運動を続けていくことが、早期の回復、さらには再発予防につながります。

ここが聞きたい！

Q&A

「変形性股関節症」の手術

Q200 手術をしなければ進行を防げない？

A 変形性股関節症はいったん発症すると、運動療法などの保存療法で進行を遅らせることはできますが、いずれは悪化することになります。

悪化すると、歩き方が不自然になったり、強い痛みで長く歩くことができなくなったりします。また、自分で足の爪を切るのが難しくなったり、靴下が履きにくくなるなど、日常生活に不便を生じるようになります。

これらを解決するには手術しかなく、多くの人が、日常生活の支障を理由に手術を考えるようになります。また、症状が軽いうちに手術をしたほうが、変形性股関節症を発症する前の歩行に近い状態まで改善できる可能性があります。

Q201 どのようにして手術法を選択する？

A 骨《こつ》切《き》り術は、病期に応じた方法があります（下表参照）。

前期股関節症や初期股関節症では、寛《かん》骨《こつ》臼《きゅう》を整形して股関節を安定させる「寛骨臼回転骨切り術・寛骨臼移植術」を行うのが一般的です。痛みをとり除き、一生自分の関節で過ごすことも可能です。

一方、進行期から末期股関節症では、寛骨臼と大腿骨頭の両方を整形します。痛みをやわらげて、関節を長く使うことが目的です。

大腿骨側は、大腿骨の一部を切り取って、骨《こっ》頭《とう》を外側に反らして固定する「外反骨切り術」を行います。これにプラスして寛骨臼側は、腸骨を真横に切って、寛骨臼

病期における骨切り術

前期股関節症 初期股関節症	寛骨臼回転骨切り術・ 寛骨臼移植術 が中心
進行期股関節症 末期股関節症	外反骨切り術に、 キアリ骨盤骨切り術や 臼蓋形成術を併用

骨切り術のおもな手術法

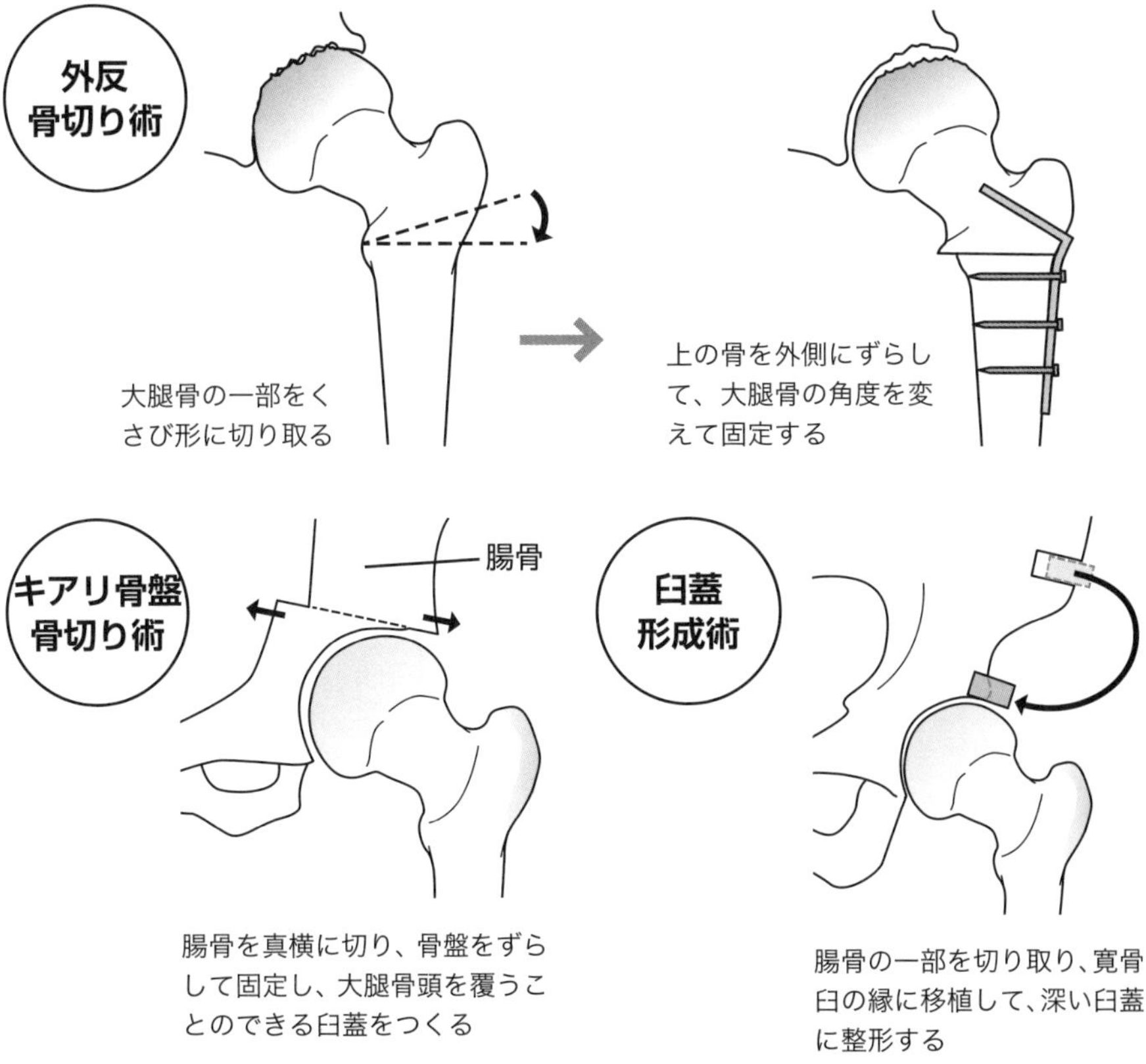

が大腿骨頭を覆うようにする「キアリ骨盤骨切り術」や、腸骨の一部を寛骨臼の縁に移植する「臼蓋《きゅうがい》形成術」が行われます。

ただし、骨切り術では自分の骨を残すため、十分な骨の強度を必要とします。したがって、50歳代までの比較的若い人が主流となっています。

一方、人工股関節置換《ちかん》術は、進行期股関節症から末期股関節症の場合に多く選択されます。置換する人工股関節の耐久性を考えると、入れ替えなしの一度の手術で済む、50〜60歳代以降の中高年にすすめられます。

ただし、こうした基準に当てはまらない場合もあります。どの手術法を選ぶかは、医師とよく相談して決めることが大切です。

Q202 骨切り術のメリット・デメリットは？

A 骨切り術の最大のメリットは、自分の骨を残したまま症状を改善できることです。

人工股関節置換術でみられるような脱臼《だっきゅう》が起こりにくいのもメリットの1つです。

また、症状が進行した場合でも、次の選択肢として、人工股関節置換術を選択することができます。

デメリットは、切った骨がくっつくまでに時間がかかることです。そのため、全荷重をかけられるようになるまで、1～2か月の入院が必要です。

退院後のリハビリの期間も、人工股関節置換術に比べて長くかかります。

Q203 左右の股関節が悪くても骨切り術が可能か？

A 一度に、両方の股関節の骨切り術を行うことはできません。片方の手術を行って全荷重をかけても問題がないようであれば、もう片方を手術することは可能です。ただし、病期が進行していたり、年齢が50歳代以上の場合などは、人工股関節置換術を選択したほうがよい場合があります。

Q204 人工股関節置換術のメリット・デメリットは？

A 人工股関節を入れることで、痛みはほぼなくなり、股関節の可動域も広がります。

変形性股関節症によって脚長差が生じている人は、人工股関節に入れ替えるときに調節して、左右の脚の長さをそろえることが可能です。

骨切り術よりも短期間の入院、リハビリで済むため、早期の社会復帰が可能となります。

人工股関節の進歩により、昔より脱臼は起こりにくくなりましたが、術後、股関節のまわりの筋力が回復するまでの3か月間は、脱臼しやすいという問題があります。

また、人工股関節が摩耗したり脱臼した場合は、再度、手術を行うことがあります。

Q205 人工股関節で金属アレルギーにならないか？

A 人工股関節の素材は、チタン合金やセラミックなど、アレルギーを起こしにくいものが主

術後の荷重のリハビリ

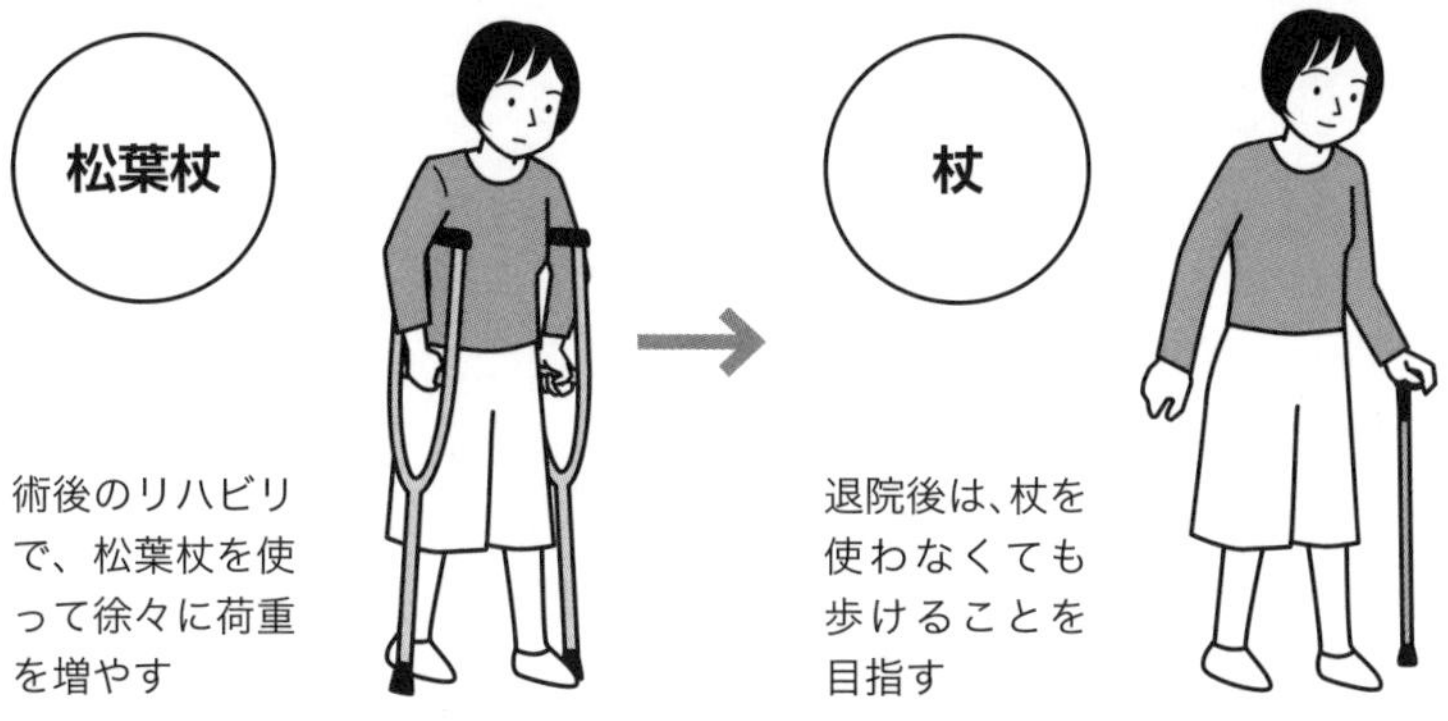

流です。しかし、ごくまれに金属アレルギーを起こす人もいます。

金属アレルギーがある人は、医師に伝えておきましょう。事前に、アレルギーを起こしにくい素材の人工関節を選ぶことができます。

Q206 手術による合併症が心配

A 股関節のすべての手術で、「深部静脈血《けっ》栓《せん》症」の合併症が起こることがあります。

手術後はベッド上で安静にしているため、下肢の血流が悪くなり、静脈に血の塊（血栓）ができることがあります。その血栓が肺を塞ぐと、肺塞《そく》栓《せん》症になります。術後1週間以内に起こりやすいので、注意が必要です。

そのため、医療機関では術後に脚にポンプ器具を装着して血流を促したり、抗凝固薬などを投与して血栓の発生を予防しています。

血栓症に限らず、手術に伴う合併症や予後について不安を抱える患者さんは少なくありません。医師と十分に話し合い、きちんと納得したうえで手術を受けるようにしましょう。

Q207 手術後は運動も可能？

A 激しいスポーツでなければ可能です。とくに、変形性股関節症を発症する以前に行っていた運動は、問題なく行うことができます。

新しく始める運動については、医師とよく相談して、負担のない範囲で行ってください。

COLUMN

悩みを「患者会」に相談してみる手も！

患者同士で支え合うコミュニティ

病気になると、症状や治療法、経済的なこと、さらには社会復帰したあとの生活など、さまざまな不安や悩みなどを抱えます。医師や看護師などの医療スタッフや、病院の相談窓口などでもさまざまな心配事を相談できますが、当事者の立場になって相談にのり、心の支えになってくれるのが「患者会」です。

同じ病気を持つ患者さんの体験談を聞くことで、「同じ病気を抱えているのは自分一人ではない」という気持ちになり、安心感を得ることができます。また、治療法の選択や術後の生活ケアの工夫など、患者さんが病気と向き合っていくうえで参考になることもたくさん聞けます。

患者会の情報については、病院で問い合わせてみましょう。また、インターネットなどでも情報が入手できる場合があります。

変形性股関節症の情報を共有したい場合に

ＮＰＯ法人のぞみ会は、正しい情報を共有し、同じ病気の仲間と支え合う目的でスタートした変形性股関節症の患者会です。現在、全国の14か所に支部があり、約４７００名が会員登録しています。

おもな活動内容は、講演会などによる股関節症に関する普及啓発、機関誌の発行および情報提供、相談事業、情報交換のための交流会の開催などを行っています。

会についての問い合わせは、左記のとおりです。

NPO法人　のぞみ会
〒169-0075
東京都新宿区高田馬場1-33-13
千年ビル607号室
TEL 03-5272-0745
FAX 03-5272-2848
http://www.npo-nozomikai.jp/info-otoiawase.html

・電話での問い合わせ
月・水・木曜日 11:00～15:00
・FAXでの問い合わせ
郵便番号、ご住所、お名前、電話番号を記入のこと

第5章

「関節リウマチ」の疑問・悩みを解決!

関節リウマチでは、新しい治療薬が次々と開発されており、「寛《かん》解《かい》」(病気の進行がみられない状態）を目指せるようになりました。一方、病気と上手に付き合っていくセルフケアも大切です。関節リウマチを正しく知り、何をすべきか、気をつけるべきかにお答えします。

監修
山中寿
（山王メディカルセンターリウマチ・痛風・膠原病センター長）

「関節リウマチ」の基礎知識

自己免疫疾患のしくみと症状の進み方を知る

関節リウマチ患者の多くは30～50代で発症

「関節リウマチ」とは、免疫異常が原因で関節を包む滑膜《かつまく》に慢性的な炎症が起こり、全身の関節に腫れや痛みが生じる病気です。

日本の関節リウマチ患者は約60～70万人いると推計されています。関節リウマチは高齢者の病気と思われがちですが、どの年代にも起こる病気であり、多くは30～50代で発症しています。

男女比は1：4で、女性に多くみられます。

関節リウマチ患者の男女比

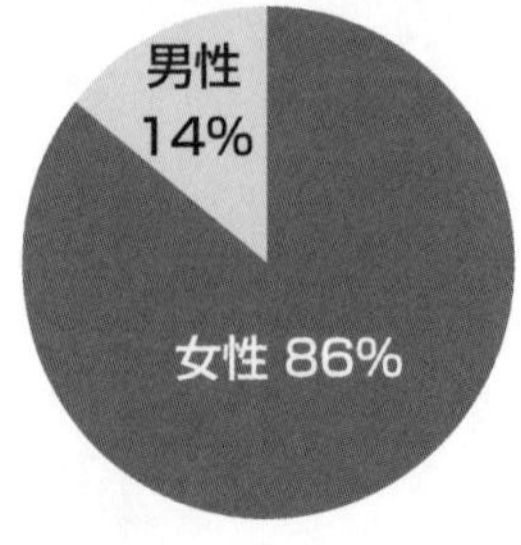

(東京女子医科大学膠原病リウマチ痛風センターIORRA調べ)

免疫機能が誤作動を起こす「自己免疫疾患」

私たちの体は、体内に入り込んだ細菌やウイルスなどを異物と捉え、攻撃することで体を守る働きをする免疫という機能が備わっています。ところが、この免疫が誤

関節リウマチと診断された年齢

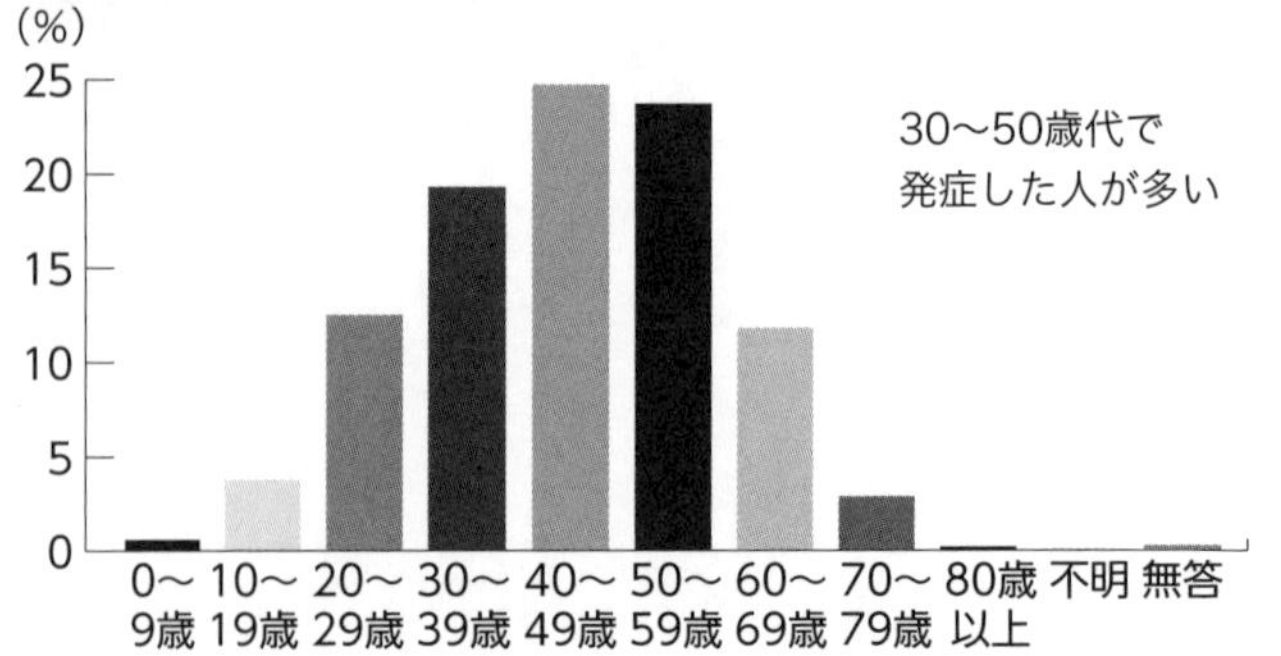

(2015年リウマチ白書)

関節リウマチの起こるしくみ

免疫には、リンパ球（B細胞、T細胞）、マクロファージ、樹状細胞、好中球など、さまざまな免疫細胞が関わっている。

滑膜の炎症は免疫反応によるもので、本当の異物であれば、これらの免疫細胞の攻撃によって細菌などが排除されれば、炎症はおさまる。しかし、間違って滑膜の組織を敵とみなして攻撃している場合は、炎症はおさまらない

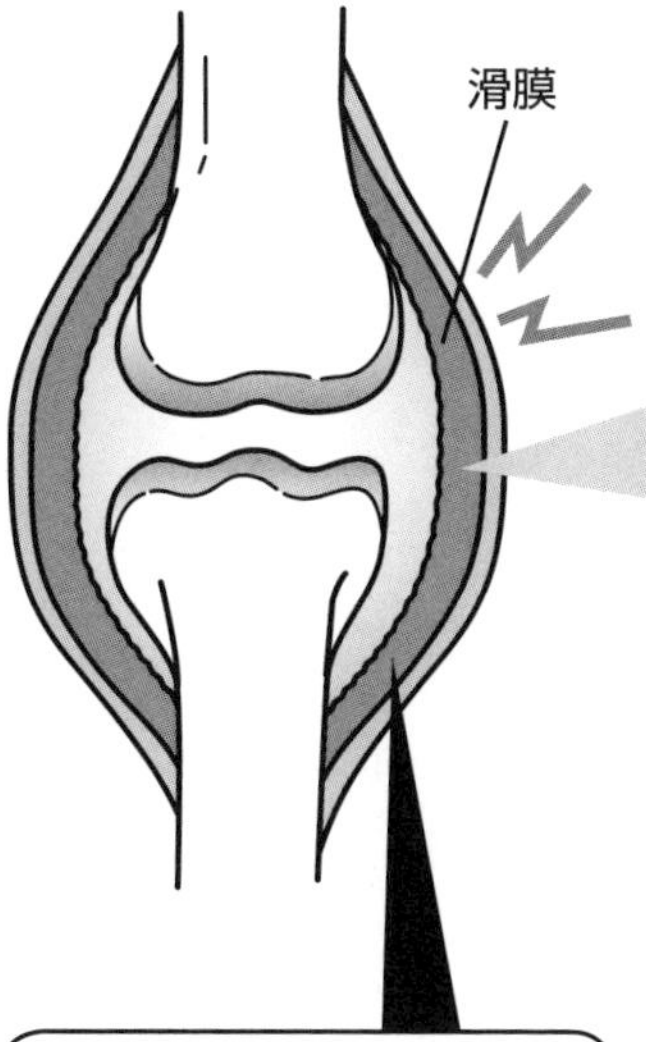

滑膜に免疫細胞が集まる

●敵を最初に見つけて攻撃する

好中球　マクロファージ

最初に異物を見つけて攻撃するとともに、他の免疫細胞に情報を伝える

●標的を定めて攻撃する。武器（抗体）を作る指令も出す

T細胞

敵の情報を受け取り、狙いを定めて攻撃する。敵を倒すための武器となる「抗体」を作るよう指令を出す

●武器（抗体）を作り出して攻撃する

B細胞

指令を受けて「抗体」を作り、敵を攻撃する。自分の組織を攻撃してしまう抗体を自己抗体という。関節リウマチではリウマチ因子、抗CCP抗体などの自己抗体が作られる

炎症が続く

滑膜の組織を敵と間違えてしまったら、
攻撃は延々と続き、炎症はおさまらない

炎症性サイトカイン

関節リウマチの滑膜に集まったマクロファージは、さまざまなサイトカインという物質を放出する。サイトカインのなかには炎症反応を促す働きをするものもあり、炎症性サイトカインと呼ばれている。炎症性サイトカインがたくさん放出されると、炎症が強くなり、骨や軟骨などが破壊されていく

作動を起こし、自分自身の細胞を敵と勘違いして攻撃してしまうことがあります。

　このように、自分で自分の体を攻撃してしまう病気を「自己免疫疾患」といいます。

　関節リウマチも自己免疫疾患の1つです。免疫が滑膜を敵とみなして攻撃するようになり、滑膜に延々と炎症が続くのです。

　なお、関節リウマチ以外の自己免疫疾患には、全身性エリテマトーデス、シェーグレン症候群、強皮症、多発性筋炎、皮膚筋炎などがあります。

炎症が続くと関節の変形、動作の制限が生じる

　滑膜の炎症が続くと、滑膜は厚く腫れあがり、痛みも生じます。また、関節液の分泌も増えて関節腔内にたまっていきます。その結果、関節が〝水がたまった〟状態になります。こうした関節の腫れや痛みなどによって、関節が動かしにくくなります。

　さらに炎症が続いて慢性化すると、関節軟骨や骨、靭《じん》帯《たい》などが破壊されていきます。そのため、関節が変形したり、関節が動かなくなったりして、日常生活が大きく制限されます。

早期治療で進行をくい止めることができる

　かつて関節リウマチは、進行をくい止める方法がない病気と捉えられていました。しかし、治療効果の高い薬が次々と開発され、関節リウマチの治療法は大きく進歩しています。

　今では、早期に滑膜の炎症を抑えることができれば、発病前とほとんど変わらない生活を送ることが可能になっています。

　ただし、治療が進歩したとはいえ、関節リウマチは原則として、一生付き合っていく病気に変わりはありません。治療によって自覚症状が治まっていても、検査をしてみると、滑膜の炎症が続いている場合もあるのです。また、たとえ症状が落ち着いて安定した「寛《かん》解《かい》」の状態にあっても、定期診察を受けながら、治療を続ける必要があります。

　全身管理、日常生活の改善などを図りながら、関節リウマチと上手に付き合っていくことが治療の目標です。

関節リウマチの進行

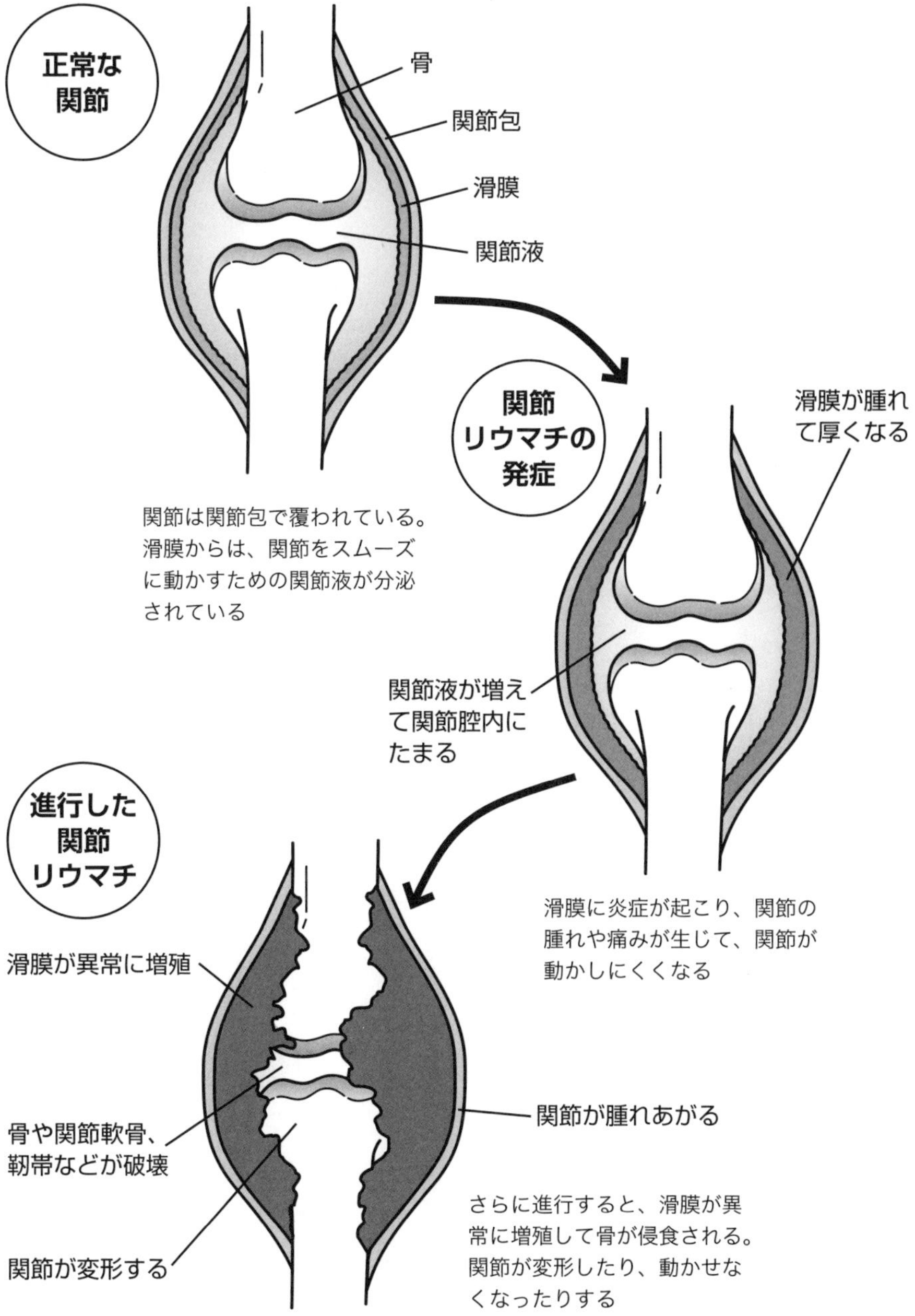

関節は関節包で覆われている。滑膜からは、関節をスムーズに動かすための関節液が分泌されている

滑膜に炎症が起こり、関節の腫れや痛みが生じて、関節が動かしにくくなる

さらに進行すると、滑膜が異常に増殖して骨が侵食される。関節が変形したり、動かせなくなったりする

「関節リウマチ」の症状と診断

関節リウマチの初期症状

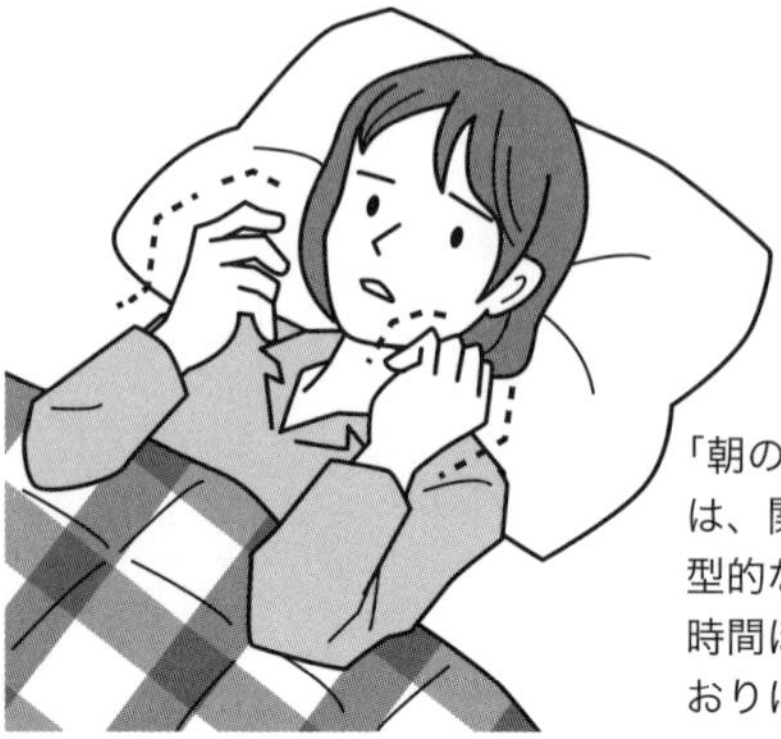

「朝の関節のこわばり」は、関節リウマチの典型的な初期症状。1～2時間ほどで、ふだんどおりに動くようになる

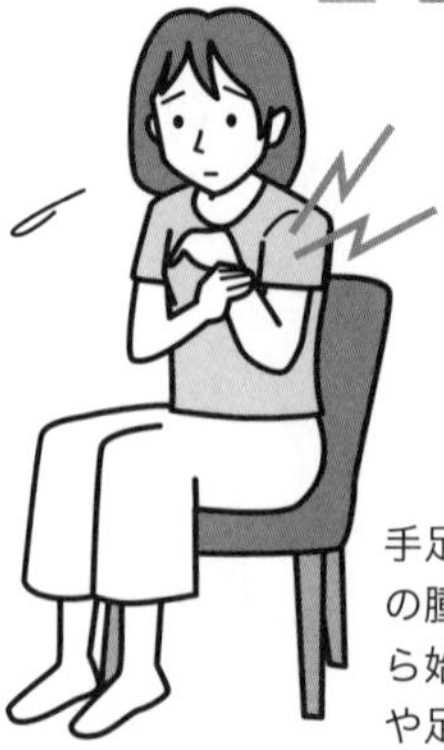

手足の指の関節の腫れや痛みから始まり、手首や足首などにも症状があらわれるようになる

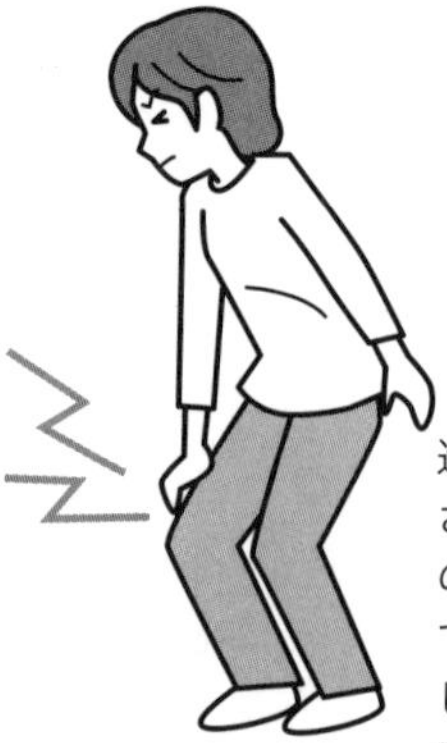

進行すると、ひざ関節や股関節の骨が破壊されて強い痛みが生じたり、関節が変形して、歩行が困難になる

典型的な兆候は「朝の関節のこわばり」

関節リウマチで最初に起こる典型的な症状として、朝の関節のこわばりがあります。寝ている間に関節液がたまることが原因です。目が覚めてからしばらく動かしていると、1～2時間ほどでふだんどおり動くようになります。1～2時間たってもこわばりが続く場合は、進行している可能性があるため、注意が必要です。

小さな関節から大きな関節へと症状が広がる

関節リウマチによる関節の変化

は、最初は手足の指の関節など、小さな関節から始まることが多いようです。

関節の症状は、最初は１、２か所ですが、症状が進行するにつれて数が増えていき、肩や首、ひじ、ひざ、股関節など、大きな関節にも腫れや痛みがあらわれるようになります。

関節の腫れ、痛みがあれば早期に受診を

「朝の関節のこわばり」「関節が腫れる」「関節が熱っぽい」といった症状は、早期によくみられるものです。また、関節を触ると、やわらかくブヨブヨしていることもあります。これは関節液がたまることで起こります。

これらの症状があれば、早期に受診しましょう。

複数の検査から総合的に診断される

病院では、まず問診で症状の経過や既往歴、家族歴などを確認します。さらに、触診で関節の腫れ具合や熱っぽさ、変形の有無などを調べます。

血液検査では、炎症の有無や関節リウマチの活動性（病気の勢い）、抗体反応などがわかります。

とくに抗体反応検査では、自己抗体の抗ＣＣＰ抗体の有無が、関節リウマチの早期診断に役立つとされています。

抗ＣＣＰ抗体は関節リウマチ特有の自己抗体のため、陽性の場合は、関節リウマチの可能性が高くなります。また、強い陽性を示す場合は、関節を破壊するスピードが速いこともわかっています。

画像検査では、Ｘ線検査で骨の破壊や関節の変形の有無を調べます。さらに関節超音波検査を行うことで、Ｘ線検査ではわからない滑《かつ》膜《まく》の状態を確認することができ、早期発見に役立ちます。

問診や触診、血液検査、画像検査などの結果を総合的に判断して、関節リウマチかどうかが診断されます。

ポイント

- 自己免疫反応により、関節に慢性的な炎症が続く病気
- 初期症状は「朝の関節のこわばり」がもっとも特徴的

ここが聞きたい！

Q&A

「関節リウマチ」の症状と診断

Q208 リウマチと膠原病は同じ病気？

A 関節や筋肉に痛みやこわばりがある病気を総称して「リウマチ性疾患」と呼びます。関節リウマチは代表的なリウマチ性疾患ですが、全身性エリテマトーデスなどの膠《こう》原《げん》病《びょう》も含まれます。その多くは自己免疫に異常があるので、自己免疫疾患とも呼ばれます。

Q209 なぜ、関節リウマチは女性に多い？

A 関節リウマチの発症は圧倒的に女性に多いのですが、その理由はよくわかっていません。ただ、妊娠や更年期をきっかけに発症することが多いため、女性ホルモンの影響が関係しているのではないかと考えられています。また、免疫のしくみに性差が関係していることなども考えられます。

Q210 関節リウマチは遺伝する？

A 関節リウマチの原因である免疫の誤作動が起こる根本的な原因はわかっていません。現在のところ、遺伝的な要因に加えて、妊娠や出産、外傷による感染、喫煙といったさまざまな環境要因が重なって、免疫が誤作動するのではないかと考えられています。

したがって、遺伝する傾向はあるものの、必ず遺伝するというものではありません。家族に高血圧患者がいた場合のリスクと、同程度と考えるといいでしょう。

Q211 関節リウマチになりやすい人とは？

A 家族や親戚に関節リウマチや膠原病がある人、女性（とくに妊娠中、更年期）、歯周病などの感染症がある、喫煙は、関節リウマチの発症に関わる因子と考えられます。

歯周病はしっかりと治療する、禁煙するなど、自分でできる対策をとるようにしましょう。

Q212 関節リウマチの進行は止められない？

A

関節リウマチは、かつては進行を止めることのできない病気と考えられていました。しかし、有効な治療薬がいくつも登場したことによって、今では進行を止めることができるようになりました。

ただし、早期に治療することが大切です。抗CCP抗体の検査や関節超音波検査などの検査法の進歩によって、早期発見が可能になっています。

「関節リウマチ」と「変形性ひざ関節症」の違い

関節リウマチと変形性ひざ関節症は、ともに関節（ひざ）の痛みという症状があらわれるが、原因が異なる

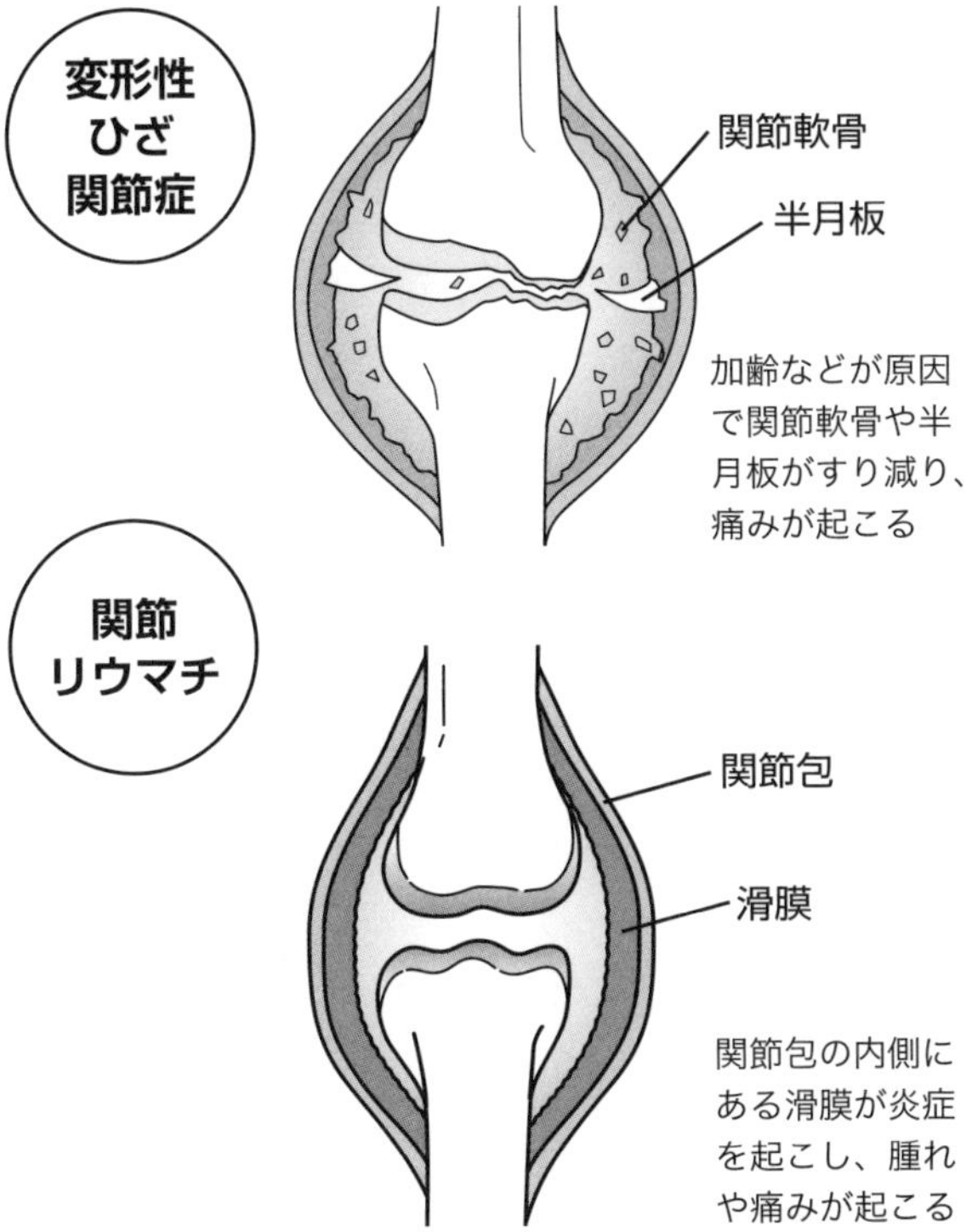

Q213 どれくらいの期間で進行する？

A

関節リウマチの進み方は、人によって異なります。一般的には、関節の腫れや痛みが強いほど、関節の障害も早く進み、長く続きます。逆に、関節の症状が弱ければ、関節への影響は少なく、ゆっくりと進んでいきます。

Q214 関節の痛みがあったら関節リウマチ？

A

関節に痛みなどの症状があっても、必ずしも関節リウマチとは限りません。関節リウマチを疑って受診した人で、じつは変形性関節症だったということが多くあります。変形性関節症は、加齢とともに軟骨がすり減ったり、

変形したりして痛みを生じる病気です。

そのほかにも、関節のまわりの筋肉の炎症など、さまざまな原因で関節の痛みは起こります。気になる症状がある場合は、受診して正しい診断を受けることをおすすめします。

Q215 関節リウマチかどうかチェックする方法は？

A 関節リウマチでは、「関節を動かしたときに痛みを感じる」だけでなく、「押すと痛む」「動かさなくてもジンジンと痛む」といった症状がよくみられます。

痛みがない関節と比べることも必要です。関節リウマチでは、痛みのある関節が、「腫れている」「触ると熱っぽい」「やわらかくブヨブヨしている」といった特徴があります。

Q216 手足の指の症状をチェックするポイントは？

A 手の指では、とくに第2関節と第3関節（指の付け根の関節）に痛みやこわばりが多くみられます。朝の関節のこわばりも手の指にあらわれやすいので、注意深く観察しましょう。

足の指では、付け根の関節は、関節リウマチの症状があらわれやすい部分です。ただし、親指の付け根だけに症状がある場合は、外反《がいはん》母趾《ぼし》など、関節リウマチ以外の原因も考えられます。

Q217 関節以外にも症状はみられる？

A 関節リウマチの症状が強まると、関節症状に加えて、微熱や貧血、全身倦怠感といった全身症状が合併することがあります。

また、関節以外のさまざまな臓器への悪影響や、治療薬の影響などから、肺炎や骨粗しょう症などを合併しやすくなります。

Q218 検査でリウマチ因子が陽性だと関節リウマチ？

A リウマチ因子とは、関節リウマチでみられる自己抗体の1つです。

ただし、関節リウマチ以外の病気でも陽性を示すことがあるため、陽性だけで関節リウマチと診断することはできません。問診、ほかの血液データ、画像検査などをみて総合的に判断します。

手足の指の関節における痛みの特徴

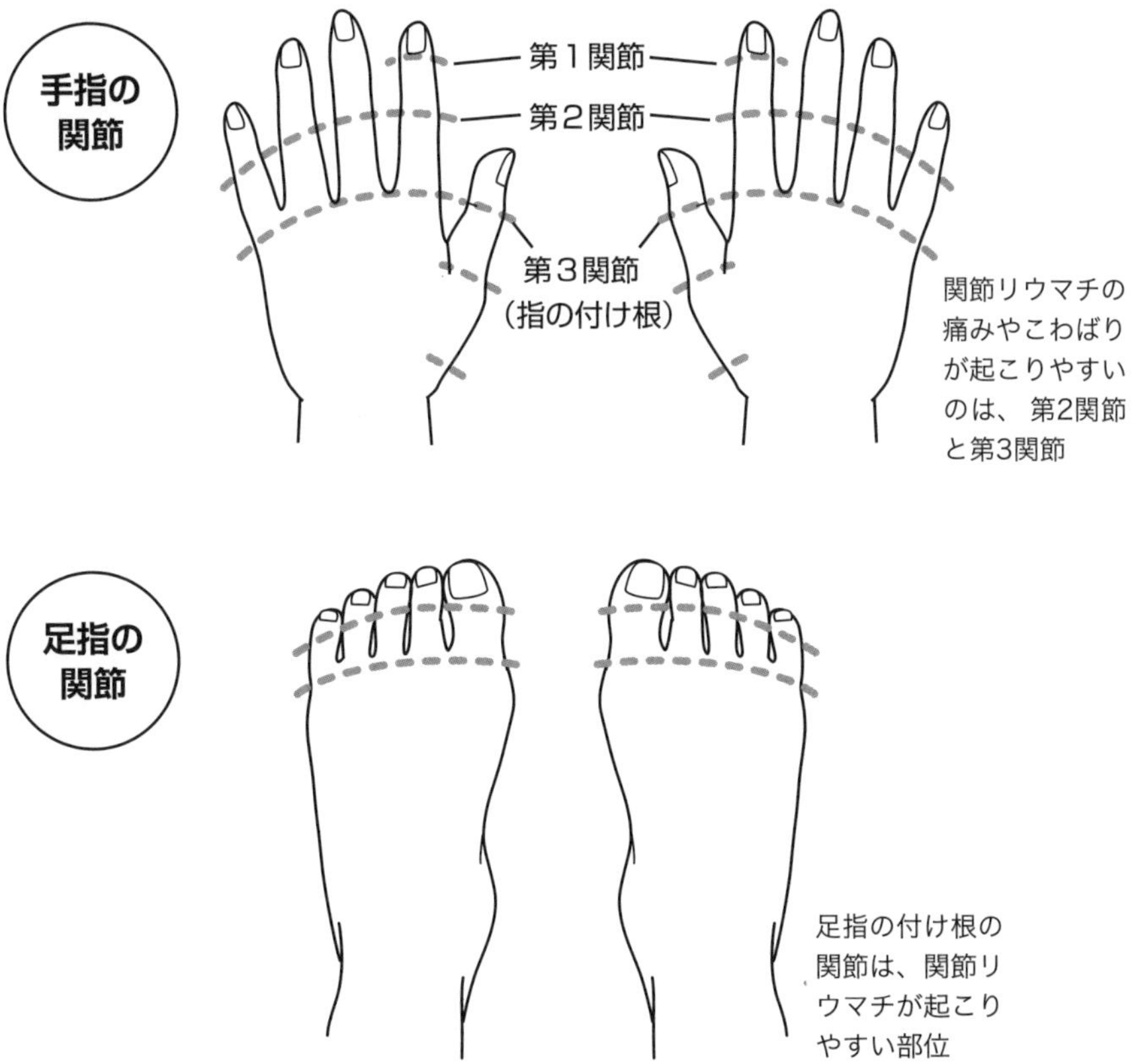

Q219 何科を受診すればよい？

A 関節リウマチが疑われたら、内科もしくはリウマチ科を標榜している病院にかかるとよいでしょう。

できれば、関節リウマチの専門医にかかることをおすすめします。ホームページで、日本リウマチ学会※が認定するリウマチ専門医・指導医、日本リウマチ財団の登録医を探してみてください。

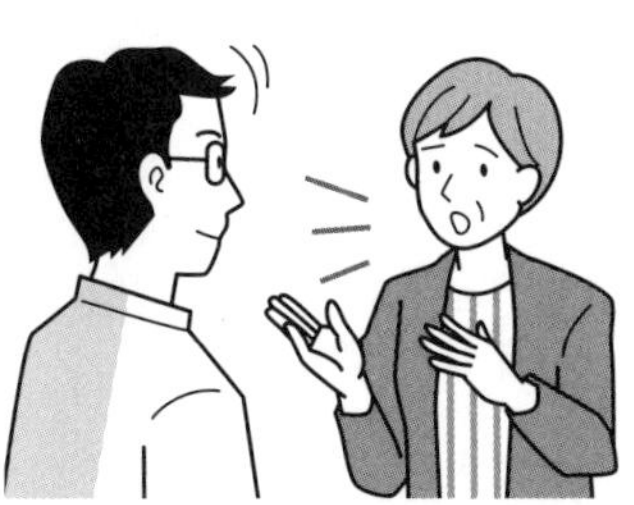

関節リウマチの疑いがあるときは、関節リウマチの専門医の診断を受けると安心

※日本リウマチ学会　http://pro.ryumachi-net.com/

「関節リウマチ」の薬物療法

薬物療法を中心に「寛解」を目指す

関節リウマチの治療は、薬物療法を中心に、リハビリテーション、生活の工夫などを併せて行い、必要に応じて手術を行います。

関節リウマチの薬物療法は、以前は痛み止めの非ステロイド性抗炎症薬（ＮＳＡＩＤｓ）やステロイドで、関節の腫れや痛みなどを一時的にやわらげる治療法が主流でした。

しかし、この十数年間で治療法は大きく進歩しました。炎症の原因となる免疫の誤作動を起こりにくくして、炎症を止める新しい薬が登場しました。それが、抗リウマチ薬、生物学的製剤です。

現在、関節リウマチ患者の多くは、症状がおさまり、発症前とほとんど変わらない生活を送ることができるようになっています。こうした状態を「寛解《かんかい》」といいます。

関節リウマチの治療は、この寛解の達成を目標にして組み立てられています。

第一選択薬は、抗リウマチ薬のメトトレキサート

抗リウマチ薬にはいくつも種類がありますが、そのなかでも関節リウマチと診断された人が最初に使う薬がメトトレキサートというのみ薬です。現在、約8割の患者さんが使用しています。

メトトレキサートは、関節の炎症を引き起こす滑膜《かつまく》細胞や免疫細胞などの働きを抑え、炎症を鎮める薬です。関節の腫れや痛みを抑えるとともに、関節の変形もくい止めることができます。

服用中に注意しなければならないのは感染症です。抗リウマチ薬は免疫の働きを抑えるため、風邪やインフルエンザ、肺炎などの感染症にかかりやすくなります。日ごろから感染症の予防に心がけ、気になる症状があらわれたら、ただちに医師に相談しましょう。

そのほかの抗リウマチ薬につい

関節リウマチのおもな治療薬

非ステロイド性抗炎症薬（NSAIDs）	一時的な痛み止めとして使用
ステロイド	炎症を抑える効果が高い。副作用により長期使用が難しい
抗リウマチ薬（メトトレキサートなど）	過剰な免疫反応を抑制し、炎症を抑えることで、疾患活動性を低下させる。薬物療法の中心的存在
生物学的製剤	関節リウマチの原因となる炎症性サイトカインに作用する。関節破壊を防ぐ効果が高い

ては、メトトレキサートと併用したり、妊娠中の人や間質性肺炎などの合併症のために、メトトレキサートが使えない人に対して使用することがあります。

炎症を起こす物質に作用する生物学的製剤

生物学的製剤は、関節リウマチの新たな薬として注目されているものです。生きている細胞から作られるたんぱく質を利用し、最新のバイオテクノロジー技術を応用して作られた注射薬です。

関節リウマチは、免疫が滑膜を敵とみなして攻撃し、炎症を引き起こします。

その炎症を促進するのが、マクロファージから放出されるサイトカインという物質です。生物学的製剤は、このサイトカインを標的にして作用し、炎症を抑える効果があります。また、それだけではなく、骨や関節の破壊を防ぐ効果も高い薬です。

使用法としては、抗リウマチ薬では効果が不十分な場合や、合併症などで継続が難しい場合、メトトレキサートを使えない場合などに、追加が検討されます。

生物学的製剤もメトトレキサートと同様に免疫力が低下するため、感染症にかかりやすくなります。抗リウマチ薬の単独投与のときよりも、よりいっそうの注意が必要です。

ポイント

- 薬物療法によって、寛解の達成を目標にする
- 薬の服用中は、肺炎などの感染症に注意する

ここが聞きたい！

Q&A 「関節リウマチ」の薬物療法

Q220 「寛解」は「完治」とは違う？

A 治療によって関節リウマチの勢い（活動性）を止めることができれば、痛みは消失し、関節破壊による変形などもそれ以上進むことはありません。この状態が寛解《かんかい》です。一方、完治とは、病状が回復して、治療の必要がなくなった状態をいいます。

現在の関節リウマチの治療では、症状が消失しても完治と判断するのは難しく、治療をやめてしまうと、症状が再発する可能性があります。そのため、関節リウマチの治療は寛解を目標にしています。

Q221 どのくらいの人が寛解できる？

A 東京女子医科大学膠原病《こうげんびょう》リウマチ痛風センターが行った患者調査によると、２０１８年には55％以上の人が寛解を達成しています。

調査開始当初の２０００年には、寛解の達成率はわずか10％でしたから、治療法が格段に進歩しているのがわかります。

Q222 症状がなくなれば寛解したと判断してよい？

A 治療によって痛みなどの自覚症状がなくなると、「寛解した」と勘違いして、治療をやめてしまう人がいます。しかし、実際には、滑膜の炎症は続いている場合があるのです。

寛解かどうかを判断するのは、症状の消失だけでなく、関節超音波検査や血液検査などの結果から、総合的に判断します。痛みがなくなったからといって、決して自己判断で治療を中止しないようにしてください。

治療の目標

❶ 臨床的寛解

炎症がおさまり、痛みがなくなる

❷ 構造的寛解

関節の破壊が進行しない

❸ 機能的寛解

日常生活に不便がない

Q223 薬物治療はいつから始めるのがよい？

A 関節リウマチと診断されたら、ただちに薬物治療を開始します。

とくに、疾患活動性が高い場合は進行のスピードが速く、急激に関節や骨が破壊していく可能性があります。進行を防ぐには、できるだけ早く治療を開始することが重要です。

Q224 抗リウマチ薬の種類は？

A メトトレキサート以外のおもな抗リウマチ薬には、ブシラミン、サラゾスルファピリジン、タクロリムスなどがあります。

メトトレキサートが使えない場合には、これらの抗リウマチ薬を使います。

Q225 メトトレキサートを使った治療の流れは？

A 多くの場合、メトトレキサートの単独で治療を開始します。場合によっては、メトトレキサートの効果があらわれるまでの間、NSAIDsやステロイドを併用して、痛みや関節のこわばりなどをやわらげます。

ただし、ステロイドは副作用のことを考えて、少量を可能なかぎり短期間用います。

服用を6か月間続けても効果が不十分な場合は、生物学的製剤を追加するか、あるいはほかの抗リウマチ薬に切り換えるなど、治療法の変更を検討します。

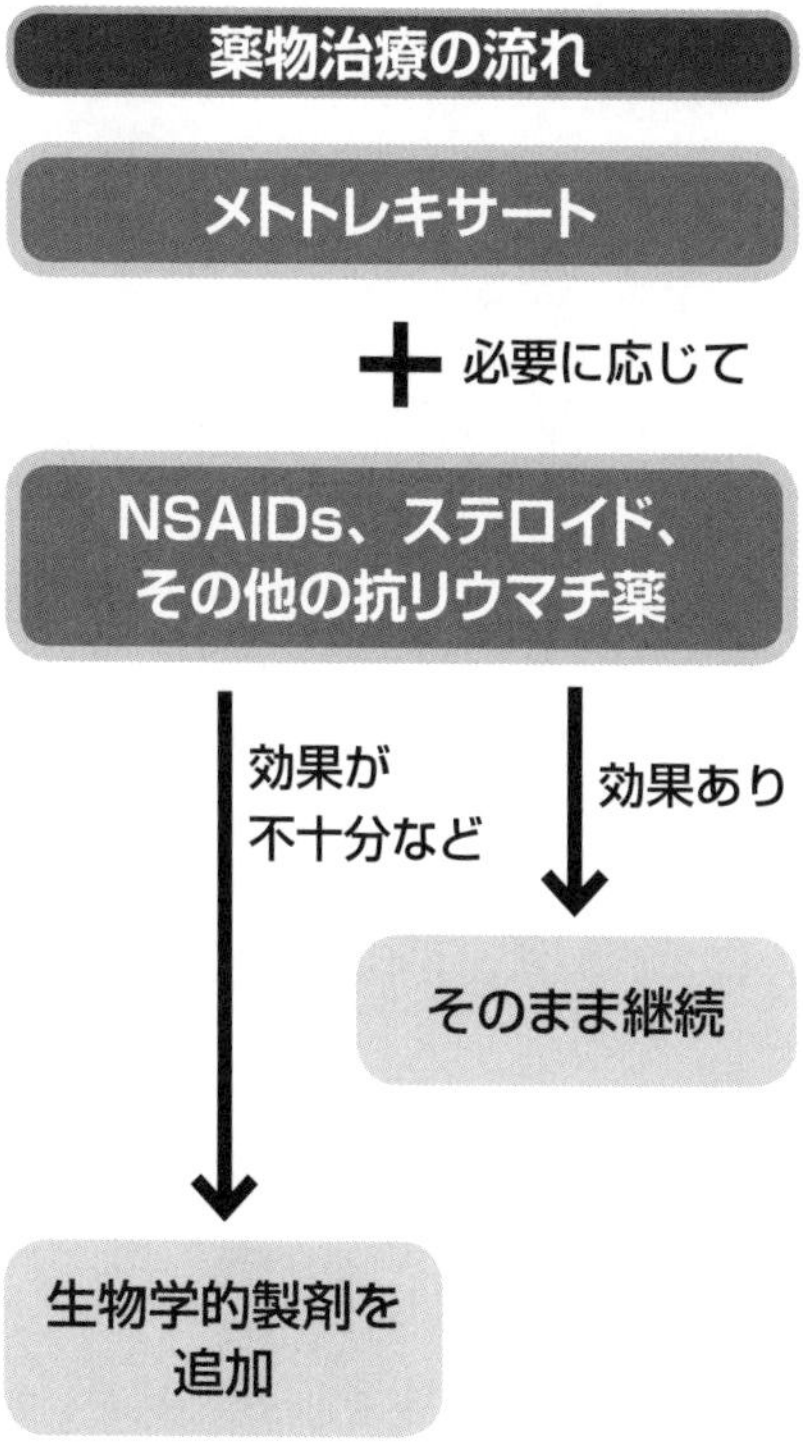

病気の状態や年齢、生活環境などによって治療法は異なる

Q226 メトトレキサートが使えない人とは？

A 妊娠中または妊娠の可能性がある人には使用できません。また、妊娠を希望している人には使用を避けます。

関節リウマチの重症の合併症（間質性肺炎など）がある人にも使えないことがあります。

Q227 メトトレキサートの副作用は？

A おもな副作用は、口内炎、胃腸障害（吐き気、下痢）、肝機能障害、腎機能障害、間質性肺炎、リンパ腫などがあります。副作用によって、服用を中止しなければならない場合もあります。

これらの副作用は、メトトレキサートがビタミンの一種である葉酸の働きを阻害するために起こります。医師に葉酸を処方してもらうことで、副作用を軽減することができます。

気になる症状があらわれたら、ただちに医師に相談してください。

Q228 抗リウマチ薬と生物的製剤の違いは？

A 抗リウマチ薬をはじめとする通常の医薬品は、原料を化学的に合成して作ります。それに対して生物学的製剤は、生きた細胞のたんぱく質を使った薬です。炎症を起こす個々のサイトカインをターゲットとしているため、高い治療効果が期待できます。

なお、生物学的製剤はたんぱく質でできているため、のみ薬では体内に吸収されません。点滴や皮下注射で血液内に送り込みます。

Q229 生物学的製剤はどのような人に使われる？

A メトトレキサートなどの抗リウマチ薬を中心とする治療では十分な効果が得られない場合に、生物学的製剤を併用します。

単独で投与するよりも、メトトレキサートなどと併用するほうが、治療効果が高いことがわかっています。

Q230 生物学的製剤の作用の仕方は？

A 関節リウマチでは、リンパ球のT細胞が滑膜を敵とみなして、体内の免疫細胞に攻撃するよう指令を出します。この指令は、サイトカインという物質で伝達されます。

関節リウマチに関わるサイトカインには、ＴＮＦ－α、ＩＬ－６などがあります。生物学的製剤の多くは、これらのサイトカインにくっついて、免疫細胞に指令が伝わらないようにします。

また、Ｔ細胞に働きかけて、サイトカインの分泌を減らす生物学的製剤もあります。

Q231 生物学的製剤の種類は？

A 現在、日本で使える生物学的製剤は、インフリキシマブ、エタネルセプト、アダリムマブ、ゴリムマブ、セルトリズマブ、トシリズマブ、サリルマブ、アバタセプトの８種類です。

治療効果や副作用、価格などはほとんど同じですが、投与方法や投与間隔などが異なります。医師とよく相談したうえで、患者さんの生活スタイルや希望などに合わせて選ぶとよいでしょう。

Q232 生物学的製剤の副作用は？

A 生物学的製剤で注意すべき副作用は感染症です。これは抗リウマチ薬全般にもみられる副作用です。

免疫を抑制する作用は、免疫異常を起こしにくくする効果がある反面、体の免疫力も低下させます。それによって感染症を起こしやすくなります。

風邪やインフルエンザ、感染性胃腸炎など、ウイルスや細菌などによって引き起こされる感染症に注意が必要です。風邪が悪化して肺炎を起こすこともあります。

関節リウマチの患者さんは肺炎を起こしやすいので、感染症の防止を徹底し、いつもと違う症状があらわれたら、ただちに受診しましょう。

Q233 ステロイドはどのようなときに使う？

A ステロイドは、抗リウマチ薬などが登場するまでは、関節リウマチの特効薬として使われていました。炎症を抑える効果が高い一方で、長期間の使用で骨がもろくなり、関節の変形や破壊を進めてしまうという副作用があります。

しかし、抗リウマチ薬が使えな

感染症の予防ポイント

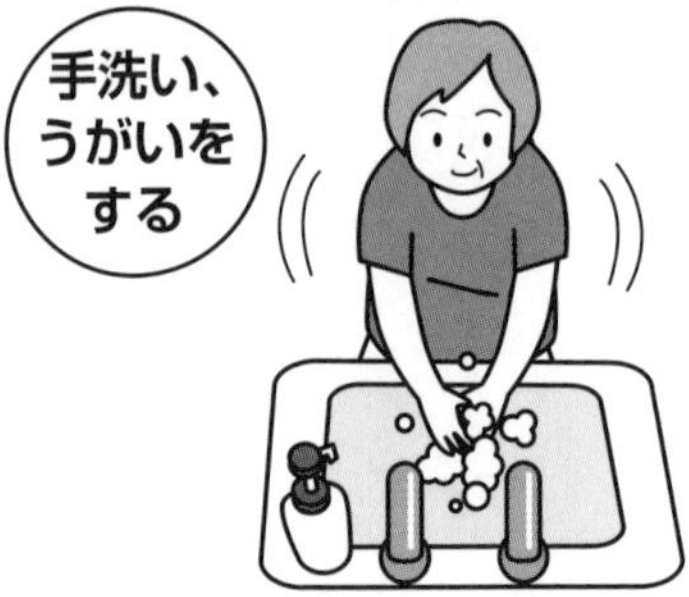

帰宅時には手洗いとうがいを必ず行う。食事前にも忘れずに

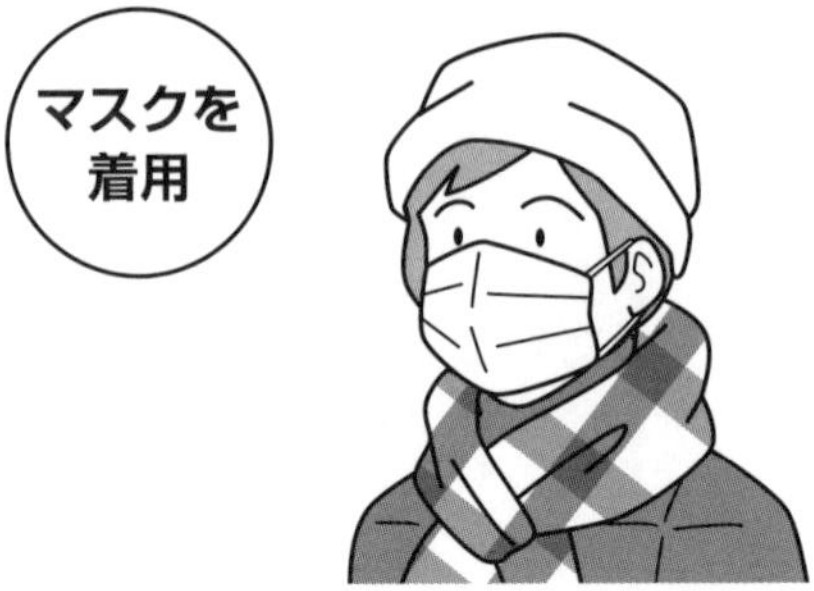

風邪をひいたときはもちろん、ふだんから人ごみの中に出かけるときは、マスクを装着する

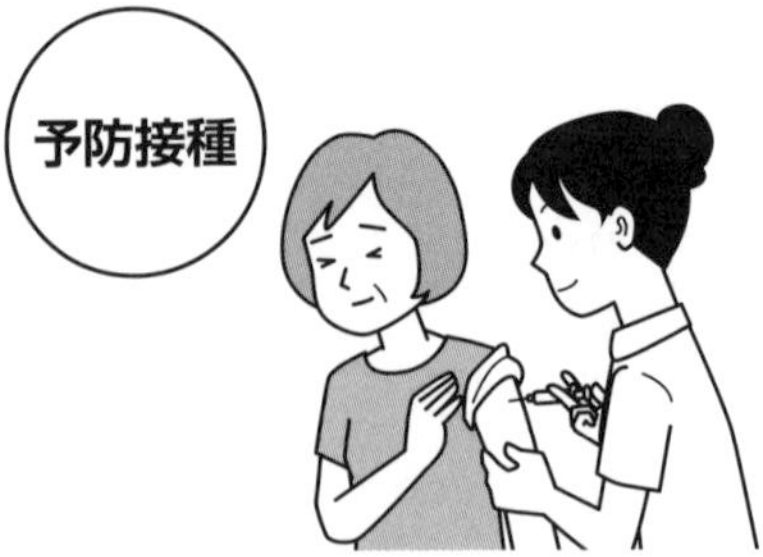

患者本人以外にも、家族もインフルエンザの予防接種を受けておく。高齢の患者さんは、肺炎を引き起こす肺炎球菌の予防接種を受ける

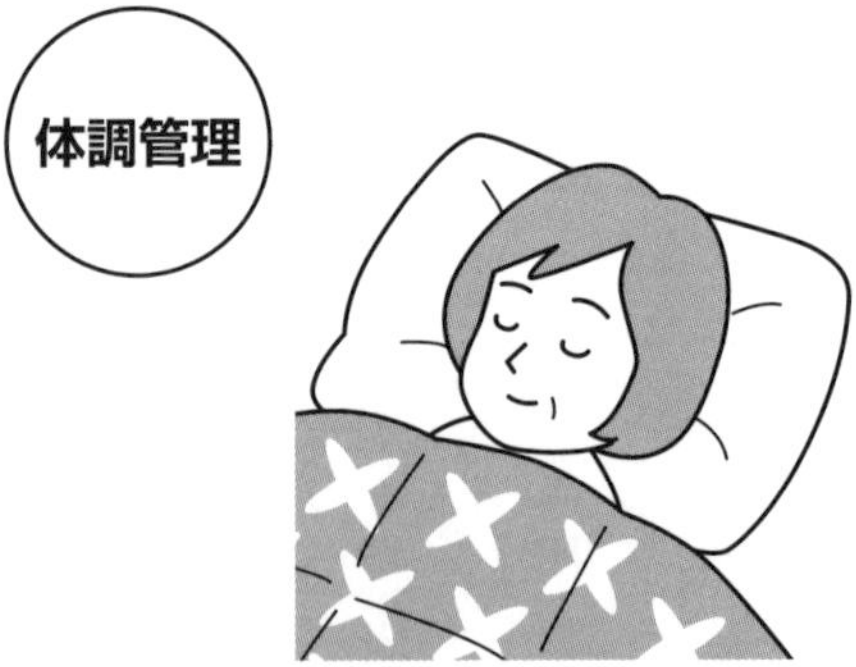

寝不足や疲れがたまると、免疫力が低下するので注意する

い人など、ステロイドを使ったほうがよい場合もあります。上手に使うことで、副作用を避けることもできます。

Q234 新しい治療薬は今も登場している？

A　２０１３年にトファシチニブ、２０１７年には、バリシチニブ、２０１９年にはペフィシチニブという新しいタイプの関節リウマチ治療薬が登場しました。

　これは、分子標的薬という種類で、サイトカインとともに働く酵素のヤヌスキナーゼ（ＪＡＫ）を標的にした薬で、ＪＡＫ阻害薬ともいいます。ＪＡＫの働きを阻害することで、細胞内の炎症を引き起こすシグナルを抑え、関節リウマチの症状を抑えます。

いずれも抗リウマチ薬や生物学的製剤と同等の治療効果があり、これらで効果が不十分な場合に使用を検討されます。

Q235 治療中でも妊娠・出産は可能か?

A 関節リウマチがあっても、妊娠・出産はできます。ただし、治療薬のなかには、胎児に悪影響を及ぼすものがあります。そのため、妊娠する前に治療薬を中止・変更する必要があります。妊娠を希望する人は、医師に相談して家族計画を考えましょう。

関節リウマチの女性が妊娠すると、症状は改善する傾向にありますが、出産後は悪化する場合があります。しかし、授乳への薬の影響を踏まえたうえで、本格的に服薬を再開することも可能です。

Q236 薬にかかる費用が心配

A 薬物治療のなかでも生物学的製剤は、高額な薬です。調査によると、関節リウマチ患者さんが1年間に支払う医療費は、健康保険が適用されても、生物学的製剤を使用していない場合が約25万円で、生物学的製剤を使用している場合は約70万円という大きな差があります。

ただし、治療にかかる費用を抑えて病気が進行してしまうと、仕事を減らしたり、介護が必要になったりするなど、より多くの負担を強いられることもあります。

関節リウマチの治療は長期にわたります。医療費が自己負担限度額を超えた場合は、「高額療養費」として払い戻しを受ける制度もあります。医師とよく相談して治療内容を決めてください。

Q237 いつまで薬物治療を続ければよい?

A 薬物療法で症状が改善されたからといって薬をやめると、症状が再発する場合があります。治療は長期に及びます。

寛解が長く続いていれば、抗リウマチ薬や生物学的製剤は、投与量を徐々に減らしていくことができます。状態によっては、休薬も検討されます。治療内容は、定期的な診察や検査によって判断されます。病気と上手に付き合っていくためにも、勝手に通院をやめないようにしてください。

「関節リウマチ」の手術

痛みや生活への支障、変形の程度で手術を検討

関節リウマチの治療は、薬物療法が中心です。しかし、薬の効き方には個人差があります。薬が効かずに強い痛みが続く場合や、関節破壊が進行して日常生活に支障をきたしている場合、関節の変形が目立ってきた場合などに手術が検討されます。

手術の目的

手術を行うことによって、次の3つが改善できる

手術
↓
・痛みがやわらぐ
・動きやすくなる
・見た目がよくなる

足首・足指の痛みや歩行の問題を取り除く手術

足の関節の炎症が続くと、着地が不安定になり、痛みが出たり、歩きにくくなったりします。

・足首の手術

足首の手術法には、足関節固定術と人工足関節置換《ちかん》術があります。

足関節固定術は、かかとの骨から足首、すねまでを金属のプレートやスクリューで固定する手術法です。関節のぐらつきがなくなり、痛みがなくなります。

大きな関節の手術で生活機能の回復を図る

ひざ関節や股関節、肩関節などの大きな関節の破壊が進むと、体全体が動きにくくなり、日常生活に大きな支障をきたします。

手術では、損傷して機能が著しく低下した関節を人工関節に置き換える人工関節置換術が行われます。とくにひざ関節や股関節の人工関節置換術は、関節リウマチの手術の中でも効果の高い手術で、日常生活の不自由さが大幅に改善されます。

・ひざの変形の手術

手術法については2章（85ページ）を参照してください。

・股関節の手術

手術法については4章（156ページ）を参照してください。

人工足関節置換術は、足首の骨の傷んだ部分を削り取り、人工関節に置き換える手術です。ただし、骨の破壊が進んでいると、この手術を行うことはできません。

・足指の手術

足指の手術は、これまでは損傷した関節を切り取る手術が主流でしたが、最近は、関節を残す関節温存手術が用いられています。

関節温存手術は、足指の骨の一部を切除し形を整えて、針金などで固定する手術法です。形を整えることで、痛みがとれて歩きやすくなります。ただし、骨の破壊が進んでいると、この手術を行うことはできません。

手首・手指の機能を取り戻す手術

関節の腫れや破壊が進むと、指の動きが悪くなるだけでなく、変形も生じやすくなります。変形が強くなると、物を持ったりつかんだりする動作が難しくなり、見た目にも問題が生じてきます。そうなると、手術して治すしかありません。

・手首の手術

手首の腱《けん》が断裂した場合は、腱をつなぎ直す伸筋腱《しんきんけん》の再建術が行われます。伸筋腱とは、手首から指に向かって通っている腱です。伸筋腱の再建術と同時に、腱との摩擦が生じやすい尺骨の変形を治す手術も行われます。

・手指の手術

手指の変形には、損傷した指関節を部分的に切除して、人工関節に置き換える人工指関節置換術が行われます。痛みがとれて指の曲げ伸ばしができるようになり、見た目もよくなります。

術後はリハビリをして日常生活に復帰

手術後は、リハビリを受けながら日常生活への復帰を図ります。回復までの期間は、手術内容や症状の程度、身体機能などによってさまざまです。あせらずに、リハビリを続けることが大切です。

ポイント

- **薬物療法を続けて、症状が改善されない場合は手術を選択**
- **痛み、変形の改善だけでなく、見た目の問題も解消できる**

ここが聞きたい！

Q&A 「関節リウマチ」の手術

Q238 手術をするタイミングは？

A 手術は、痛みが強い場合や関節の変形が著しい場合などに検討されますが、関節の破壊が進むと手術ができなくなることもあります。手術するタイミングについては、医師と相談しましょう。

Q239 手術をすれば薬物療法は必要ない？

A 手術前に関節リウマチの治療薬の服用を一時的に中止することはありますが、手術後も進行を抑えるために、薬物療法を続ける必要があります。

自己判断で中止するのは禁物です。必ず医師の指導に従って治療を続けてください。

Q240 足関節固定術の場合、足首が動かせない？

A 足首を固定する手術法のため、健康な状態と比べると動かせる範囲は狭くなるものの、あ

足指の手術（関節温存手術）

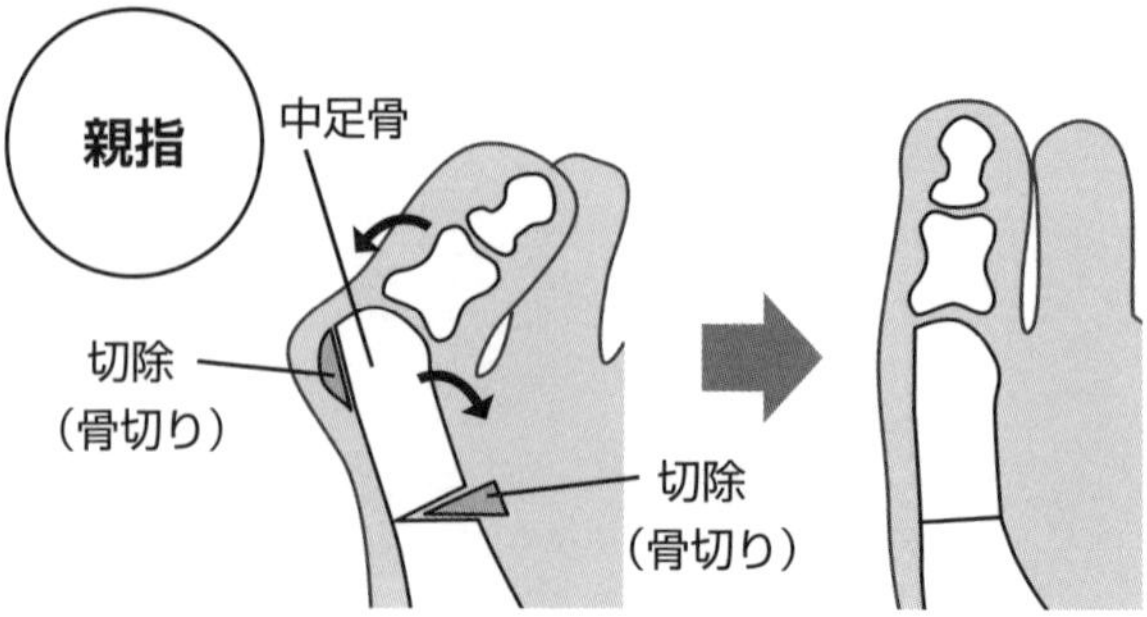

外反母趾を起こした親指の骨の一部（中足骨）を切除し、残った骨をずらして整える

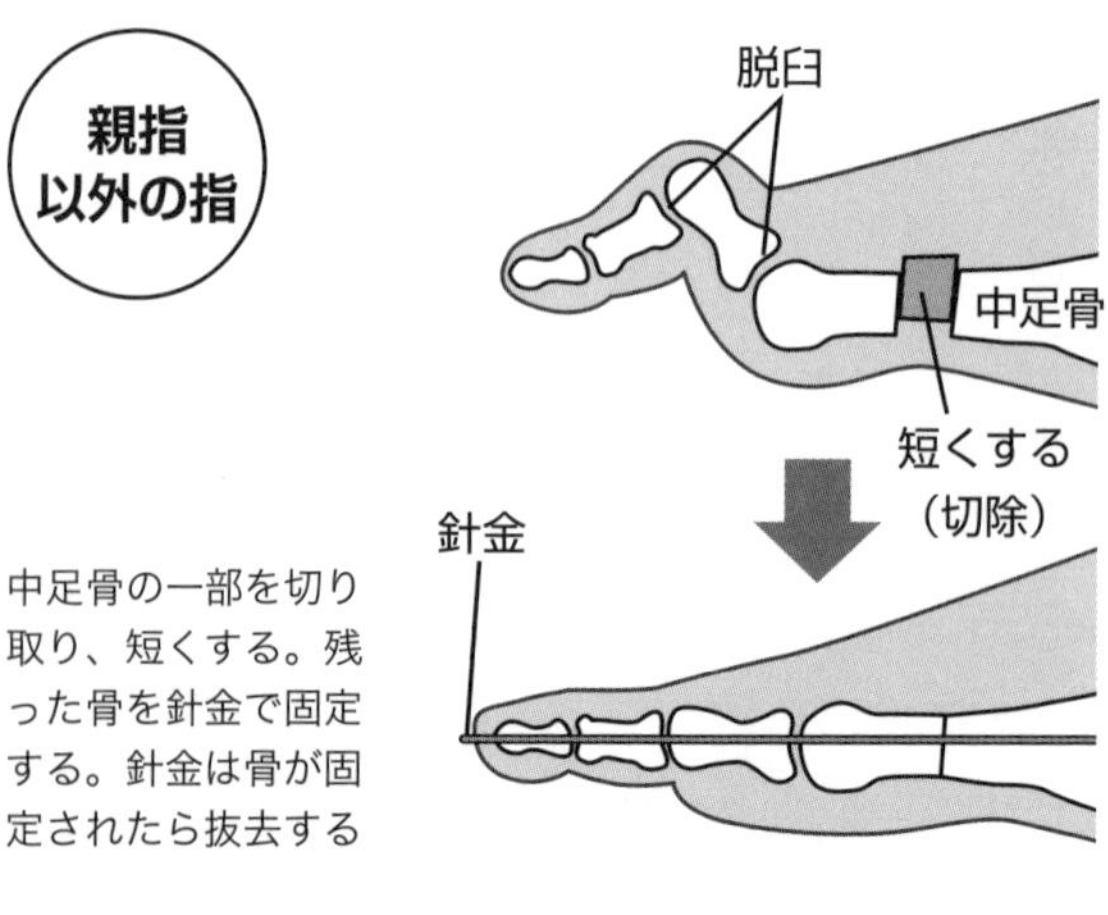

中足骨の一部を切り取り、短くする。残った骨を針金で固定する。針金は骨が固定されたら抜去する

る程度は足首を動かすことはできます。

なお、人工足関節置《ち》換《かん》術は、足関節固定術よりも足首の可動域は広くなり、日常生活の動作もしやすくなります。

Q241 足指の関節温存手術のメリットは？

A 足指の関節温存手術は、関節を残したまま足指の変形を矯正する手術法です。外《がい》反《はん》母《ぼ》趾《し》では、親指の付け根部分の飛び出した骨を削って整形することで、痛みがとれ、歩きにくさからも解消されます。

また、従来の損傷した関節を切り取る関節切除術では、術後、つま先に力が入りにくくなるという問題がありましたが、関節温存手術ではつま先立ちすることも可能です。

Q242 手首の腱断裂が起きやすいのはどの部分？

A 一般に、腱《けん》断裂が起きやすいのは、手首の小指側のくるぶし部分です。小指側の尺骨という骨が変形して脱《だっ》臼《きゅう》すると、尺骨と手首や指を反らせる伸筋腱がこすれて切れます。このため、切れた部分の小指などが伸ばせなくなります。

腱は1本切れてしまうと、別の腱も次々に切れていく危険性があります。

複数の腱が切れると手術が難しくなるため、1本でも切れてしまったら、早めに手術を受けることを検討します。

Q243 手の腱の断裂をチェックする方法は？

A まず、手を軽く握ってください。小指だけをまっすぐに伸ばしたときに、うまく伸びない場合は、小指の腱が断裂している可能性があります。

手首の手術

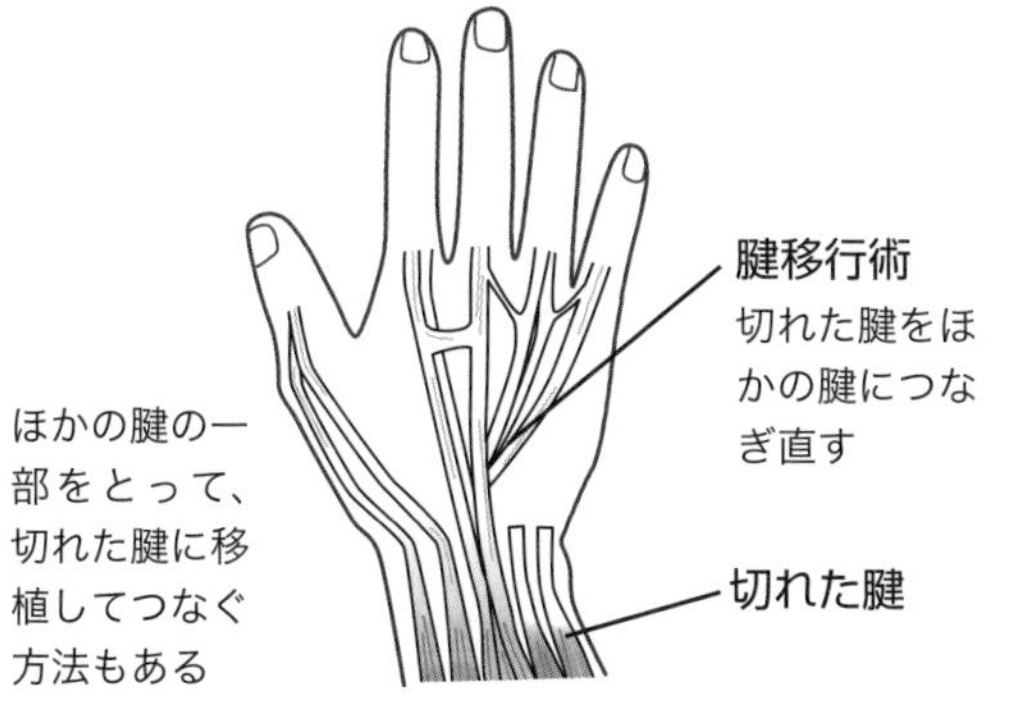

姿勢・動作を見直す

関節に負担がかかる姿勢や動作は、関節の変形を進める一因になる

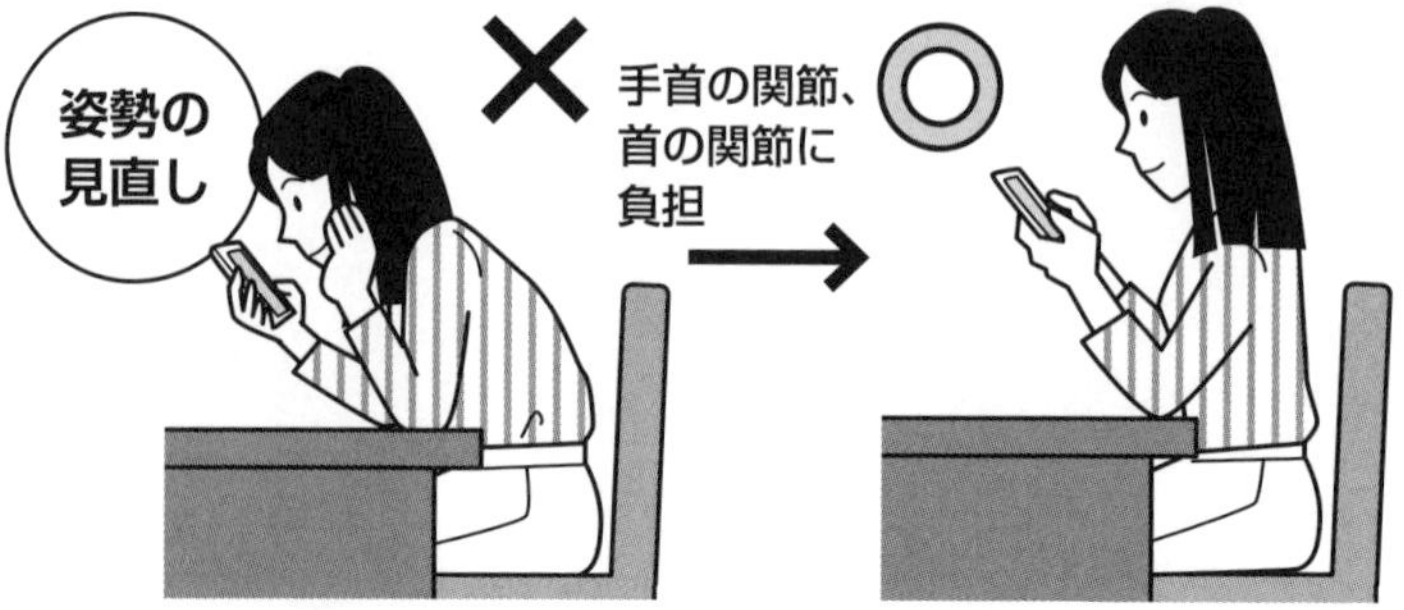

ほお杖をついて、片手でスマートフォンを操作する

背筋を伸ばして、両手でスマートフォンを操作する

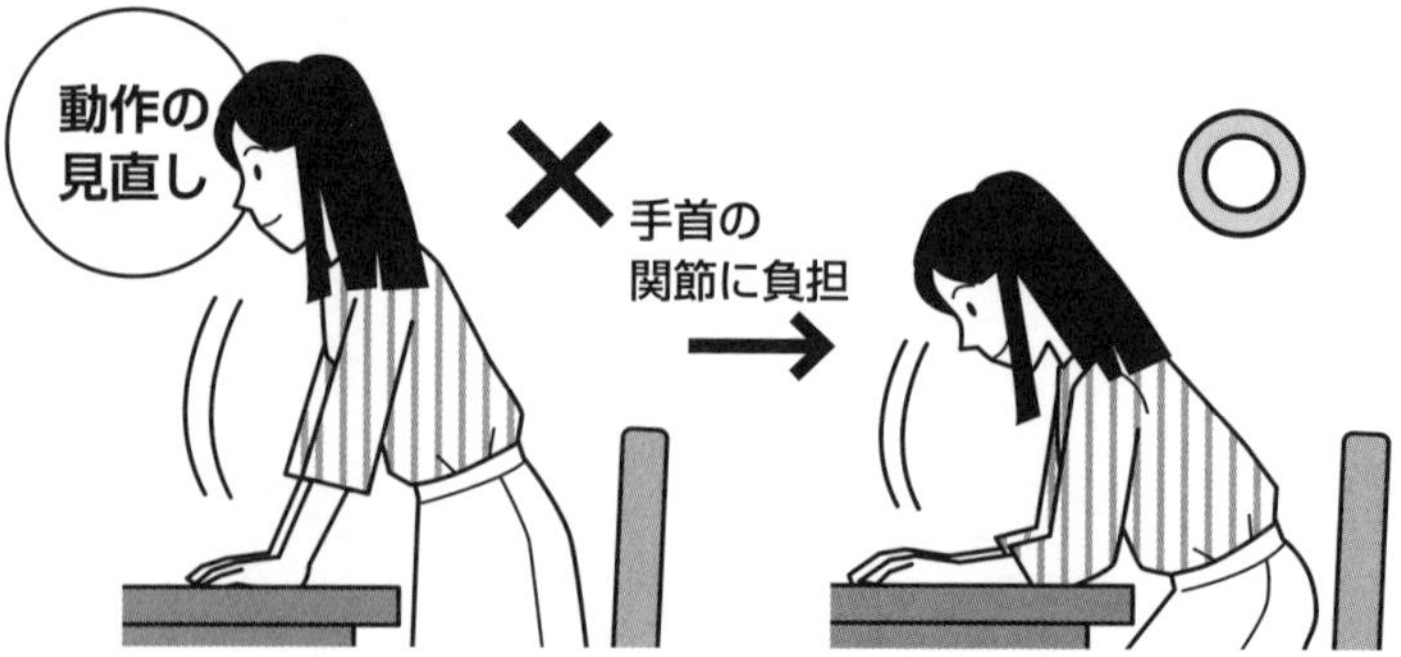

イスから立ち上がるときに、手をついて体を持ち上げようとする

腕全体で体重を支えるようにして立ち上がる

薬物療法と並行してリハビリを続ける

関節リウマチは、薬物療法の進歩によって大幅な改善が期待できるようになりましたが、長く付き合っていく病気であることは変わりません。

関節リウマチの治療を続けながら、関節の動きを取り戻すリハビリも行い、日常生活を過ごしやすくしていきます。

リハビリの目的は関節を守り、体を動かすこと

関節リウマチのリハビリでは、関節を守ることと体を動かすこと

体を動かすリハビリ

日常の生活動作もリハビリになる。症状が落ち着いているときは、運動や体操も取り入れる

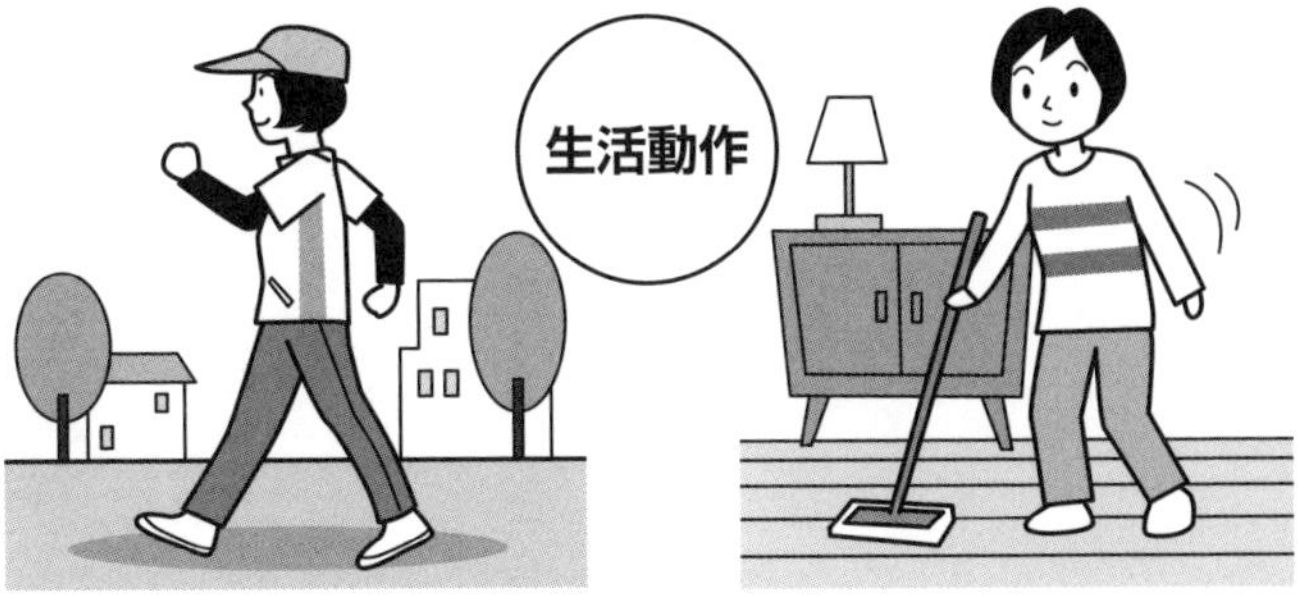

散歩、買い物など

掃除、洗濯、炊事など

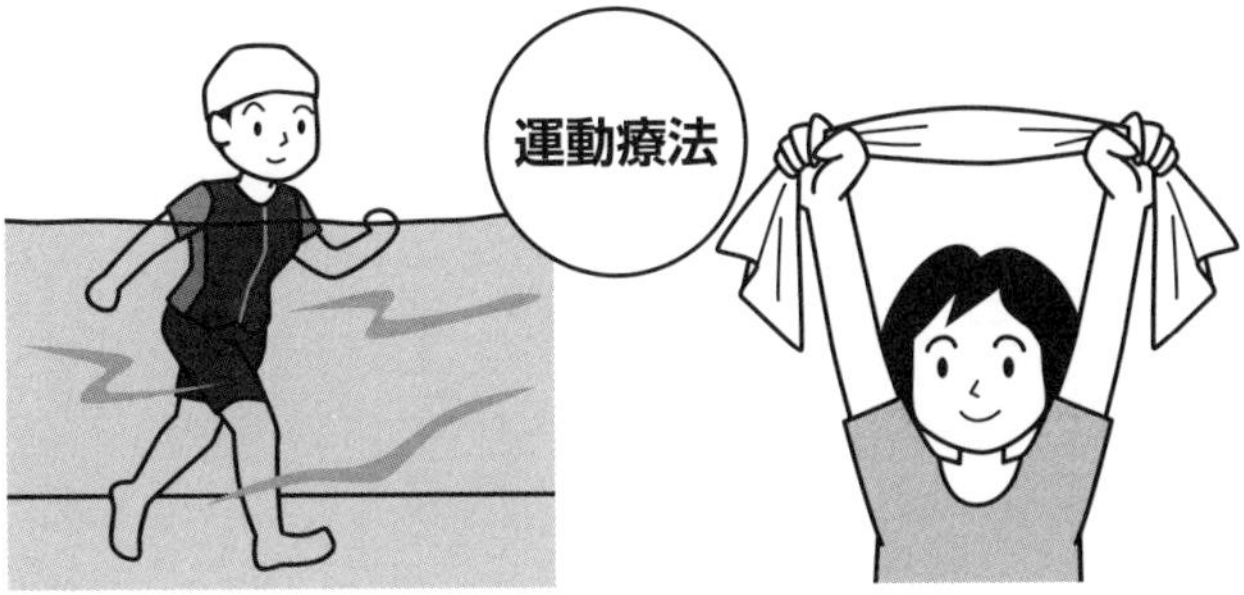

水中ウォーキングは関節に負担がかからないためおすすめ

自宅で行う体操(192ページ)

ポイント

- **日常生活の姿勢や動作を見直し、関節への負担を軽くする**
- **生活動作を自分の力で続けることもリハビリの一環**

が中心になります。

関節に大きな負担がつね日ごろかかると、関節の変形を進行させやすくします。日常生活の姿勢や動作を見直し、修正していくことが必要です。

また、運動も重要です。特別な運動をしなくても、歩行や家事、買い物などの生活動作も体を動かすことになります。多少の痛みならば、1日1回は全身の関節をできる限り大きく曲げたり伸ばしたりしましょう。生活活動も無理のない範囲で続けることが大切です。

こうした生活動作を自分の力で続けることも、立派なリハビリです。ただし、強い痛みや腫れがあるときは、運動を控えて、症状が落ち着いたときに運動を行うようにします。

ここが聞きたい！
Q&A
「関節リウマチ」のリハビリ

Q244 リハビリの効果はどれくらいある？

A　約6000人の患者さんを対象に行った調査（下図）によると、リハビリを行った人のほうが、リハビリを行わなかった人よりも約1・25倍も体を動かすことができるようになっています。

また、関節の炎症の有無がわかる血液中のCRPの値も、リハビリを行った人のほうが改善しています。

リハビリは体を動かしやすくするだけでなく、病状を改善する効果もあるということがわかります。

Q245 片手で物を持ち上げる動作はよくない？

A　ある程度の重さのあるものを片手で持ち上げようとすると、手指や手首の関節に負担がかかってしまいます。

フライパンの取っ手を持つときなどは、片手にもう片方の手をそえるようにします。マグカップなども、片手で本体を持ち、もう片方の手で底を支えると、指への負担が減らせます。

Q246 荷物の持ち方で注意すべきことは？

A　バッグなどの持ち手を指にかけないようにします。腕に

リハビリの効果

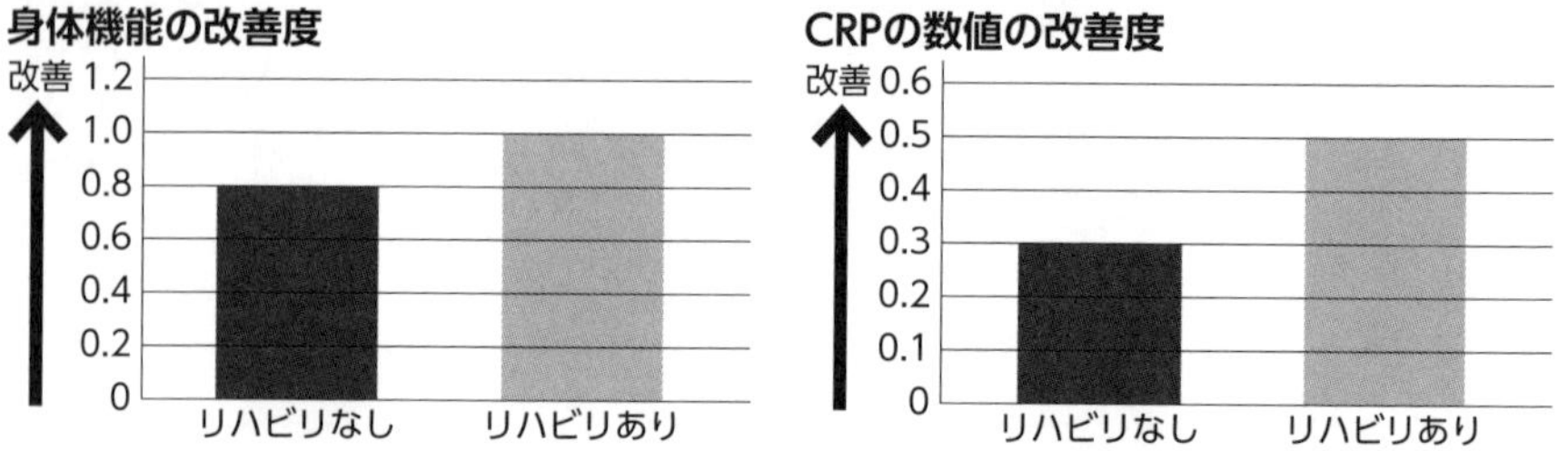

リハビリを行った人は、行わなかった人と比べて、身体機能や体内の炎症の有無を示すCRPの値が改善した

（東京女子医科大学膠原病リウマチ痛風センターIORRA調べ）

住まいの環境・生活スタイルの見直し

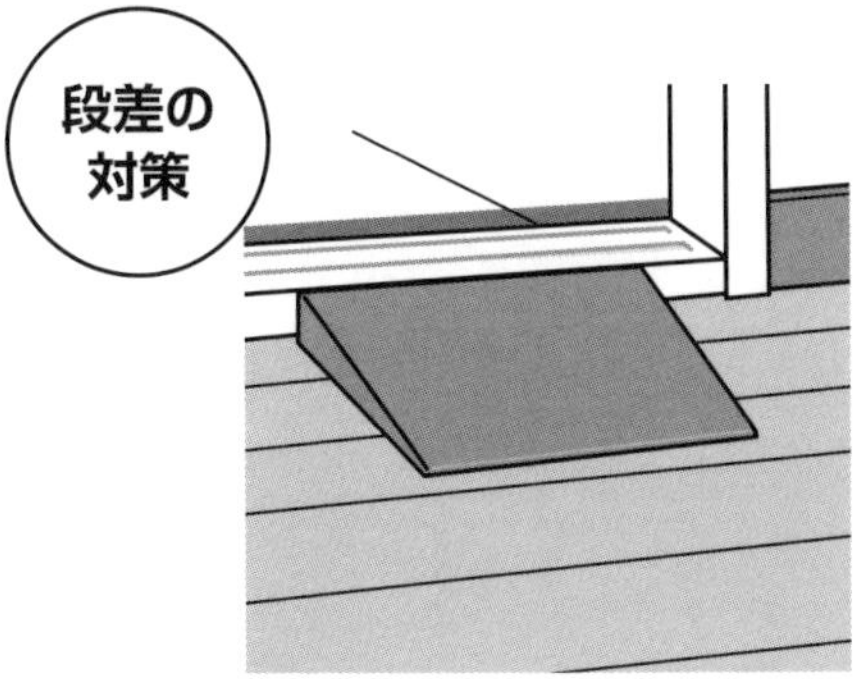

段差があるとつまずきやすい。傾斜のある板やスロープなどを使って段差を解消する

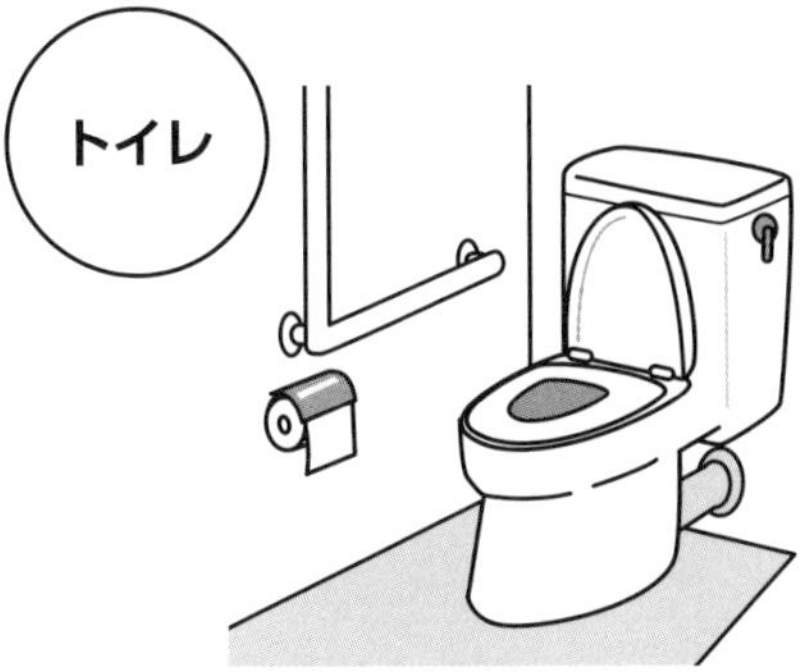

立ち座りの動作を楽にするために手すりをつける。和式トイレは洋式に変える

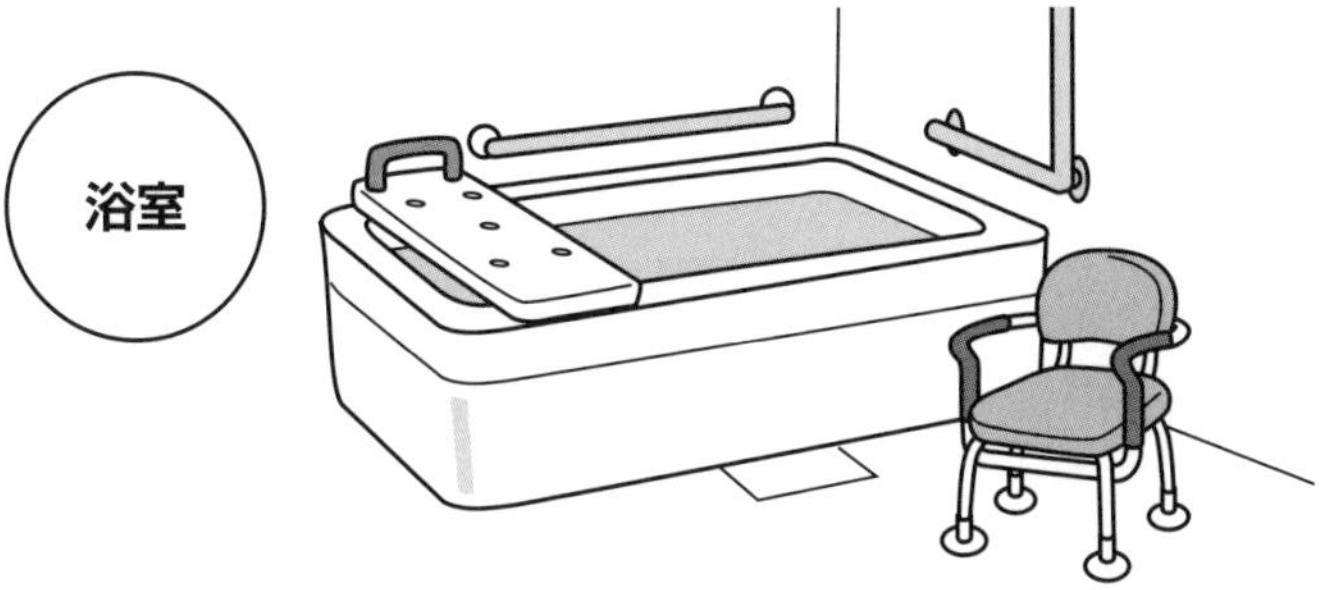

手すり、滑り止めマット、浴槽ボード、イスなどで転倒防止を

かけるのも、ひじの関節の負担になるので避けてください。持ち手は肩にかけるのがベストです。

旅行などで重い荷物を運ぶときはキャリーバッグを使ったり、リュックサックで背負うようにしましょう。

Q247 住まいの環境も見直すべき？

A 日常動作をできるだけ自分でやり続けるためには、関節の負担を軽くする環境や生活スタイルの見直しも必要です。

家の中で段差の大きい場所にはスロープをつけて段差をなくしたり、トイレや階段などに手すりをつけるなどの工夫をします。

生活スタイルは、基本的に和式よりも洋式のほうが関節への負担

家事動作のリハビリ

掃除

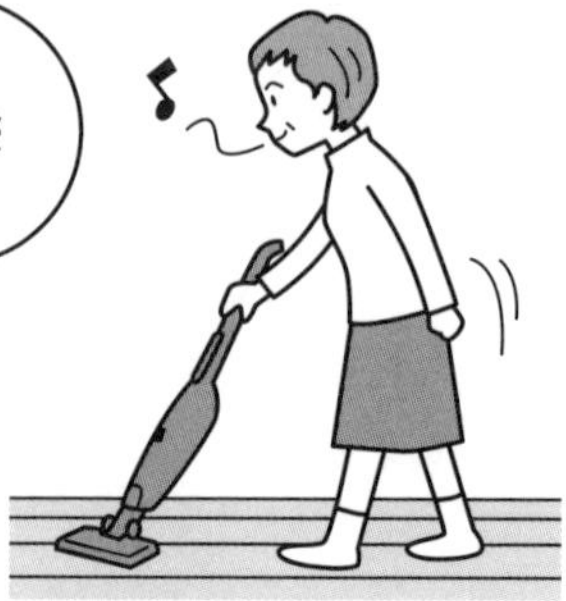

軽量の掃除機で体や関節の負担を軽くする

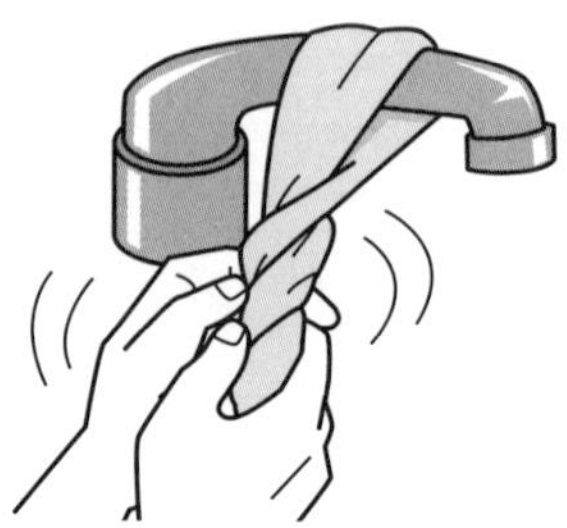

ぞうきんやふきんなどは、蛇口を使って手首をひねらずに絞る

台所仕事

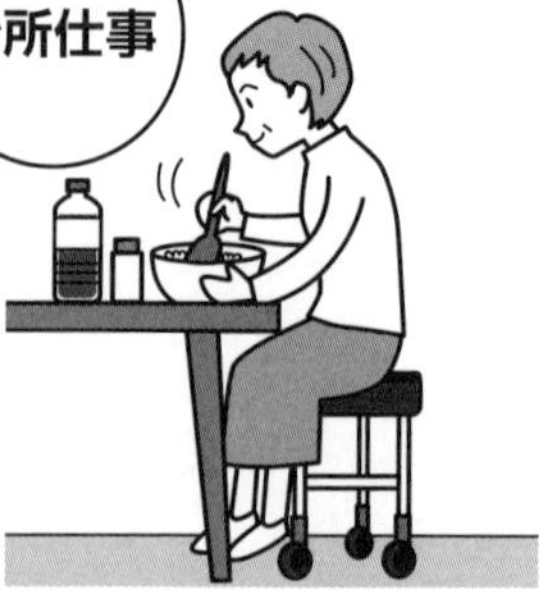

高めのイスに座って調理すると疲れにくい。キャスター付きが便利

自助具

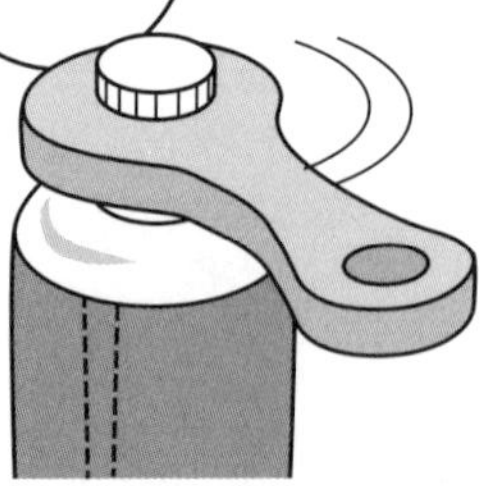

ペットボトルなどのふたを簡単に開けられるオープナー

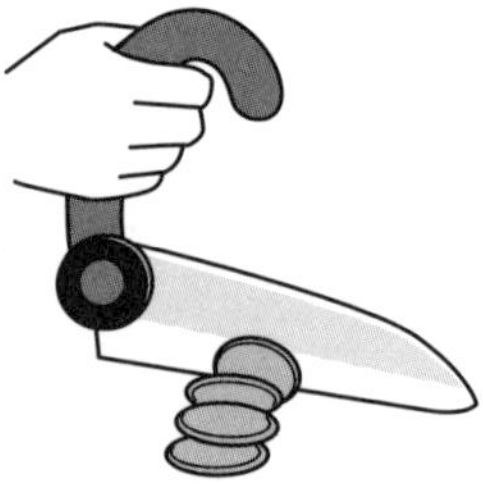

手に力が入りにくい人でも簡単に切れる包丁

が軽くすみます。

Q248 ぞうきんを絞るのがつらい。工夫できないか？

A 両手でぞうきんなどを絞る動作は、手首の関節をひねるため、痛みを起こしやすくなります。水道の蛇口などにぞうきんを掛けて、手首をひねらないよう少しずつ絞ってください。

Q249 関節の負担が少ない掃除のしかたは？

A 掃除機が重いと扱いが難しく、体力も消耗します。軽量の掃除機に変えることをおすすめします。

床のぞうきんがけは重労働なので、柄の長いモップを利用するとよいでしょう。

Q250 台所仕事を楽に行うには？

A 台所仕事のなかでも調理は、細かな手作業を必要とします。調理を助ける自助具を利用すると、調理の負担が軽くなります。

また、立ちっぱなしにならないために、高めのイスに座って作業できるようにしましょう。

日ごろからよく使う調理器具は、手の届きやすい場所に収納しておくと、出し入れが楽になります。

Q251 自助具は積極的に利用すべき？

A 遠くの物を引き寄せるのに便利なリーチャー（マジックハンド）や、ふたを簡単に開けるオープナーなどの自助具は、非常に便利なものです。しかし、リハビリという点では、関節の動きを減らしてしまう可能性があります。「できないから使う」のはよいですが、「便利だから使う」のは考えものです。自助具は痛みが強いときなどに補助的に使い、できるだけ自力で行うようにしましょう。

Q252 運動療法を行うときに注意すべき点は？

A 関節リウマチの運動は慎重に行わなければなりません。関節が腫れて熱をもっているときは、運動を控えてください。

運動した翌日に疲れが残っていたり、痛みがあらわれたら、少し休むようにします。再開するときは、運動の量や強度などを減らして、慎重に行いましょう。

関節の症状が落ち着いているときは、できるだけ全身を動かすようにします。水中ウォーキングは、関節の負担がかからない全身運動としておすすめです。寛《かん》解《かい》が続くようであれば、ジョギングや好きなスポーツなどを楽しむのもよいでしょう。その場合も、けがなどに十分注意してください。

Q253 関節の症状が強い人のリハビリは？

A 関節の変形が進んでいる人は、手・足関節のサポーターや足底板、腰椎コルセットなどの装具を利用すると動きやすくなります。足指に変形がある場合は、靴選びも重要です。医師や理学療法士とよく相談しながら、体に合った装具や靴を選んでください。

手足の関節のリハビリテーション

手足の関節機能を取り戻すためには、適切なリハビリが大切です。無理のない範囲で、症状がある関節をひと通り、毎日続けましょう。

おもな目安

1セット:5〜10回程度

手・ひじ

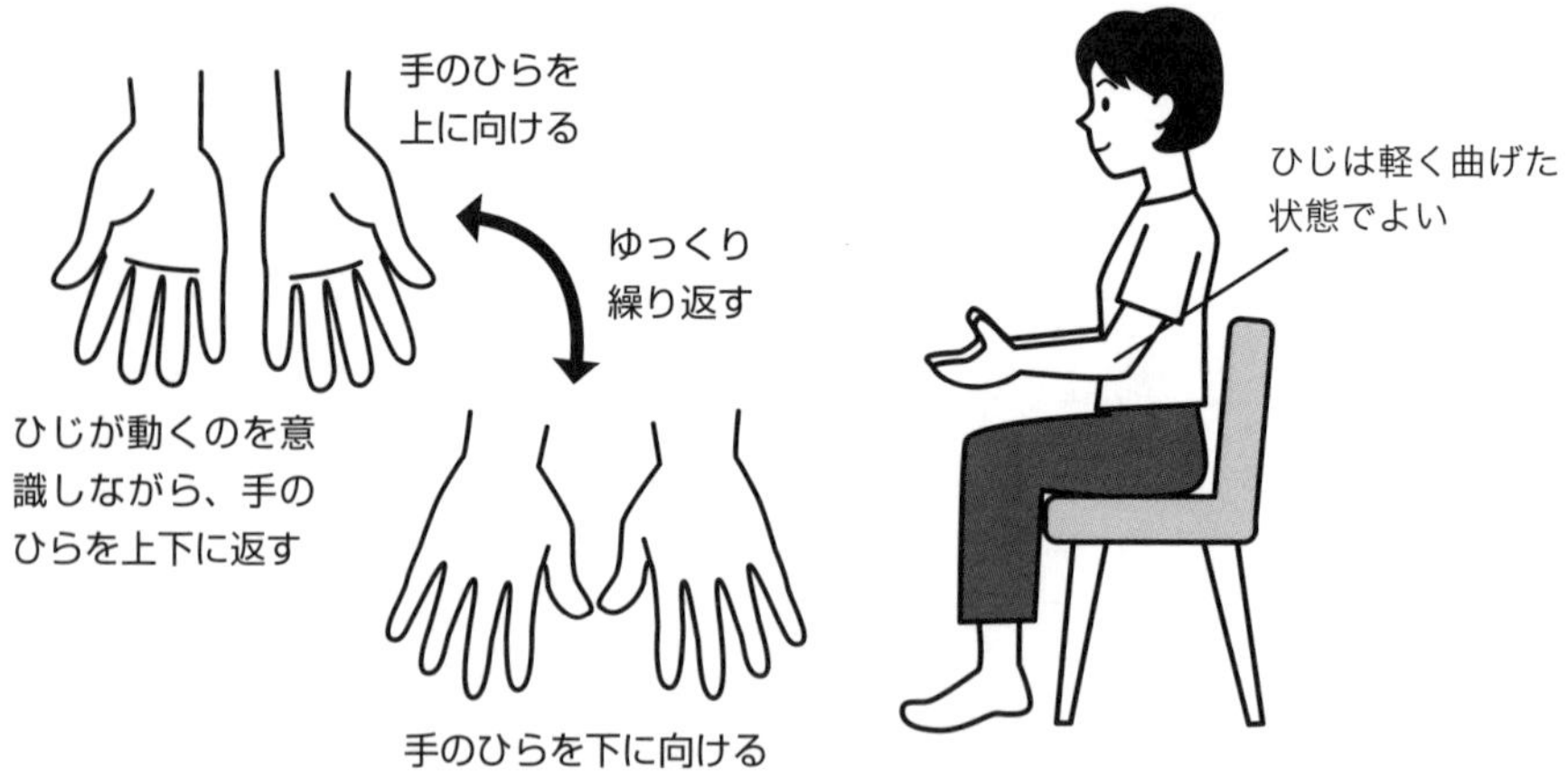

手首

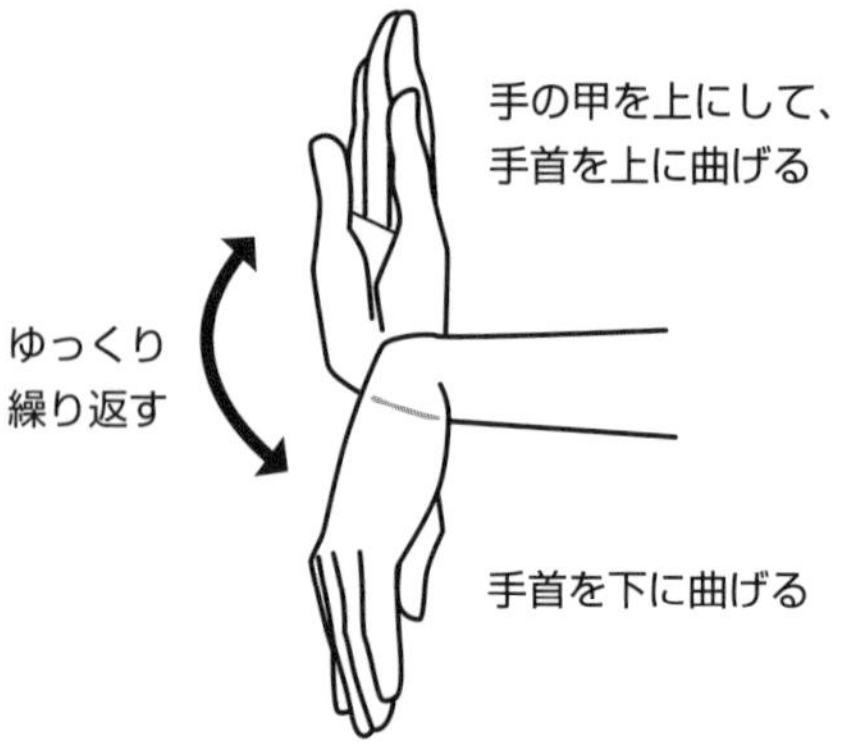

手指

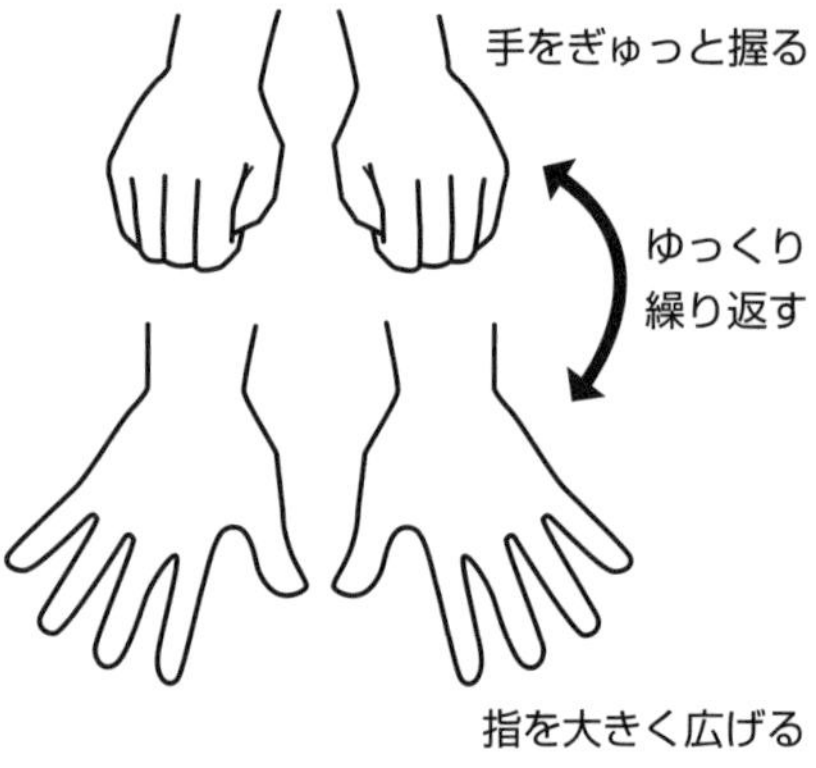

〔 太もも・足 〕

左右交互に、ゆっくり太ももを上に引き上げて戻す

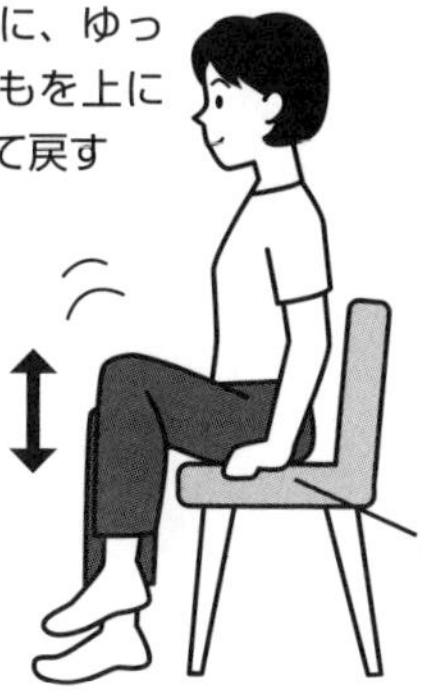

座面を両手でつかむと、体が安定する

〔 太もも・ひざ 〕

ひざを伸ばして足を持ち上げる。そのまま5～10秒間保ち、ゆっくり下ろす

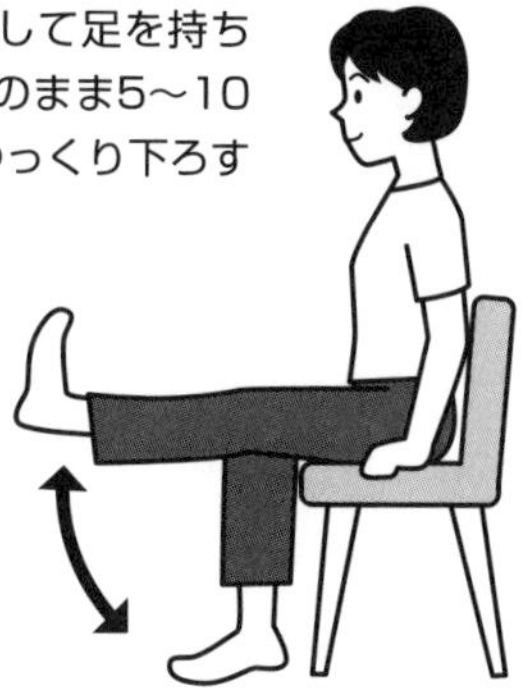

片方を数回繰り返したら、足を変えて行う

〔 足首① 〕

かかとを床につけたまま、片足のつま先を上に向ける。次につま先だけを床につけて、かかとを床から離す。これをゆっくり繰り返す。もう片方の足も行う

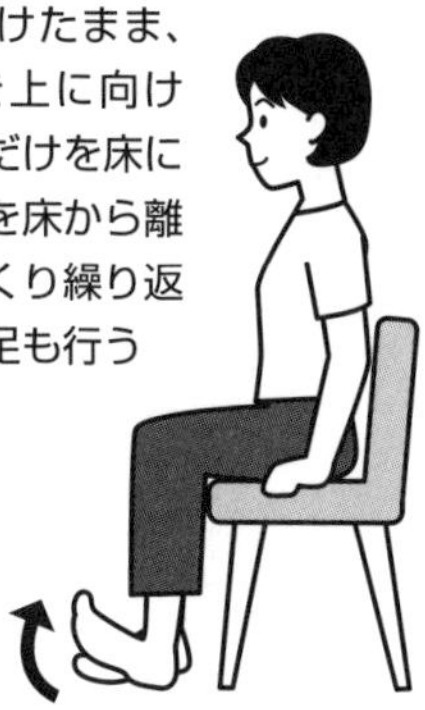

〔 足首② 〕

足を床から上げて、足の裏が外側に向くように足首をひねる。次に内側に向けて足首をひねる

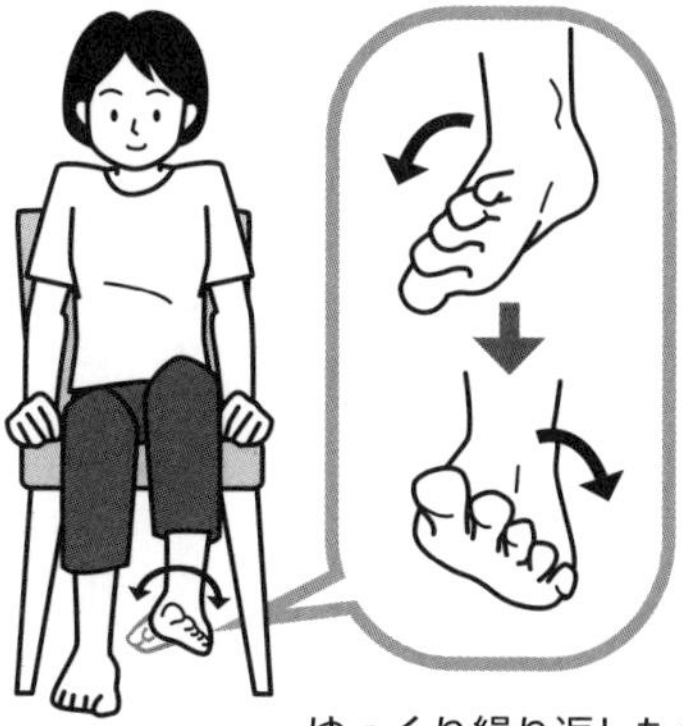

ゆっくり繰り返したら、足を変えて行う

〔 足指 〕

足の指をぎゅっと握る

指を大きく広げる

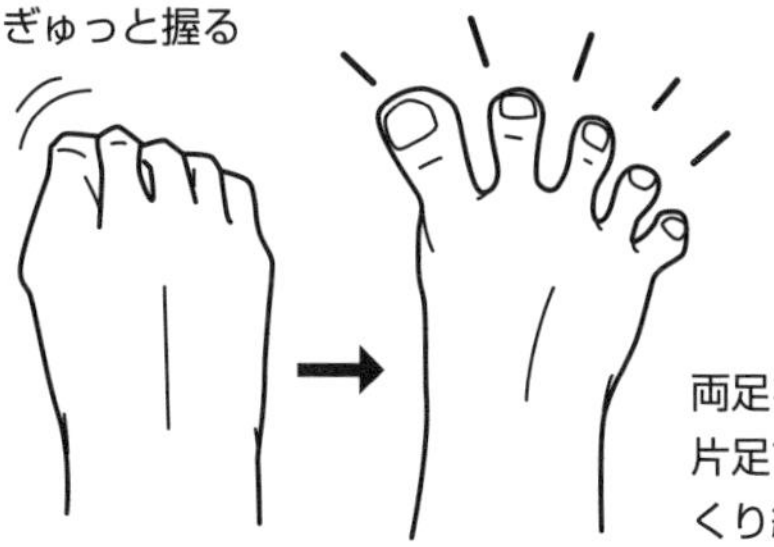

両足を同時に、あるいは片足ずつでもよい。ゆっくり繰り返す

「関節リウマチ」のセルフケア

関節リウマチ以外の病気にも注意する

関節リウマチの治療は、薬で寛《かん》解《かい》を達成させることですが、その先には「いつまでも元気で長生きする」という目標があります。そのためには、関節リウマチの管理だけでなく、全身の健康に気をつける必要があります。

とくに気をつけなければならないのが、そのほかの病気との合併です。関節リウマチは免疫の異常が原因で起こる全身性の病気です。そのため、治療薬の影響を受けて、合併症を起こしやすい傾向にあります。

関節リウマチは、その病気自体は命にかかわるものではありませんが、合併症の重症化によって命に危険が及ぶことがあるので注意が必要です。

合併症が関節リウマチを悪化させることも

おもな合併症には、呼吸器疾患（関節性肺炎など）、骨粗しょう症、シェーグレン症候群、糖尿病、心筋梗塞、脳血管障害、消化性潰瘍、がん（リンパ腫など）があります。関節リウマチ患者の調査によると、約2割の人が、これらの合併症を発症していました。

合併症があると、関節リウマチの病気の勢いが強いときに治療薬を増量しようとしても、合併症が悪化するおそれがあるため、十分な治療を行えない場合があります。その結果、関節リウマチが進行し、全身の健康状態が悪化するという悪循環に陥ります。

合併症のほかに、抗リウマチ薬や生物学的製剤の影響で、免疫力が低下し、風邪やインフルエンザなどの感染症にかかりやすくなります。

合併症や感染症の予防・改善には、体調管理と生活習慣を見直して健康的な生活を送る必要があります。

合併症を防ぐ生活のポイント

規則正しい生活を心がける

- 早めに起床する。朝の関節のこわばりがあっても、時間が十分にあるため、落ち着いて行動できる
- 早く寝る。十分な睡眠をとることで、体力を維持できる

バランスのよい食事をとる

- 適切な量と栄養バランスを心がけ、太りすぎないよう気をつける

適度な運動を取り入れる

- 症状が落ち着いているときは、積極的に体を動かすよう心がける

休息をとる

- 疲れすぎないよう、体の状態に気をつけてこまめに休みをとる

ポイント

- 合併症や感染症が関節リウマチを悪化させることがある
- 病気を正しく理解し、健康的な生活を送ることが長寿の秘訣

心のケアも大切に。前向きに生活する

健康的な生活とは、バランスのよい食事をとり、十分な睡眠を確保し、適度な運動を行うことです。体重をコントロールして適正な体重を維持することも大切です。喫煙は治療に悪影響を及ぼすので、必ず禁煙してください。

病気に対する不安や悩みをため込みすぎるのも、健康によくありません。確かに関節リウマチを完治させる方法は、今のところありません。しかし、関節リウマチについての正しい知識を持ち、一生付き合っていく病気であることを理解すれば、必要以上の不安はなくなるはずです。前向きに生活していくことが大切です。

ここが聞きたい！
Q&A
「関節リウマチ」のセルフケア

Q254 肺の病気を合併させないためには？

A 合併症で注意したい病気の1つに肺炎があります。

２０１８年の統計によると、肺炎は日本人の死因の第5位であり、高齢者にとっては致命的な病気です。しかも関節リウマチがあると、肺炎を発症する危険がさらに高くなります。

肺炎を合併する理由としては、治療による免疫力の低下や薬の副作用、病気そのものの影響などがあります。

肺炎を合併させないためには、肺炎のきっかけとなる細菌への感染を防ぐ対策を徹底することが重要です。また、咳《せき》が続いたり、痰《たん》が増えたり、息苦しさが続くときは、ただちに受診することが大切です。

定期的に検査を受けて、肺の状態を確認するようにしてください。

Q255 骨粗しょう症の対策は？

A 関節リウマチの患者さんは、骨粗しょう症（206ページ）になりやすい要因があります。

関節の炎症が続くと、増殖した滑《かつ》膜《まく》細胞が骨の破壊を促したり、骨の形成を抑えたりして骨粗しょう症が起こりやすくなります。また、関節の痛みなどで運動不足になると、骨量が減少して、骨がもろくなり、骨粗しょう症が進行します。

関節リウマチの治療薬が原因となる場合もあります。たとえば、ステロイドを長期にわたって使用していると、骨量の減少を引き起こし、骨粗しょう症が起こりやすくなるのです。

骨粗しょう症になると、骨折しやすくなります。骨密度が低下していたり、骨粗しょう症と診断された場合は、骨量を増やす取り組みを始めましょう。

カルシウムやビタミンDを多く含む乳製品などの食品をとるよう心がけます。屋外に出て紫外線を浴びることも、骨の健康維持に必要です。

Q256 関節リウマチの人は骨折しやすい？

A 関節リウマチの患者さんを調査したところ、10人に1〜2人が骨折したことがあるといいます。

関節リウマチになると、病気の影響によって活動量が低下し、筋力が軽減して、転倒・骨折しやすくなります。骨粗しょう症があると、そのリスクはさらに高まります。したがって、骨折を防ぐためには転倒防止対策をとることが重要です。

家の中では、つまずくようなものを置かないようにします。段差を解消したり、照明をつけて部屋を明るくするなど、生活環境の見直しも必要です。

骨折を防ぐ対策は、転倒予防が第一です。

骨折しやすい部位

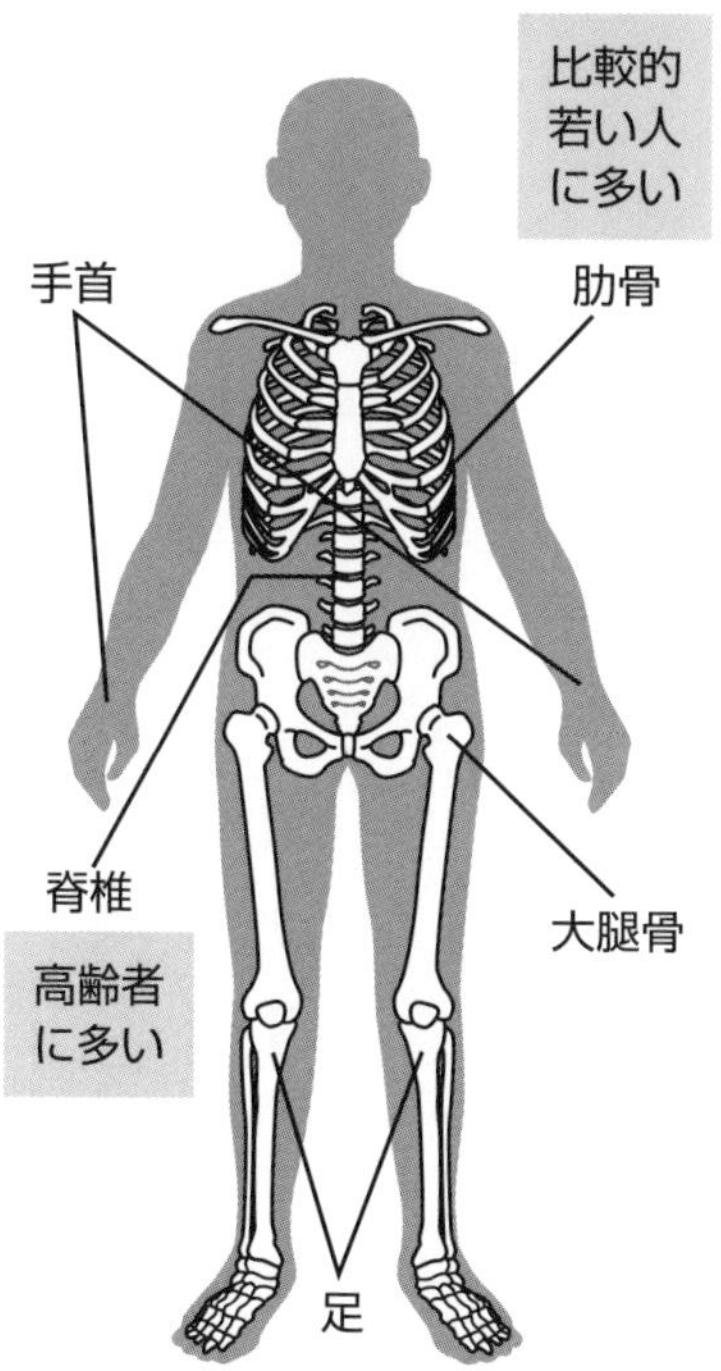

大腿骨や脊椎の骨折をきっかけに、寝たきり状態になってしまう高齢者も少なくない。ふだんから骨折のきっかけとなる転倒には十分注意する

Q257 心筋梗塞や脳血管障害の合併が心配

A 心筋梗塞や脳血管障害は、加齢とともに起こりやすくなる病気です。欧米では、関節リウマチの患者さんに心筋梗塞などが起こりやすいというデータがありますが、日本人ではそのような報告はありません。

関節リウマチがあるからと過度に心配する必要はありませんが、関節リウマチの有無は関係なしに注意すべき病気といえます。

心筋梗塞や脳血管障害の原因となるのは動脈硬化であり、生活習慣の乱れによって起こりやすくなります。生活習慣を見直すことは、関節リウマチの状態をよくすることにもつながります。食生活を改

善し、適度に体を動かしましょう

Q258 シェーグレン症候群も合併症の1つ？

A シェーグレン症候群は、関節リウマチと同じく膠《こう》原《げん》病《びょう》の1つです。

関節リウマチが関節の組織に対して自己免疫が働くのに対し、シェーグレン症候群は、粘膜組織に対して働きます。そのため、涙をつくる涙腺や、唾液をつくる唾液腺などに慢性的に炎症が生じて、涙や唾液の分泌が低下し、ドライアイ、ドライマウスがあらわれます。

関節リウマチの患者さんにもこうした乾燥症状があらわれることがあります。乾燥による不快症状は、対症療法で改善されます。また、眼科や歯科を定期的に受診することも大切です。

ドライアイ・ドライマウスの乾燥対策

ドライアイ

- 症状は、目がゴロゴロする、目が疲れるなど
- 目を酷使する作業（パソコンなど）をするときは、こまめに目を休ませる
- エアコンの風などを直接目に当てないようにする
- ドライアイを改善する目薬を使う（人口涙液など）

ドライマウス

- 症状は、口やのどの渇きが続く、口の中がネバネバする、味覚がおかしいなど
- つねに水分を携帯し、口を湿らせる
- シュガーレスガムなどをかんで、唾液の分泌を促す
- 洗口液（マウスウォッシュ）で口をゆすぐ。保湿成分が入ったジェルタイプを使うとよい

Q259 関節リウマチとリンパ腫の関係は？

A リンパ腫とは、首やわきの下にしこりや腫れがあらわれる病気で、良性と悪性があります。メトトレキサートを服用している場合に、悪性リンパ腫の発生率が4倍になるという報告があります。ただし、しこりなどの症状があれば悪性というわけではありません。また、薬をやめることで治るケースも多くみられます。

しこりや腫れに気づいたら、すぐに受診してきちんと診断してもらいましょう。

Q260 どんな食事を心がけたらよいか？

A 関節の痛みや腫れがあると、運動不足になり、筋肉量が低下してしまいます。筋肉を増やすためには、肉や魚、乳製品などの良質なたんぱく質をきちんと摂取することが大切です。

骨粗しょう症の合併を防ぐには、骨をつくるために必要なカルシウムやビタミンDを多く含む食品の摂取が欠かせません。そのほか、関節リウマチに起こりやすい貧血予防のために、鉄分を多く含む食品をとるよう心がけてください。

1日3食をバランスよく食べるようにします。

食生活のポイント

筋肉や骨を強くし、関節リウマチに起こりやすい合併症を防ぐ食事を心がける

たんぱく質

- 筋肉や骨を強くするために欠かせない栄養素
- 多く含む食品：肉、魚、卵、乳製品、大豆製品など

カルシウム

- 骨をつくるために欠かせない栄養素
- 多く含む食品：乳製品、小魚、緑黄色野菜、海藻類、ゴマなど

ビタミンD

- 腸でのカルシウムの吸収を高める働きがある
- 多く含む食品：鮭やマグロのトロ、豚レバー、キノコ類など

ビタミンK

- 骨質を維持する
- 多く含む食品：納豆、青菜など

鉄分

- 血液の鉄分を補い、貧血を予防する
- 多く含む食品：レバー、魚介類、ヒジキ、切干大根、ホウレン草など

太りすぎ、やせすぎに注意して、適切なエネルギー量を摂取する

Q261 体重にも気をつけるべき?

A 肥満は、関節に大きな負担をかけるだけでなく、心臓病や脳血管障害、糖尿病などの生活習慣病の原因にもなります。一方、やせすぎも、体力の低下を招き、感染症にかかりやすくなります。また、骨がもろくなり、骨折しやすくなるなど、さまざまな問題を引き起こします。

食事や生活活動を見直して、適正な体重を維持できるよう心がけてください。

COLUMN

関節リウマチの大規模患者調査「IORRA調査」

患者さんの症状や治療状態を調査

関節リウマチの治療を進めていくうえで、患者さんの症状や治療の状態などを把握することが重要です。また、次々と登場する新しい薬剤に対しては、有効性や安全性を詳しく調べる必要もあります。

ところが、1998年までの日本には関節リウマチ患者さんのデータベースが存在しませんでした。そこで、東京女子医科大学膠原病《こうげんびょう》リウマチ痛風センター（当時：山中寿教授）が、2000年より大規模患者調査を開始しました。それが「IORRA調査※」です。

同センターに通う約6000人の関節リウマチ患者を対象に、年2回実施しています。患者さんに調査用紙を配付し、治療内容や現在の症状、生活などを記入して送り返してもらう方法で、患者さんのデータを集めています。30ページにわたる調査内容にもかかわらず、回収率は98％を誇っています。

治療法も進歩。寛解率が50％を超える

IORRA調査がスタートした2000年は、1999年に治療薬のメトトレキサートが承認され、2003年には生物学的製剤が承認されるなど、それまでの痛みを抑える対症療法から、寛解《かんかい》を目指した治療へと、治療法が大きく変わった時期でもあります。IORRA調査の正確な患者情報が、新しい治療法の確立に大きく役立っています。

また、同センターにおいて、2000年に寛解を達成できていた患者さんは10％にも満たなかったのが、2018年には55％を超えるようになっています。IORRA調査は日本の関節リウマチ治療の進歩に大きく貢献しています。

※Institute of Rheumatology, Rheumatoid Arthritisの略。東京女子医科大学膠原病リウマチ痛風センターの頭文字をとってつけられた

第6章

「骨の病気」の疑問・悩みを解決！

骨がもろくなって骨折しやすくなる骨粗しょう症は、中高年に多い骨の病気です。進行して圧迫骨折し、初めて気づくことも少なくありません。そのほかにも、骨の一部が壊死《えし》する大腿骨頭壊死症や、骨に炎症が起こる骨髄炎など、さまざまな骨の病気があります。

監修　宗圓聰
（そうえん整形外科院長）

「骨の病気」の基礎知識

骨のしくみや役割、骨に関連する病気について知る

骨には体を支え、体をつくる役割がある

人の体には成人で２０６個の骨があり、骨同士が組み合わさって骨格を形成し、筋肉や靭帯《じんたい》が補強しています。

骨の構造は、外側の「皮質骨」という緻密で硬い部分と、内側の「海綿骨」という細い繊維状の骨が網目のようにはりめぐらされて、スポンジ状態になった部分の2層構造になっています。

骨の中心部は空洞で、そこには骨髄《こつずい》というやわらかい組織や血管が入っています。骨髄では、赤血球、白血球、血小板などがつくられています。

骨には、体を支える、脳や内臓を保護する、血液をつくる、カルシウムやミネラルを貯蔵するなど、重要な働きがあります。また、筋肉とともに体を運かす働きもしています。

骨の強度を決める骨量と骨質

骨の強さは、骨量（骨密度）70％と骨の質（骨質）30％によって決まります。

骨密度は、骨の中に含まれるカルシウムなどのミネラル量をあらわしています。健康な骨は、ミネラルが十分に詰まっていて骨密度が高くなります。一方、ミネラルが少ないと、骨の内部がスカスカになり、骨密度が低くなります。

骨を鉄筋コンクリートの建物にたとえると、コンクリート部分に当たるのが、カルシウムなどのミネラルで、鉄筋に当たるのがコラーゲンなどです。コラーゲンには、コンクリート部分を補強する役目があり、コラーゲンの強度も骨質の1つです。コンクリートがしっ

かりしていても、それを支える鉄筋がもろいと骨の強度は低くなり、骨折しやすくなります。

丈夫な骨をつくるには、カルシウムなどがぎっしり詰まっていることと、コラーゲン同士がしっかりとつながっていることが大切なのです。

骨は一生、新陳代謝を繰り返す

骨は、古い骨が壊されて、新しい骨をつくるという新陳代謝を繰り返しています。これを骨のリモデリングといい、生きている限り続くものです。

骨の内部構造

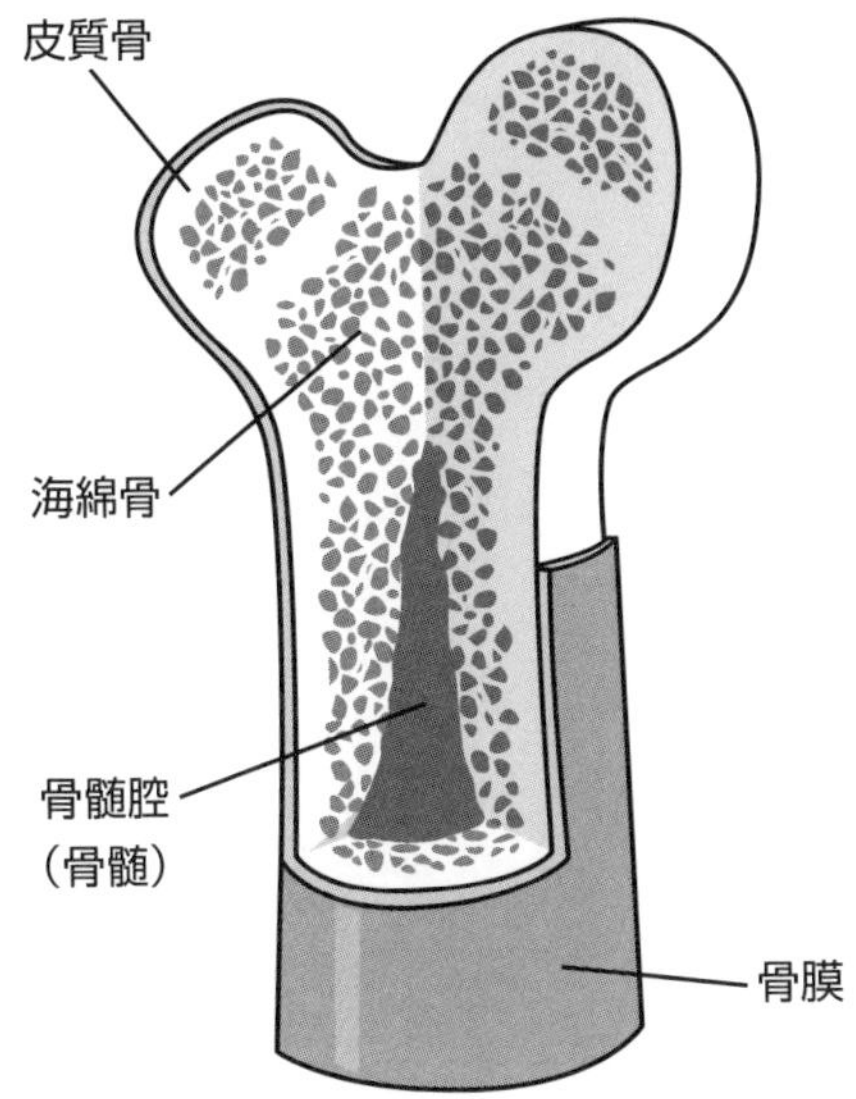

骨の表面にある骨膜には神経や血管、リンパ管が通っている。骨は、硬い皮質骨とスポンジ状の海綿骨で構成されている。骨髄腔の中には骨髄があり、血液がつくられている

古くなった骨を壊す細胞を破骨《はこつ》細胞といい、新しい骨をつくる細胞を骨芽《こつが》細胞といいます。破骨細胞が骨を壊すことを「骨吸収」といい、骨芽細胞が骨をつくることを「骨形成」といいます。

健康な人は、この骨吸収と骨形成がバランスよく行われているので、骨密度が一定に保たれています。骨吸収と骨形成のバランスが崩れて、骨密度の低下が進んでいくと、「骨粗しょう症」になったり、骨折しやすくなります。

さまざまな原因で起こる骨の病気

骨が弱くなる骨粗しょう症は加齢、女性の閉経、生活習慣病などが原因で起こりやすくなります。さらに、もろくなった骨に負荷が

さまざまな骨の病気

骨粗しょう症

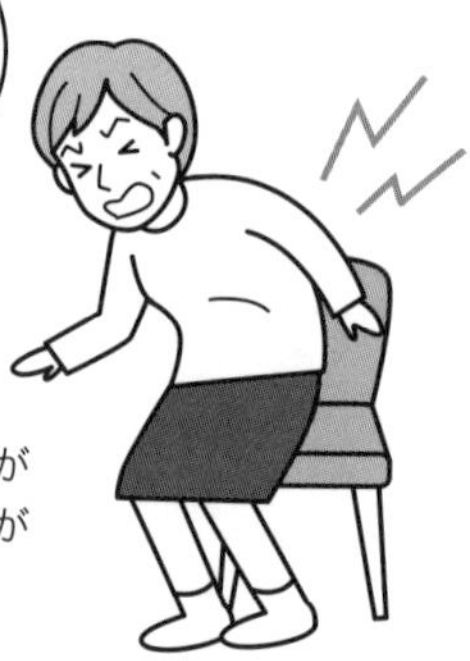

骨の密度などが低下して、骨がもろくなる

圧迫骨折

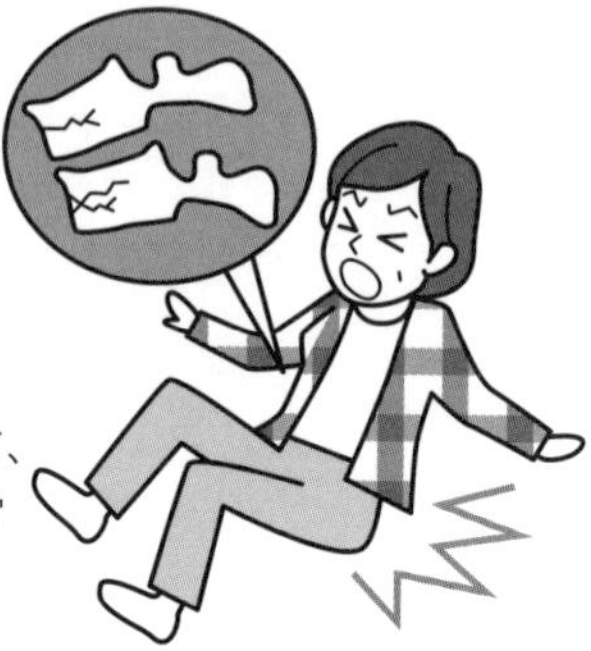

骨が弱くなって、自重などで背骨がつぶれる

骨壊死

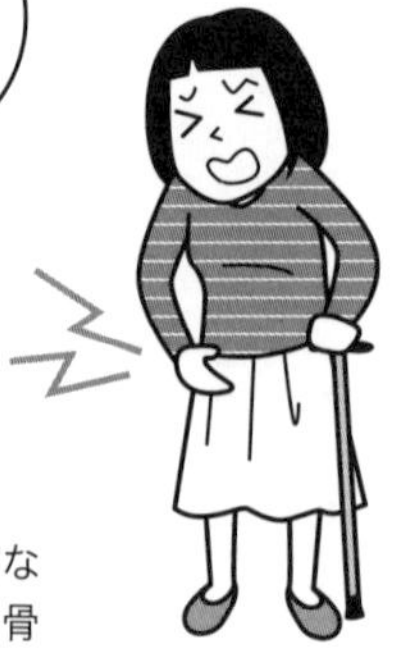

骨の血流障害などが原因で、骨が壊死する

骨髄炎

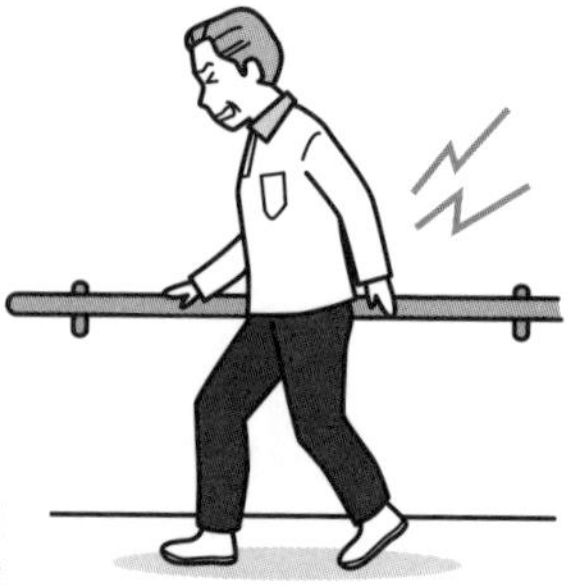

感染などが原因で、骨に炎症が起こる

加わると、骨がつぶれる「圧迫骨折」を起こすことがあります。骨粗しょう症が原因で背骨の椎体《ついたい》がいくつも圧迫骨折すると、寝たきりにつながるため、早期発見、治療を行うことが大切です。

また、骨の血流循環が滞り、骨の一部が壊死《えし》してしまうことがあります。原因の多くは不明ですが、「骨壊死」のもっとも多く起こる部位が大腿骨頭《こっとう》です。そのほかにも、ひざの大腿骨や肩の上腕骨頭にも壊死が起こることがあります。

そのほか、病気や治療薬などが原因で、血液を介して骨髄《こつずい》に細菌などが入り、炎症を起こす「骨髄炎」があります。子どもで骨髄炎を起こしやすいのは、大腿骨、脛《けい》骨《こつ》、上腕骨などです。高齢では、背骨に炎症が多くみられます。

健康な骨とは

骨密度

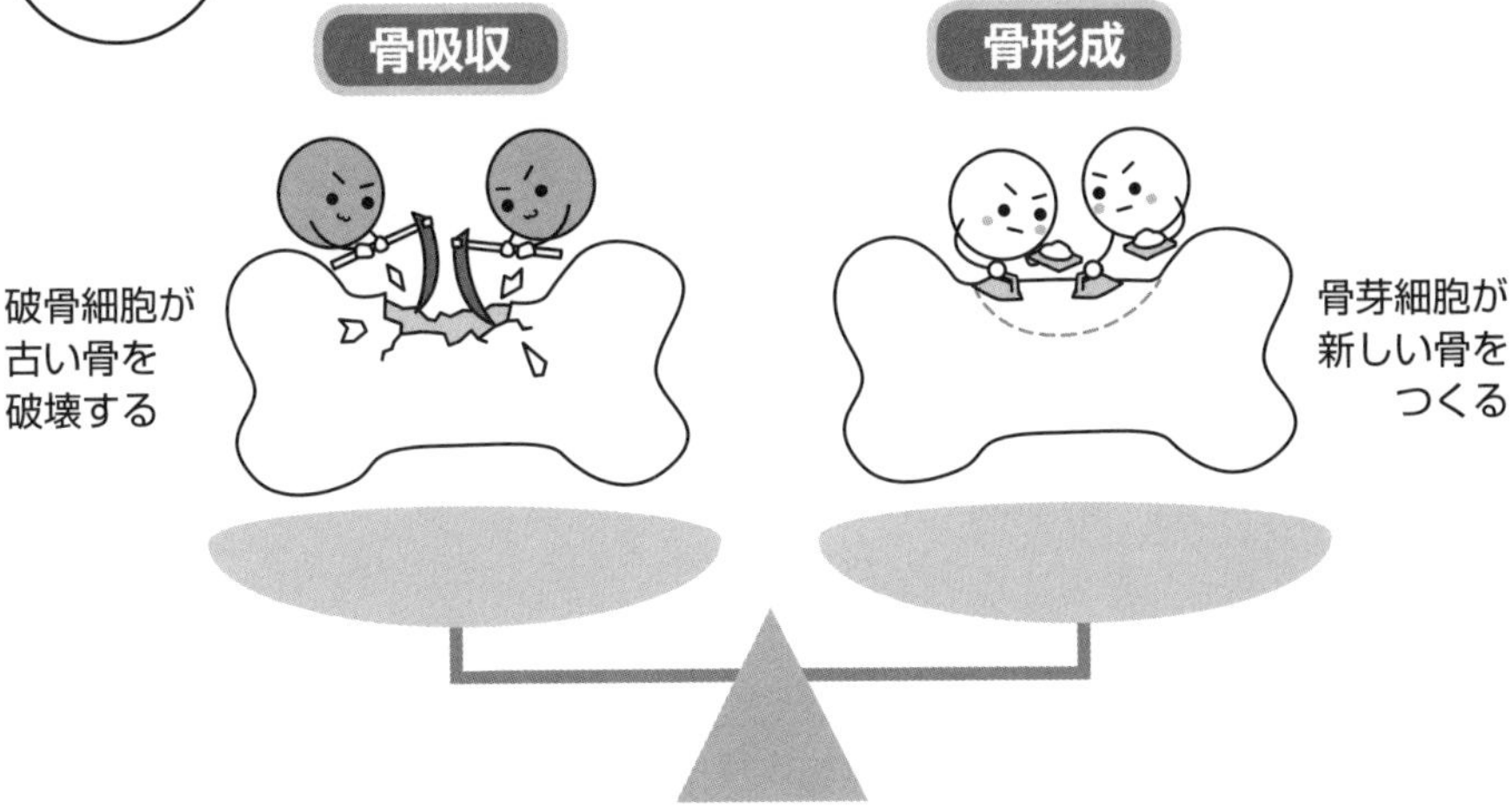

骨吸収と骨形成のバランスがとれていると、健康な骨が維持できる

骨質

骨を鉄筋コンクリートにたとえたイメージ図

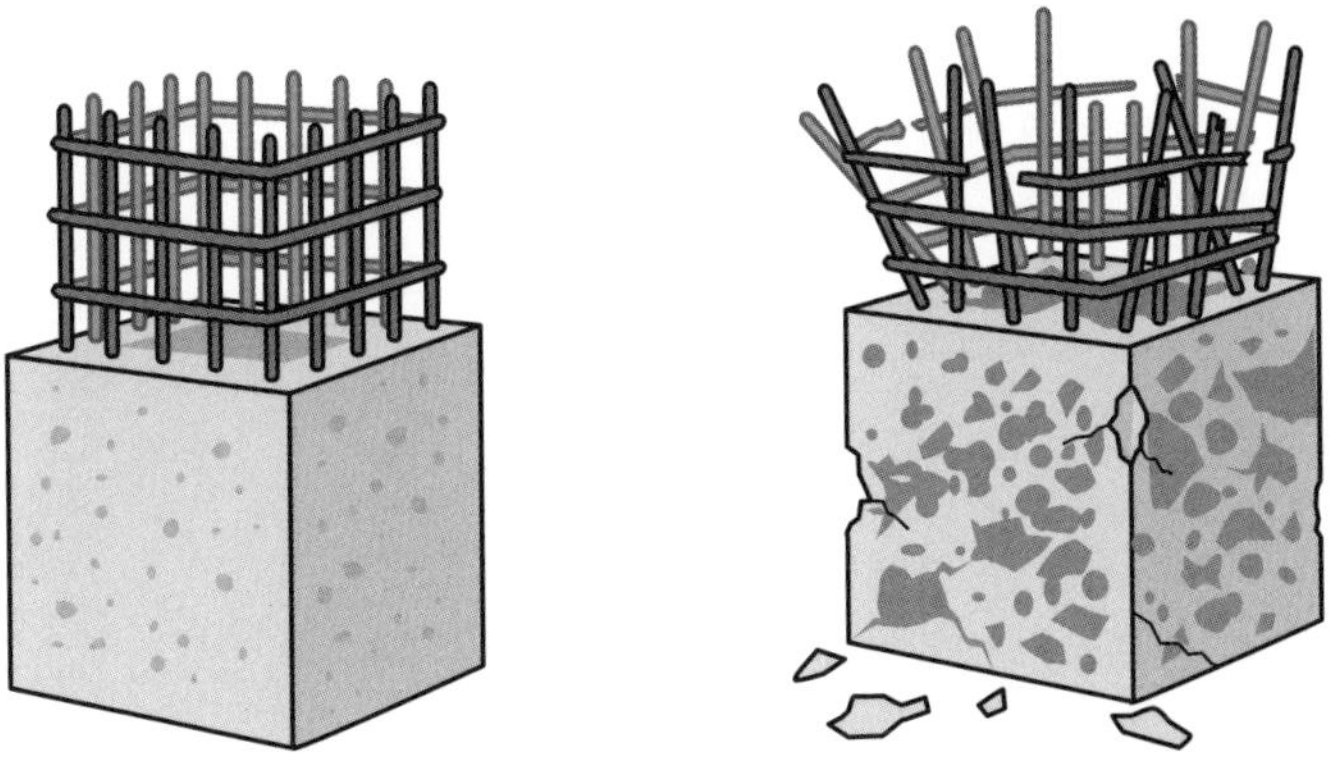

カルシウムのコンクリートをコラーゲンの鉄筋が内部で補強している

コンクリート（骨密度）がしっかりしていても、鉄筋の構造（骨質）が弱いと、骨は弱くなる

骨粗しょう症の原因は加齢、閉経などさまざま

骨粗しょう症は、骨の強度が低下して、骨折しやすくなる状態をいいます。骨の強度は、骨密度と骨質が関係しています。骨吸収と骨形成のバランスが崩れ、骨密度が低下していくと、骨がスカスカの状態になり、骨粗しょう症を発症します。

骨粗しょう症の原因は、大きく分けて2つあります。

1つは、加齢や女性の閉経、若いときのダイエット、喫煙、家族歴などによるもので、これらの原因で起こる骨粗しょう症を原発性

骨粗しょう症の原因

原発性骨粗しょう症	加齢	高齢になると食事量が減り、栄養素の吸収が弱くなるため、カルシウム不足になりやすい
	閉経	女性ホルモンのエストロゲンは、破骨細胞の働きを抑える作用がある。閉経でエストロゲンが減少すると、破骨細胞が活発になり、骨粗しょう症を起こしやすくなる
	生活スタイル	若いころのダイエットにより、骨の成長期にカルシウムなどの栄養不足を起こして、骨粗しょう症になりやすくなる。喫煙、過度の飲酒は骨密度の低下を招く
	家族歴	母親に骨粗しょう症がある女性は、将来、骨粗しょう症になる可能性が高い
続発性骨粗しょう症	生活習慣病	糖尿病、慢性腎臓病、関節リウマチなどは、骨量の減少や骨質の低下を招きやすい
	治療薬	ステロイド、がんのホルモン療法の薬など

骨粗しょう症といいます。

もう1つは、病気や治療薬が原因で起こるもので、続発性骨粗しょう症といいます。

姿勢や身長の変化、腰や背中の痛みが起こる

骨粗しょう症でもっとも多い骨折が、背骨の圧迫骨折（222ページ）です。圧迫骨折があると、姿勢や身長などに変化がみられます。また、立ち上がりや重い物を持ったときに、腰や背中に痛みを感じることもあります。

これらの症状があれば、整形外科や内科を受診して検査を受けたほうがよいでしょう。

診断に欠かせない骨密度の測定

病院では、問診、身体診察、画像検査を行います。もっとも有効な検査は、骨密度の測定です。

DXA法は、もっとも正確に骨密度を調べられる方法です。X線を当てて、腰椎、大腿骨、前腕骨などの骨密度を測定します。そのほかに、手の骨の骨密度を測定するMD法や、かかとの骨の骨密度を測定する超音波法もあります。

女性は、閉経後に骨密度が急激に低下するため、年に1回は検査を受けることをおすすめします。男性も加齢によって骨密度が低下するため、一度は検査を受けておきましょう。

骨密度の検査法

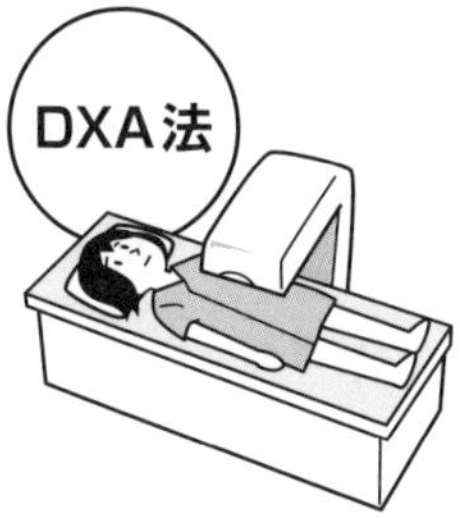

X線を用いる。他の方法と比べて、骨密度の測定精度が高い

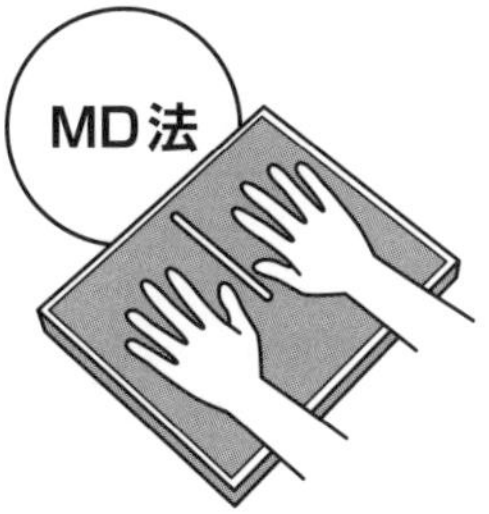

X線を用いる。簡単に測定できるため、健診などに用いられる

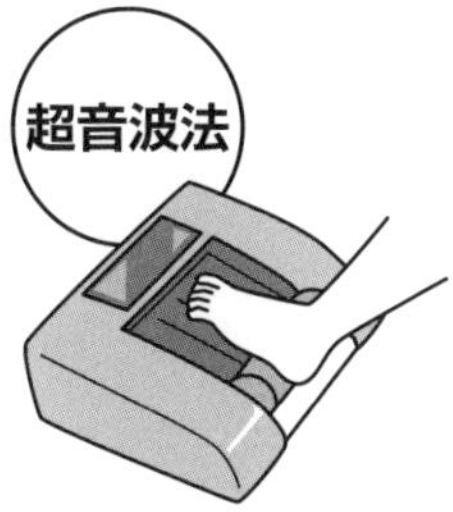

かかとの骨に超音波を当てて測定。妊婦にも安全に使用できる

ポイント

- 加齢や閉経、生活スタイルなどがおもな原因となる
- 骨粗しょう症の診断には、骨密度の測定が不可欠

ここが聞きたい！
Q&A
「骨粗しょう症」の症状と診断

Q262 なぜ、骨粗しょう症は女性に多い？

A 女性の骨量はもともと男性より少なく、閉経をむかえると、骨吸収を抑える女性ホルモンのエストロゲンが減少して、急激に骨量が低下します。したがって、閉経後の50歳代から60歳代にかけて、男性よりも女性のほうが、骨粗しょう症になりやすくなります。

ただし、男性も加齢によって骨の強度が低下していきます。70歳以降になると、男性でも骨粗しょう症が起こりやすくなります。

Q263 骨粗しょう症の原因になるものは？

A 骨量は、20歳代でピークをむかえます。そのため10歳代は、骨にカルシウムを貯蓄して丈夫な骨をつくる大切な時期です。その時期に過度なダイエットを行うと、カルシウムなどの栄養素が不足し、20歳代のピーク時の最大骨量が少なくなってしまいます。その結果、骨密度が急激に減少する閉経後、早い時期に骨粗しょう症が起こりやすくなります。

また、喫煙をしているとエストロゲンの分泌が抑制されます。過度な飲酒も、骨をつくる骨《こう》芽《が》細胞の働きを弱めます。

運動も骨に影響を及ぼします。

女性の骨密度の変化

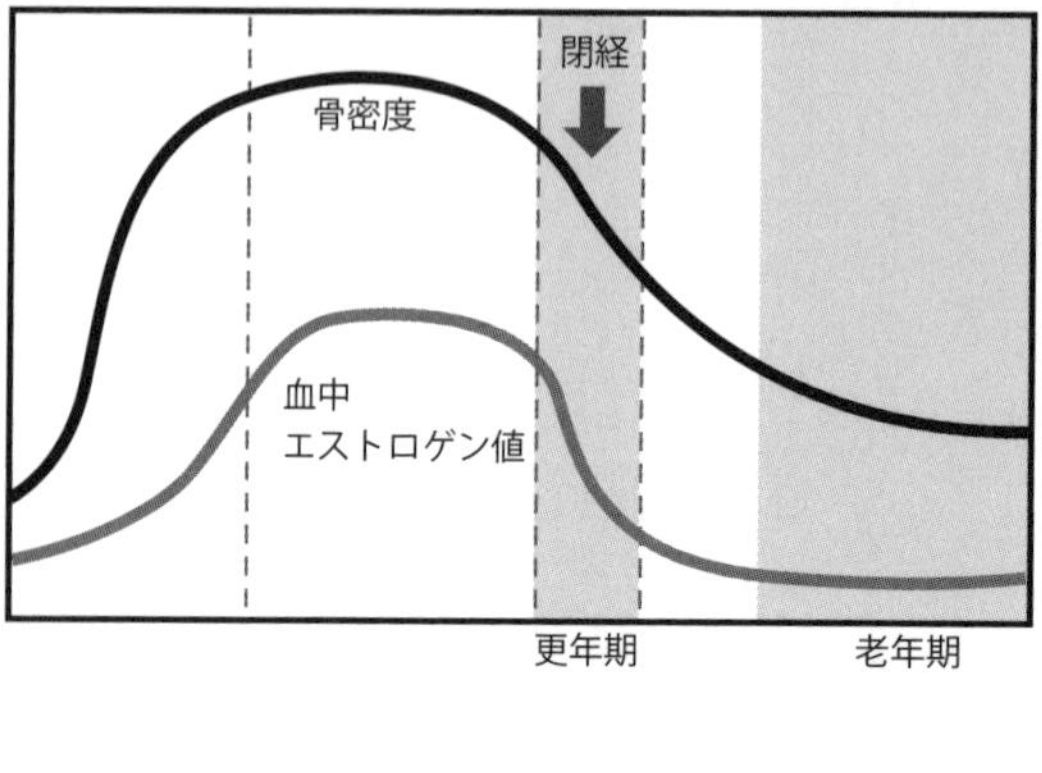

骨吸収に関係している女性ホルモンのエストロゲンは、閉経前後から激減し、それとともに骨密度も低下する

骨粗しょう症を早期発見するポイント

背中が曲がる

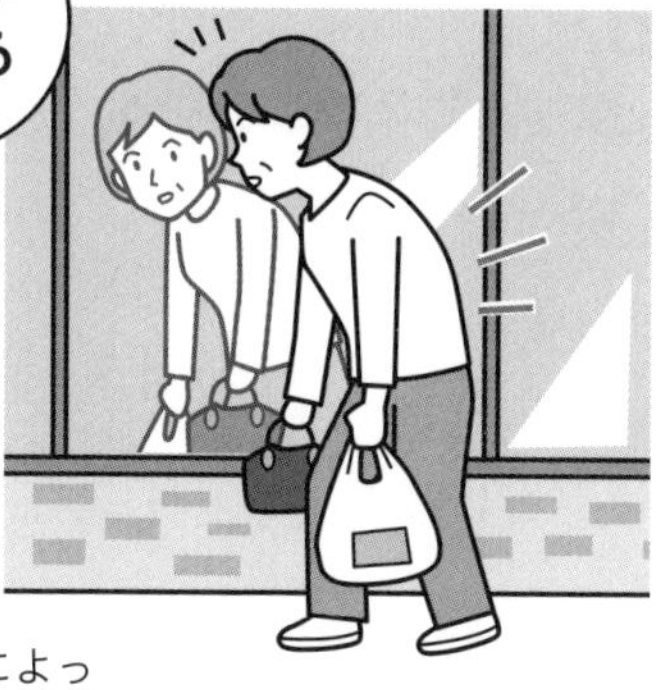

圧迫骨折によって背中が丸くなったり、腰が曲がったりする

身長が縮む

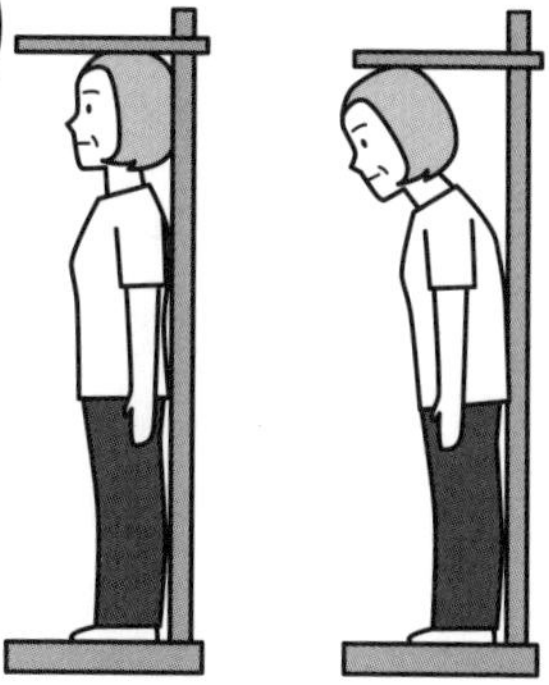

圧迫骨折があると、身長が3cm以上縮むことがある

痛みがある

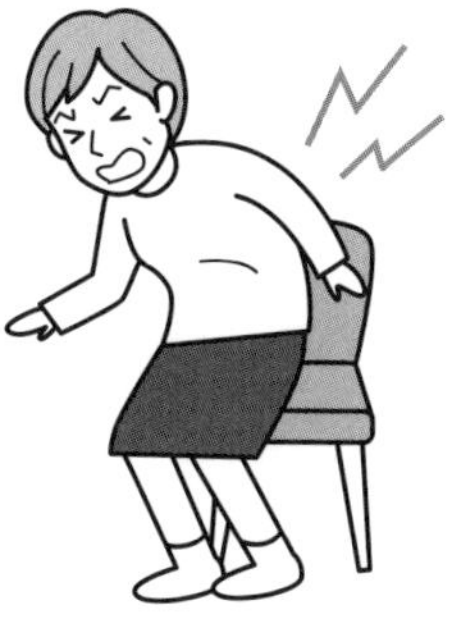

立ち上がるときや重い物を持ったときに、痛みを感じることがある

骨は、運動などで負荷をかけたほうが骨芽細胞の働きが活発になります。運動不足が続くと、骨への負荷が少なくなり、骨量が減少してしまいます。

こうした生活スタイルを続けている人は、早い時期から骨粗しょう症になりやすいので注意が必要です。

Q264 どのような症状があれば受診したほうがよい？

A 骨粗しょう症になると、背骨などの骨がつぶれて圧迫骨折を起こしやすくなりますが、多くの場合は痛みがあらわれないため、骨折に気づかないことも少なくありません。

ただ、姿勢や身長に変化があらわれることがあります。背骨がつ

「ロコチェック」で運動機能の衰えをチェック

- □ 片脚立ちで靴下がはけない
  ＊転倒の可能性があるので、無理して行わないでください
- □ 家の中でつまずいたり、滑ったりする
- □ 階段を上るのに手すりが必要
- □ 家のやや重い仕事が困難
  ＊掃除機の使用、布団の上げ下ろしなど
- □ 2kg程度の買い物をして持ち帰るのが困難
  ＊目安：1リットルの牛乳パック2個程度
- □ 15分くらい続けて歩くことができない
- □ 横断歩道を青信号の間に渡りきれない

1つでも当てはまれば、ロコモの可能性がある

骨粗しょう症による転倒・骨折の危険が高くなる！

ぶれると、背中が曲がってしまうためです。姿勢をチェックして、背中や腰が丸くなっていたら要注意です。また、以前より身長が3〜4センチ以上縮んでいる場合も、圧迫骨折が起こっている可能性があります。

重い物を持ったときや立ち上がるときなどに、背中や腰に痛みがある場合も、圧迫骨折が原因かもしれません。

このような症状が1つでもある場合は、病院で検査を受けることをおすすめします。

Q265 骨粗しょう症で寝たきりになる？

A 立ったり歩いたりするために必要な運動器の機能が衰えた状態をロコモティブシンドロー

骨折しやすい部位

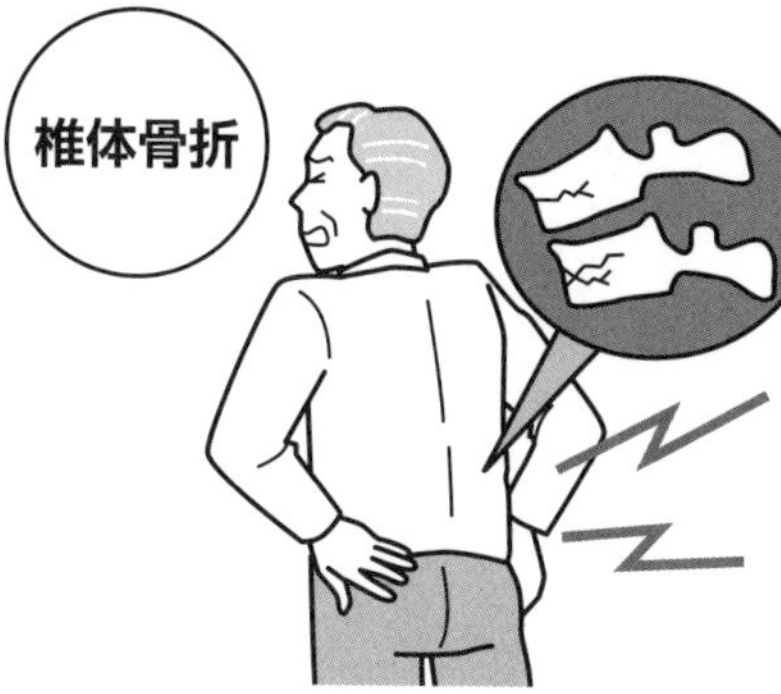

もっとも起こりやすい部位。背骨（脊椎）を一度骨折すると、続けて骨折を起こすことがよくある

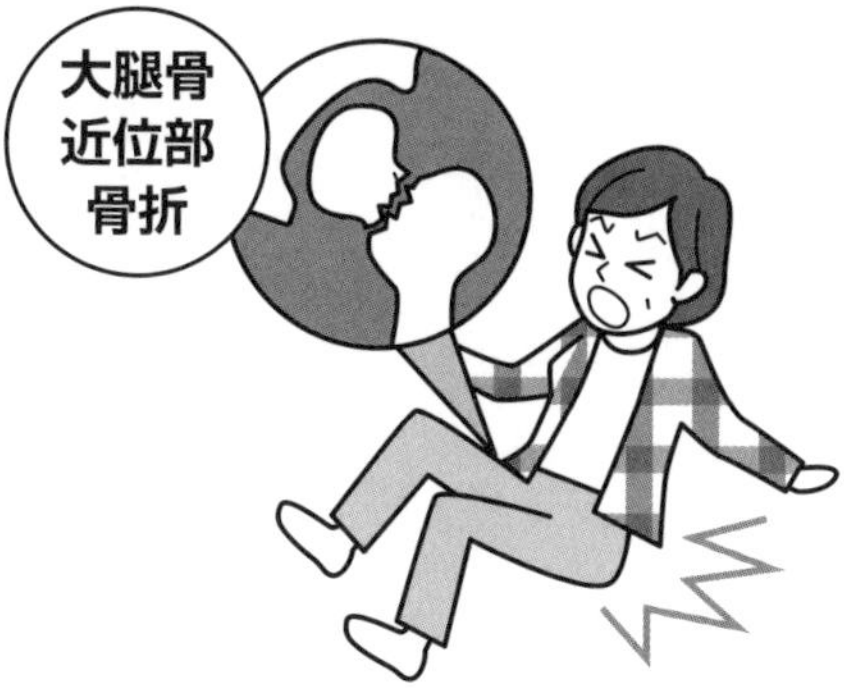

太ももの付け根を骨折すると、寝たきり状態になりやすいので注意

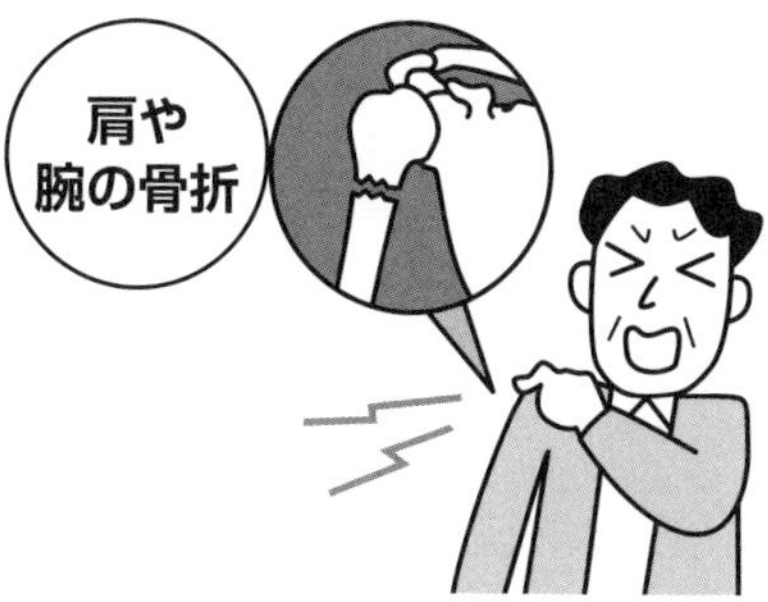

転倒時などに肩をぶつけて、肩まわりの骨を骨折することがある

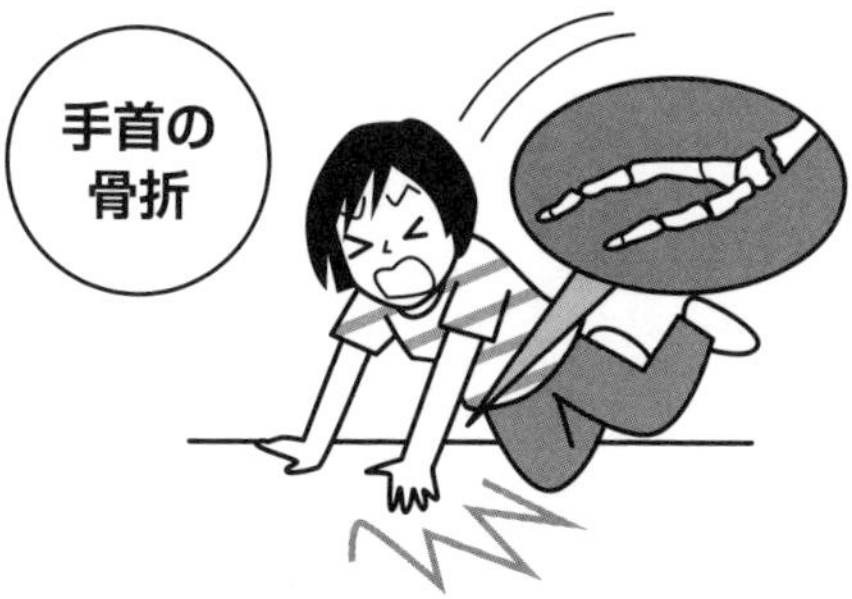

転倒時に手をついて手首を骨折することがある

ム（ロコモ）といいます（6ページ）。骨粗しょう症は、ロコモのおもな原因の1つであり、転倒による骨折で、寝たきり状態になる可能性があります。

自分自身で、運動器の機能の衰えをチェックできる方法（ロコチェック・右ページ）があります。1つでも当てはまったら、ロコモの可能性があり、骨粗しょう症がかくれている場合があります。

Q266 骨粗しょう症で骨折しやすい部位は？

A 高齢者に多い骨折は、背骨の椎体《ついたい》骨折、足の付け根の大腿骨骨折などです。

椎体骨折は痛みがあらわれにくく、骨折していることに気づかない人も少なくありません。

大腿骨近位部骨折は、骨折が治っても歩行困難になったり、寝たきり状態になる場合もあります。
また、手首や肩の骨も転倒による骨折が多い箇所です。

Q267 骨粗しょう症をほうっておくとどうなる？

A 骨粗しょう症をそのままにしておくと、圧迫骨折が広がり、生活の質が低下していきます。また、大腿骨を骨折すると、歩きづらくなって寝たきり状態になることもあります。

いつまでも自立した人生を送るために、骨粗しょう症を早期発見、治療することが大切です。

Q268 何科を受診すればよい？

A 骨粗しょう症の診断・治療は、整形外科、内科、婦人科などで行っています。

背中や腰の痛みがある患者さんは整形外科に行く場合が多く、DXA装置がある病院も多いと思います。内科や婦人科のかかりつけ医があれば、相談してみるとよいでしょう。

Q269 骨粗しょう症の診断は？

A 骨粗しょう症は、骨折の有無と骨密度の程度で診断されます。これまでに、太ももの付け根や背骨に脆《ぜい》弱《じゃく》性《せい》骨折（軽い力が加わっただけで起こる骨折）を起こしたことがあれば、骨粗しょう症と診断されます。

また、骨密度の検査を行い、若い成人の骨密度の平均値（YAM）と比べて80％以上であれば「正常」、80～70％は「骨量減少」、70％未満だと「骨粗しょう症」と診断されます。

Q270 骨粗しょう症検診があると聞いたが？

A 骨粗しょう症を早期に発見するために、自治体で骨粗しょう症検診を行っているところがあります。

対象者は40～70歳の女性で、40歳、45歳、50歳といった節目年齢に受診できます。すでに骨粗しょう症と診断されている人は対象外となります。検診の結果、骨粗しょう症の疑いがあると診断された場合は、再検査先の病院を紹介されます。希望する場合は、地域の

骨粗しょう症の診断

基本的に、下記の2つの条件のどちらかに当てはまれば、骨粗しょう症と診断される

①脆弱性骨折を起こしたことがある人

- **背骨の圧迫骨折**
- **大腿骨（脚の付け根の近く）の骨折**

または

- **そのほかの骨折※があり、骨密度がYAM※の80％未満**

※そのほかの骨折：腕や手首、脚、肋骨、骨盤などの脆弱性骨折
※YAM：若年成人平均値（20～44歳）

②脆弱性骨折がない人

- **骨密度がYAMの70％以下**

または

- **YAMの－2.5SD※（標準偏差値）以下**

※SD（標準偏差）：standard deviation。データの散らばりの程度

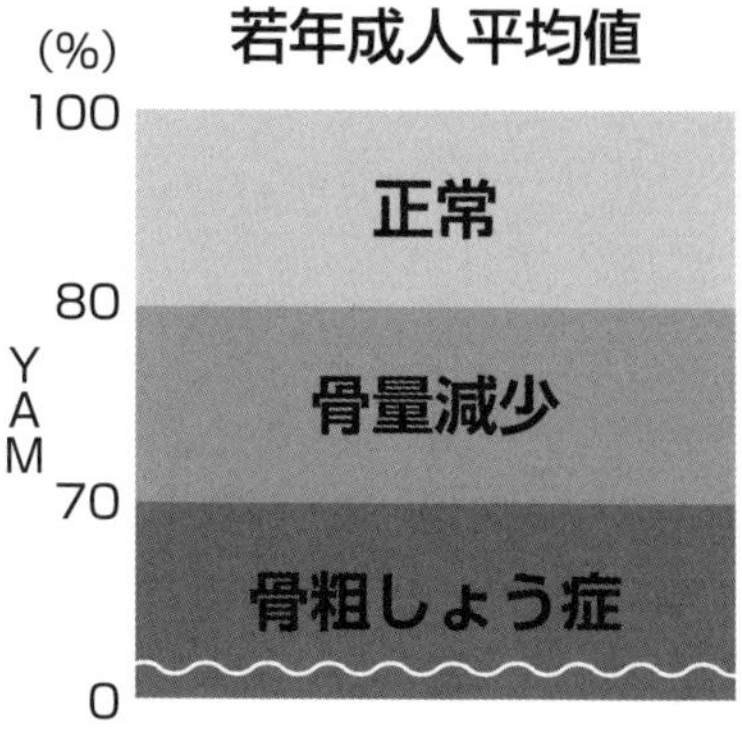

保健所に問い合わせて確認してください。

骨粗しょう症検査は、一般的な健康診断には含まれていませんが、オプションで行っているところもあります。

Q271 血液検査や尿検査から何がわかる?

A 血液や尿を採取して、骨代謝マーカーを測定します。

この数値を調べることで、骨の新陳代謝の状態がわかります。骨吸収（破骨《はこつ》細胞が骨を壊す）の割合が多いと骨吸収マーカーの数値が高くなり、骨折する可能性が高くなります。

また、骨代謝マーカーは治療薬を選ぶときや、治療効果を確認するときに役立ちます。

「骨粗しょう症」の治療法

基本は、食事と運動で骨を強くする

骨粗しょう症の治療は、食事と運動で骨を強くし、必要に応じて薬物療法を行います。

食事では、丈夫な骨を作るために必要なカルシウムを多く含む食品をとるよう心がけます。あわせて、カルシウムの吸収を助けるビタミンD、ビタミンKを多く含む食品もとるとよいでしょう。そのほか、たんぱく質や、骨質に悪影響を及ぼすホモシステインの分解に必要なビタミンB群などの栄養素も、骨を作るために必要です。

さらに、骨に負荷をかけた運動を行うことで、骨密度が増加します。骨に力が加わることで、それが刺激となり、骨にカルシウムが沈着しやすくなるのです。

ウォーキングは、骨に刺激を与えて骨密度を高めるのに効果的な運動です。また、スクワットや片脚立ちなどの運動も効果的です。

薬物療法で骨折を防ぐ

食事と運動による改善だけでは、骨密度を維持することが難しい場合があります。とくに骨折の危険があると判断された場合には、積極的に薬物療法を行っていきます。近年、骨粗しょう症の治療薬は、高い効果が期待できる薬も登場しています。

骨粗しょう症の治療薬には、大きく分けて「骨が破壊・吸収されるのを防ぐ薬」「新しい骨の形成を助ける薬」「骨吸収と骨形成のバランスを整える薬」の3つのタイプがあります。

骨が破壊・吸収されるのを防ぐ代表的な薬は、「ビスホスホネート」「抗ランクル抗体薬（一般名はデノスマブ）」「SERM（サーム）」です。このほかに、カルシトニン薬、女性ホルモン薬なども使用されます。

骨形成を助ける薬では、おもに「副甲状腺ホルモン薬」が使われ

骨粗しょう症のおもな治療薬

骨吸収を抑える薬	ビスホスホネート	破骨細胞の働きを抑えて骨吸収を防ぐことで骨量を増やす。 のみ薬（毎日、週1回など）、月1回の注射、年1回の点滴注射（ゾレドロン酸）などのタイプがある
	デノスマブ	破骨細胞を活性化するランクルという物質と結合して骨吸収を抑える。骨折を防ぐ効果もある。 半年に1回、皮下注射で投与する
	SERM（サーム）	女性ホルモンと同じ働きをする。 閉経後の女性が対象。 のみ薬で1日1回
骨形成を助ける薬	副甲状腺ホルモン薬	骨芽細胞に作用して骨密度を上げる。 毎日、自分で注射するタイプと週1回、病院で注射するタイプがある
骨吸収と骨形成のバランスを整える薬	活性型ビタミンD_3薬	体内でのカルシウムの吸収を高め、破骨細胞と骨芽細胞の働きを改善する。 のみ薬で用いる

ポイント

- 食事と運動で骨を強化し、骨折の危険があれば薬を服用
- 圧迫骨折を起こしたら保存療法を行い、手術も検討する

ます。2019年に、「抗スクレロスチン抗体薬」という新しい薬も登場しています。

骨吸収と骨形成のバランスを整える薬には、「活性型ビタミンD_3薬」があります。

骨粗しょう症の治療薬には、のみ薬、注射薬、点滴薬などのタイプがあります。

症状や骨折の危険性、年齢など、患者さんの状態に合わせて薬を選びます。

圧迫骨折したら保存療法、手術で対応

骨粗しょう症が進んで圧迫骨折を起こした場合は、コルセットで骨を固定して安静にします。それでも痛みが続く場合は、手術が検討されます（227ページ）。

ここが聞きたい！

Q&A

「骨粗しょう症」の治療法

Q272 効率よくカルシウムを摂取するには？

A カルシウムを多く含む食品は、魚介類や乳製品、大豆製品、野菜・海藻類などです。これらの食品を積極的にとるよう心がけてください。

骨粗しょう症になりやすい中高年以降になると、食事量が少なくなり、必然的にカルシウムの摂取量も少なくなります。乳製品は、カルシウムの体への吸収率が高いので、おすすめの食品です。大豆製品もカルシウムの含有量が多いので、積極的に摂取しましょう。

体内でカルシウムが効率よく吸収されるには、ビタミンDが必要です。魚類やきのこ類などとあわせて食べると効果的です。また、ビタミンDは、日光を浴びることによって活性化されます。屋外で日光に当たることも、骨をつくるために必要なことです。

Q273 カルシウムを多くとりすぎる危険はない？

A そもそも日本人は、カルシウム摂取量が不足しています。また、通常の食品からの摂取量で、カルシウムが害になることはほとんどありません。

ただし、カルシウムのサプリメントなどを使用する場合は、とり

屋外に出ることが骨の強化になる

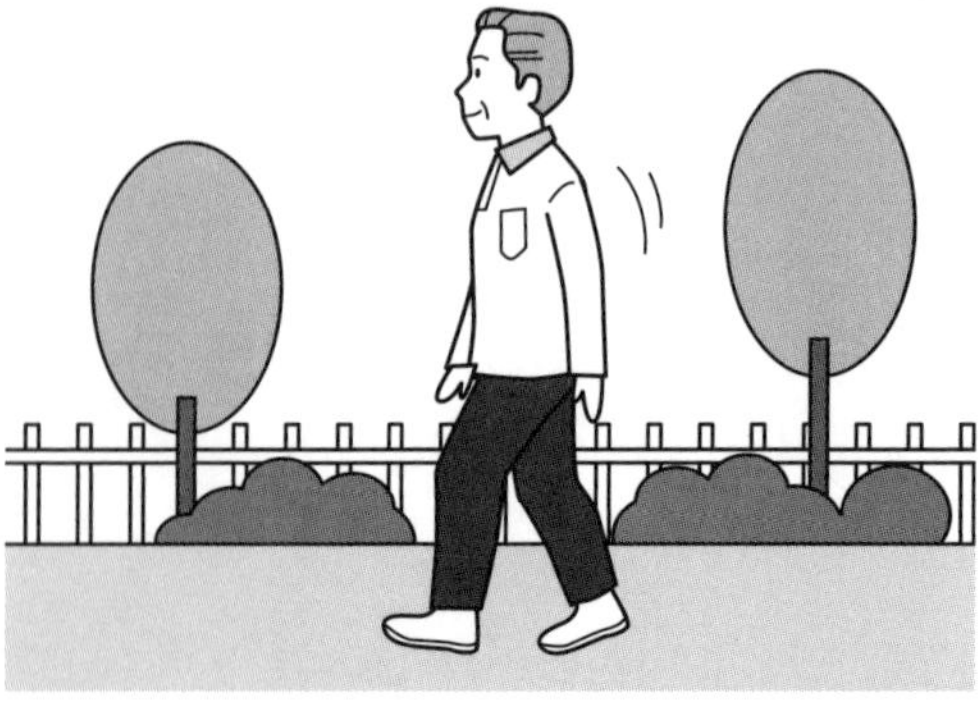

散歩するだけでも、骨の強化につながる

- 日光を浴びることで、体内でビタミンDがつくられる
- 歩くことで、骨に刺激が加わり、骨にカルシウムが貯蔵されやすくなる

骨によい嗜好品のとり方

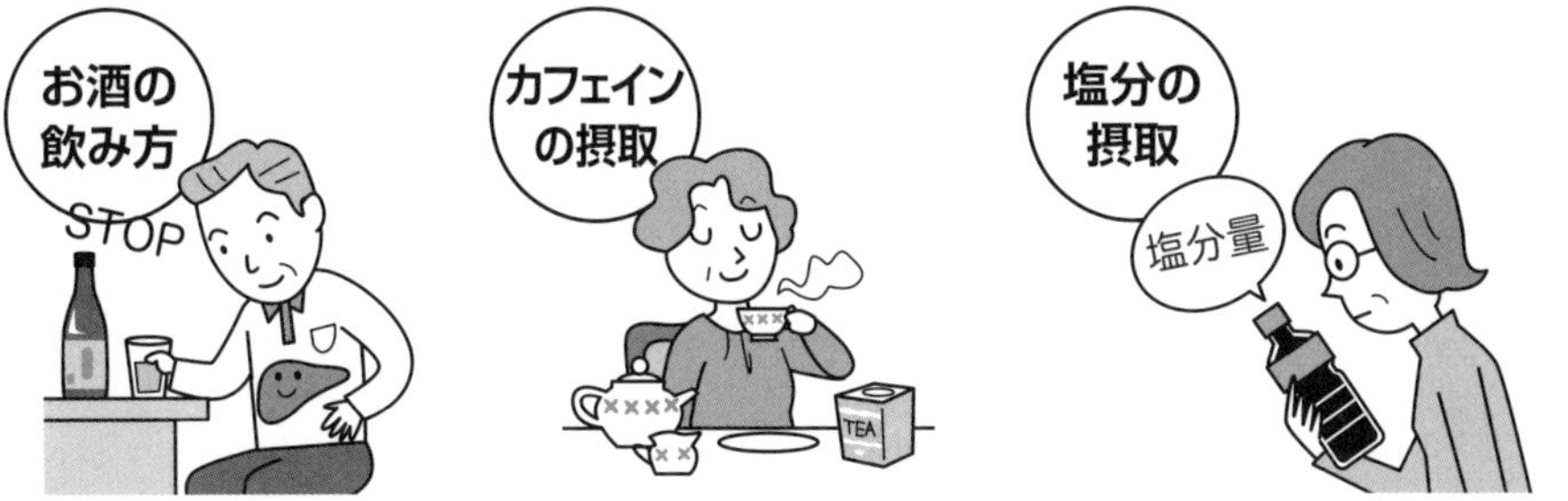

大量の飲酒は骨を弱める。適量を心がける

コーヒー、紅茶、日本茶をとりすぎない

減塩を心がける。高血圧予防のためにも1日6g未満に

すぎると高カルシウム血症を起こす可能性があるため、注意する必要があります。

Q 274 食事で注意すべきことはある？

A ビタミンKは、カルシウムが骨に沈着するために必要な栄養素です。納豆や緑黄色野菜に多く含まれていますが、抗凝固薬のワーファリン（ワルファリン）をのんでいる人は、薬が効かなくなるので、ビタミンKのとりすぎに注意してください。

腎機能が低下していて、カリウムの摂取量を制限するよう医師から指導を受けている人は、野菜を刻んで水にさらしたり、ゆでこぼすなどして、カリウムの摂取を減らす工夫をします。

また、骨粗しょう症の治療薬であるビスホスホネートをのんでいる人は、牛乳やコーヒー、ミネラルウォーター（硬水）などと一緒に服用すると、薬が吸収されにくくなります。必ず水（軟水）と一緒に服用してください。同様の理由で、薬を服用後30分は、食事を控えます。

Q 275 骨によくない食品はある？

A いつも大量の飲酒をしていると、骨が弱くなることがわかっています。

また、コーヒーや紅茶、日本茶などに含まれるカフェインは、カルシウムを尿に排出させる働きを強めます。ただし、適量であれば、制限する必要はありません。

塩分の多い食品もとりすぎると、カルシウムを尿に排出させる働きが強まります。さらに、高血圧を起こしやすくなります。健康維持のために、できるだけ減塩を心がけましょう。

Q276 骨粗しょう症の予防に効果がある運動は？

A 骨の強化には、骨に負荷をかけた運動が必要です。骨に負荷のかからない水中ウォーキングよりも、陸上のウォーキングやジョギングのほうが、骨粗しょう症の予防には効果があります。

ウォーキングといっても、なにも改まって行う必要はありません。近所を散歩したり、買い物に歩いて出かけたりすることもよい運動になります。

運動が苦手な人は、家の中でこまめに家事をする習慣をつけるだけでもかまいません。大切なのは、そうした運動を継続することです。

一方、すでに骨粗しょう症で骨が弱っている人は、ちょっとした動作でも転倒して骨折する危険があります。ウォーキングが心配な人は、自宅でできる簡単な体操を取り入れましょう。

スクワットやかかと上げ、片脚上げの体操は、負荷が大きすぎず、安全に行える運動です。歩行や立ち上がりなど、日常生活の動作に必要な筋力、バランス能力を高めることができます。

立ったまま行うのが難しい場合は、イスに座って背筋や腹筋、脚の筋肉などを鍛える体操を、無理のない範囲で行います。

Q277 薬を使わずに骨折を防ぐことはできないか？

A 骨粗しょう症の治療では、骨折をさせないことがもっとも重要です。そのためには、やはり薬物療法を行う必要があります。

薬物療法で骨密度を高め、食事で骨の栄養を補い、運動で転倒しにくい体をつくることで、圧迫骨折の予防効果がいっそう高まります。薬の骨密度を高める効果も高くなっており、昔よりも骨折しにくくなっています。

たとえば、以前であれば、背骨を金属で固定する手術などをしようにも骨が弱くてできなかった症例に対し、副甲状腺ホルモン薬のテリパラチドなどを使うことで、きちんと固定できるようになって

骨粗しょう症予防の運動

ウォーキング

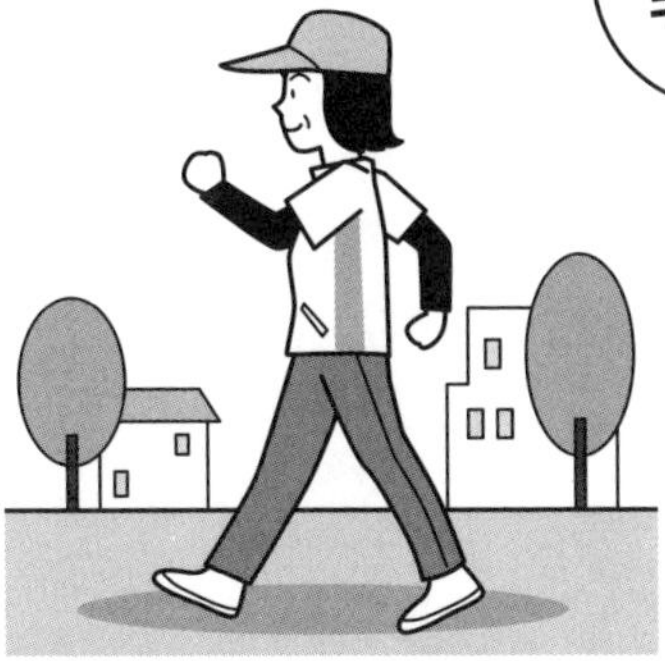

1日30分歩くことが理想だが、無理のない範囲でよい。10分ずつ3回に分けて行っても効果は同じ

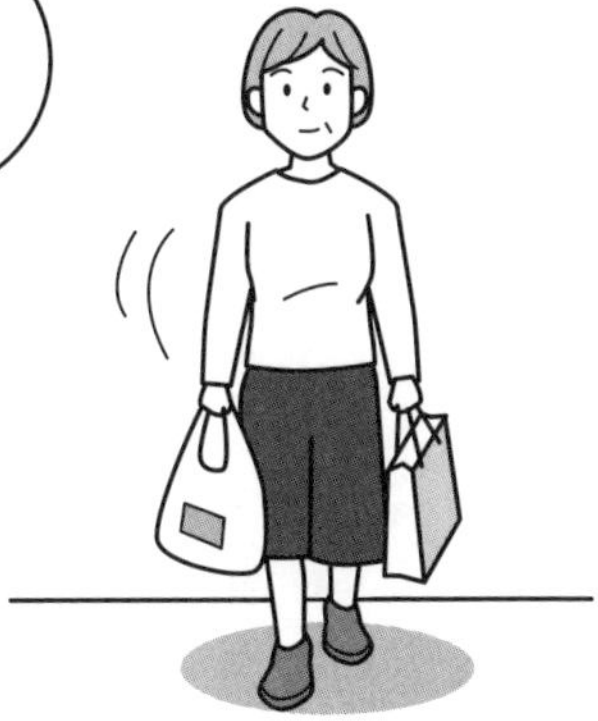

買い物や通勤、散歩など、歩くだけでも骨粗しょう症の予防になる

室内での運動

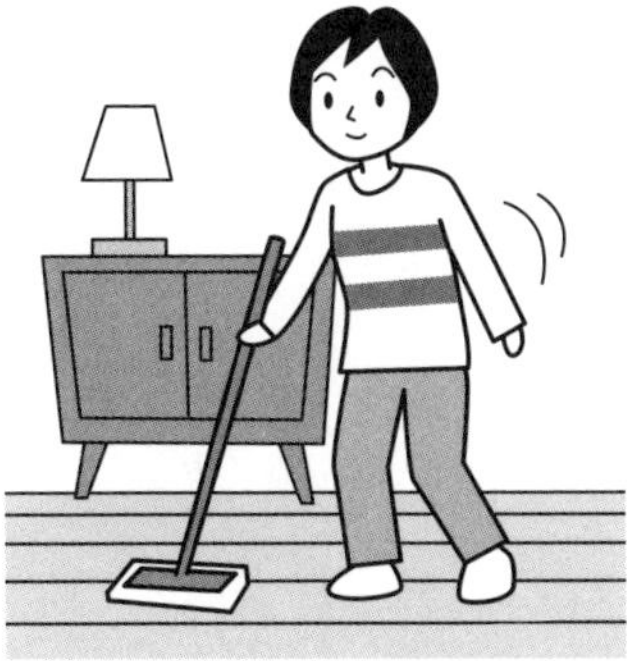

洗濯、炊事、掃除など、こまめに家事をするのも立派な運動になる

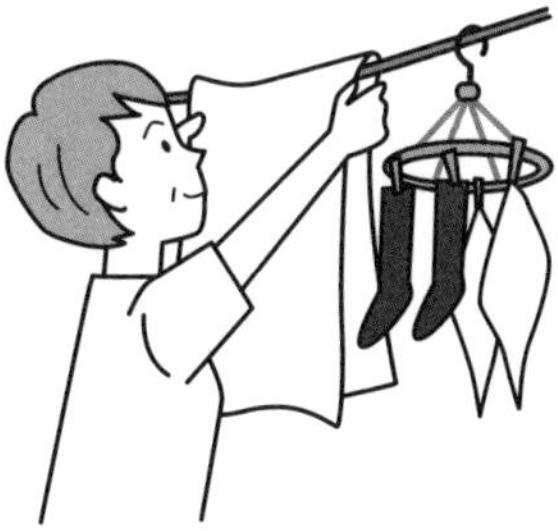

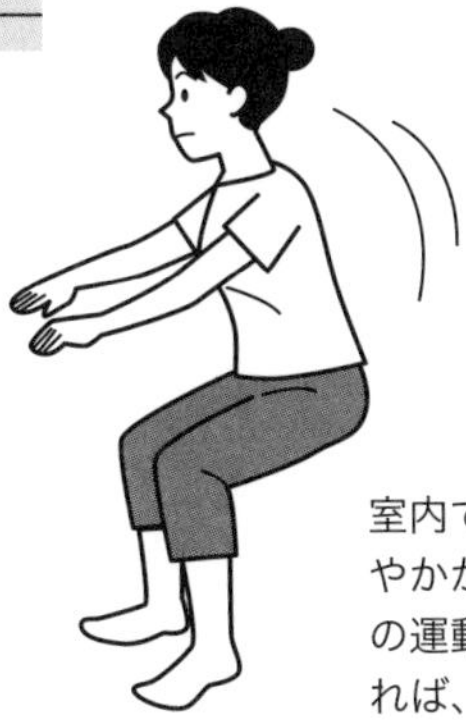

室内でスクワットやかかと上げなどの運動をプラスすれば、なお効果的

います。

医師から薬物療法をすすめられたら、薬の効果をよく理解して、きちんと服用することが、骨折の予防につながります。

Q278 新しい薬が使えるようになったと聞いたが？

A 抗スクレロスチン抗体薬という薬が２０１９年に登場し、これまでの薬とまったく異なる作用を持っています。

スクレロスチンは、骨から分泌される物質で、骨をつくる骨《こつ》芽《が》細胞の働きを抑制する作用があります。抗スクレロスチン抗体薬は、このスクレロスチンと結合して、その作用を抑えることで、骨形成を促進するとともに骨吸収を抑えます。これにより、骨密度が高くなり、骨折しにくくなります。

服用法は月1回を12か月間、皮下注射で投与します。

このような新しい治療薬の登場によって、治療の選択肢が広がり、患者さんに合った治療法を選びやすくなってきています。

Q279 薬の副作用が心配

A ビスホスホネートのみ薬は、吐き気や胃痛などの消化器症状が起こりやすくなります。それが理由で薬をやめてしまう人もいますが、注射という方法もあるので、症状があらわれたら、まず医師に相談しましょう。

デノスマブには、低カルシウム血症を起こす作用があります。定期的に血液検査を受けて副作用をチェックします。

副甲状腺ホルモン薬は、ビタミンDを多く含む薬やサプリメントを過剰に摂取すると、高カルシウム血症を起こすことがあります。

同様に、活性型ビタミンD_3薬もカルシウムの吸収を助ける作用があるので、カルシウムのとりすぎには注意が必要です。

いずれの副作用も、早期に対処すれば症状は改善できます。気になる症状があれば、医師に相談してください。

Q280 薬はいつまで続ければよい？

A 基本的に、大きな副作用がない場合、長期間にわたって服用を続ける必要があります（投与期間が限られている薬は終了後、

薬のおもな副作用

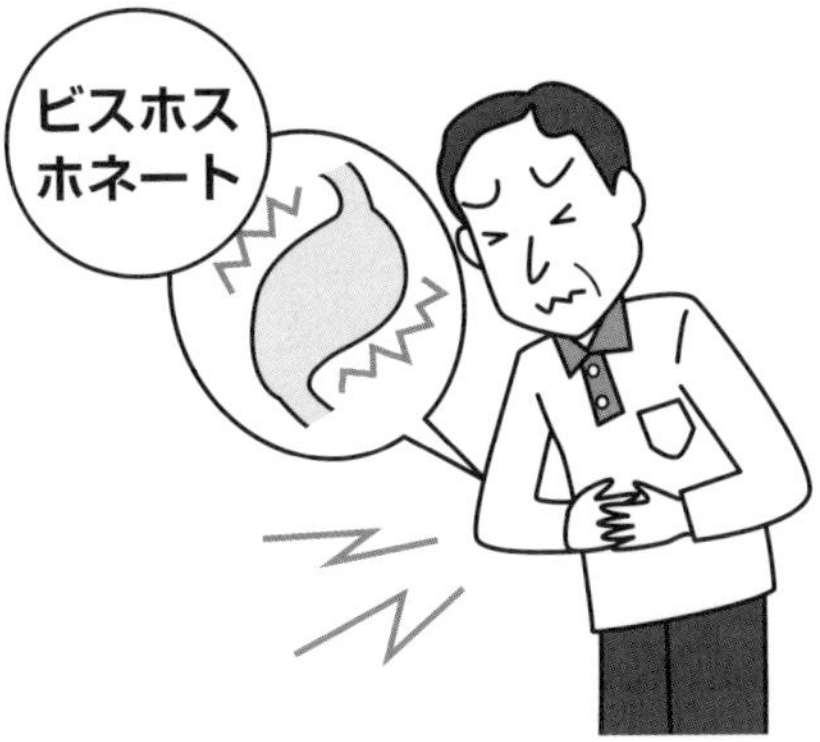

吐き気、胃痛などの消化器症状がある。副作用を防ぐために、服用後の30分間は横にならないようにする

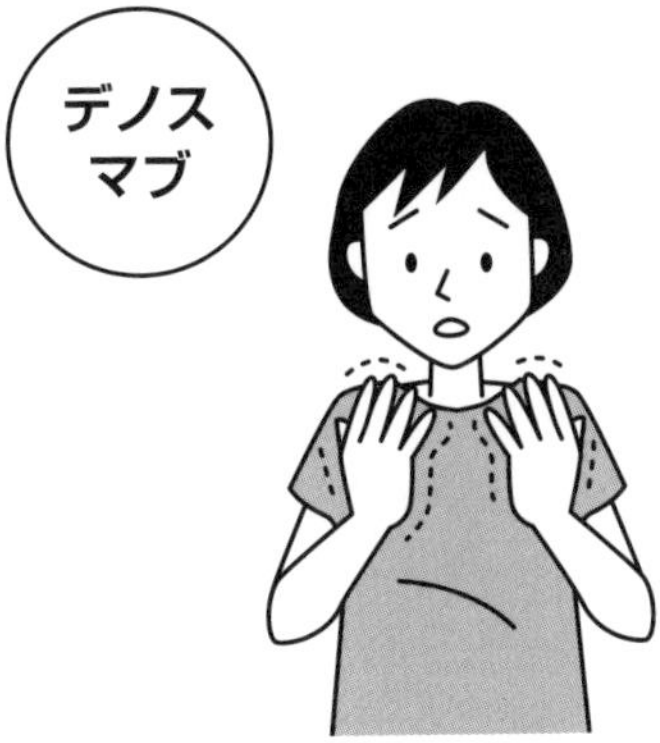

手のふるえ、脱力、けいれんなどの低カルシウム血症を起こすことがある

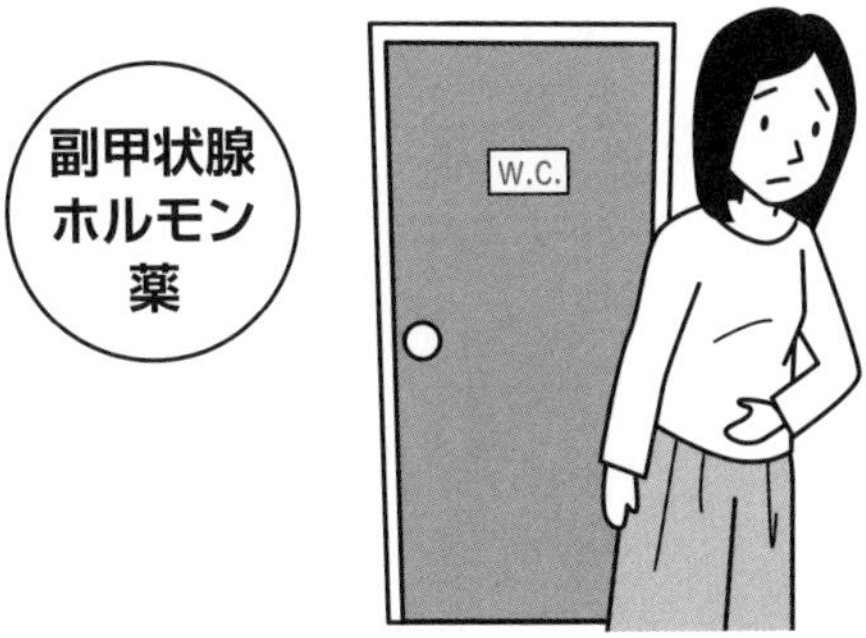

高カルシウム血症などにより、便秘、嘔吐、食欲不振などが起きることがある

他の薬に切り替える)。

骨粗しょう症や圧迫骨折はほとんど症状が出ないため、薬による効果が実感できず、自己判断で中断してしまう患者さんが少なくありません。

しかし、薬を勝手にやめてしまうのは危険です。たとえば、抗ランクル抗体薬のデノスマブを中断すると、急激に骨が弱まり、骨折する可能性が高くなります。そのほかの薬も途中でやめてしまうと、骨は次第に弱くなってしまいます。

加齢に伴い、骨粗しょう症が進行することを考えれば、現状を維持できていることこそ、効果のあらわれだといえます。

骨折などによる寝たきりを防ぐためと考え、前向きに治療を続けてください。

「圧迫骨折」の症状と治療

骨粗しょう症から圧迫骨折に進行する

骨粗しょう症があると、骨がつぶれてしまう圧迫骨折を起こしやすくなります。もっとも多いのは、背中と腰の境の圧迫骨折です。

骨粗しょう症などで骨がもろくなったところに、転倒などで尻もちをついて背骨に衝撃が加わり、背骨がつぶれてしまうのです。とくに閉経した女性は、この圧迫骨折が急激に起こりやすくなるので注意が必要です。

圧迫骨折は、なかなか自分で気づくことはありません。1つの骨が圧迫骨折を起こすと、まるでドミノ倒しのように、次々に周囲の骨にも圧迫骨折が起こります。圧迫骨折を1か所起こした人は、次に圧迫骨折が起きる確率が2・6倍※になるといわれています。

姿勢の変化や痛みのほか、内臓にも影響する

圧迫骨折が起こると、背骨のカーブが変曲し、背が縮んだり、背中が曲がるなどの姿勢や身長の変化があらわれます。

寝返りをうったときに痛みが出るなど、体を動かしたときに痛みが起こりやすくなります。また、背筋をまっすぐに伸ばせなくなるため、これまで取れた高さのものが取れなくなったり、バランスが崩れて転倒しやすくなります。その結果、寝たきり状態になってしまうこともあります。

さらに、姿勢が悪くなることで、内臓が圧迫されて消化器症状などがあらわれることがあります。

圧迫骨折は、初期にはX線検査でわからないことも多く、MRIによる画像検査で診断されます。

つらい痛みが続くときは手術の選択も

圧迫骨折を防ぐには、骨粗しょう症の治療を行い、進行させないことが大切です。すでに圧迫骨折が起こってしまった場合は、コル

※Lindsay T et al. JAMA. 2001

ポイント
- 骨粗しょう症などが原因で骨がつぶれる
- 保存療法で痛みがとれないときは手術を検討する

圧迫骨折の状態

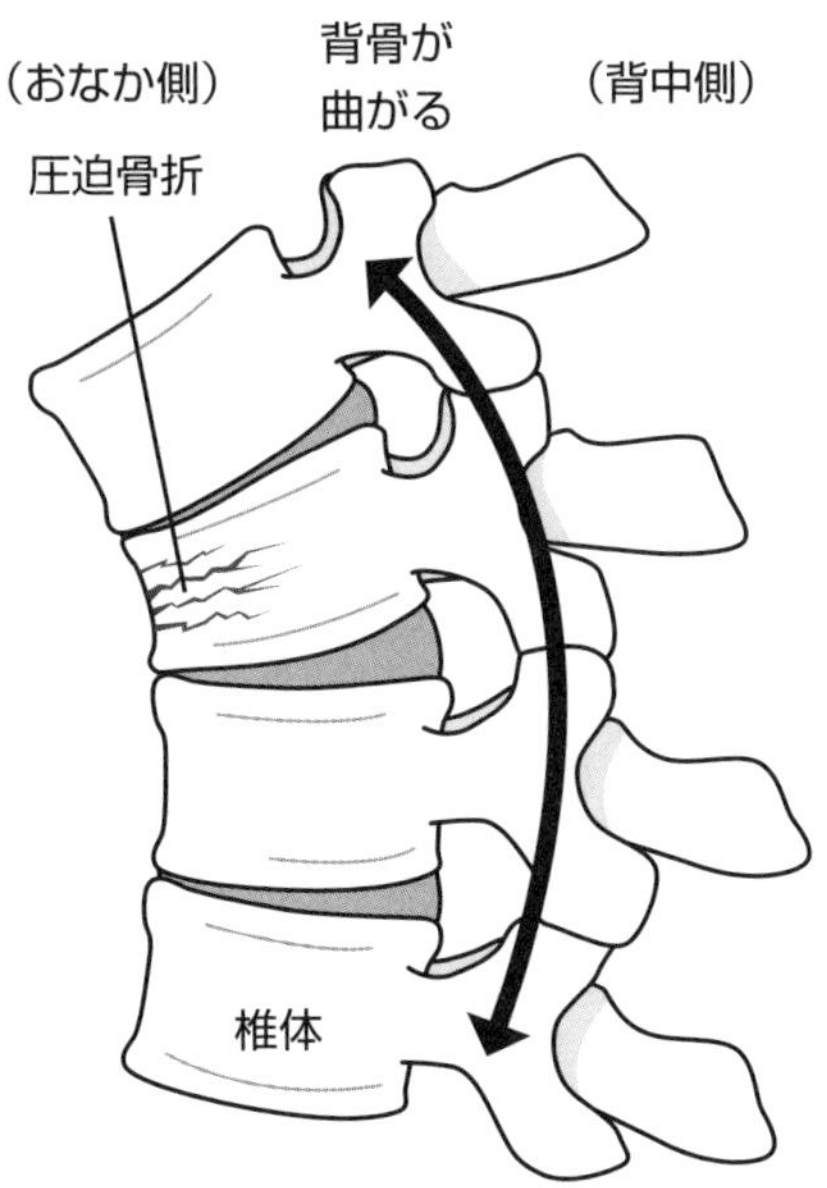

つぶれた骨が椎体の後方に飛び出してしまうと、神経を圧迫し、下半身にしびれや麻痺などの症状があらわれる（破裂骨折）

骨粗しょう症

↓

圧迫骨折
（複数箇所を骨折）

転倒などの衝撃、あるいは自分の体重によって骨がつぶれる

↓

転倒しやすくなる

↓

寝たきり状態

セットを使った保存療法を行います。それでも骨が固定せず、強い痛みが続く場合は、手術が検討されます。

背骨の圧迫骨折に対する手術は、「椎《つい》体《たい》形成術」のバルーン・カイフォプラスティー（BKP）という方法で行うことが多くなっています（227ページ）。つぶれた骨をバルーンで膨らませて、そこにできた空洞に医療用骨セメントを注入して修復する方法です。

また、破裂骨折（上図の説明）を起こすと、骨折した骨が神経を圧迫して、しびれや麻《ま》痺《ひ》などの神経症状があらわれます。破裂骨折に対しては、まず神経の圧迫を取り除き、骨折した骨にスクリューなどの金属を埋め込む「椎体除圧固定術」が検討されます。

ここが聞きたい！

Q&A

「圧迫骨折」の症状と治療

Q281 圧迫骨折はどのような人に多い？

A 圧迫骨折は、骨粗しょう症がある人に起こりやすい症状です。とくに女性は60歳を過ぎるころから骨粗しょう症になる割合が急激に増加し、圧迫骨折も起こりやすくなるので注意が必要です。

Q282 痛みはないのに圧迫骨折と言われた

A 転倒による衝撃で圧迫骨折を起こした場合は、痛みがあることが多いのですが、自分の体重に耐えられず骨がつぶれてしまった場合は、痛みはほとんど感じません。多くの人が圧迫骨折していることに気づかず、進行してしまっているのです。

Q283 なぜ、圧迫骨折で内臓に支障が出るのか？

A 圧迫骨折によって背中が丸くなると、内臓が圧迫されてしまいます。そのため、吐き気や食欲不振、胸やけ、便秘、おなかが張るなどの症状があらわれることがあります。腹部の内圧が高まることで、逆流性食道炎を起こす人もいます。

また、心臓や肺も圧迫されて機能が低下し、息苦しくなることもあります。これは命にかかわる症

椎体骨折が引き起こすさまざまな症状

- 体を動かしたときなどの痛み
- 吐き気、食欲不振
- おなかの張り
- 逆流性食道炎
- 便秘、痔
- 息苦しさ
- 呼吸機能の低下
- 気分の落ち込み

など

状なので注意が必要です。

Q 284 圧迫骨折に早く気づくには？

A 圧迫骨折を早期発見するポイントは、骨粗しょう症の場合と同じです（209ページ）。

気になる症状があったら、病院で骨粗しょう症の検査を受けてください。画像検査で圧迫骨折が見つかることがあります。

Q 285 圧迫骨折を進行させないためには？

A 背骨の圧迫骨折は痛みがなく気づきにくいことがほとんどですが、尻もちなどをついたり、重い物を持ったときに背骨に負荷がかかって骨折する場合があります。

そのように背骨が急激に圧迫された場合は、強い痛みが起こることがあります。まず、体をまっすぐにして、安静を保ちます。すぐに病院で治療すれば、背骨の変形を防ぐこともできます。痛み止めの薬を使って痛みをやわらげることもあります。

症状が落ち着いたら、コルセットを装着して生活するようにしましょう。それでも痛みが続いて日常生活に支障が出る場合は、骨折部位がうまくくっついていない場合が考えられます。その場合は、手術を検討します。

すでに圧迫骨折を起こしてから数か月経過している場合は、骨粗しょう症の治療をきちんと受けることが大切です。薬物療法と食事、運動で、再び骨折が起こるのを予防します。

急激な痛みが起こったら

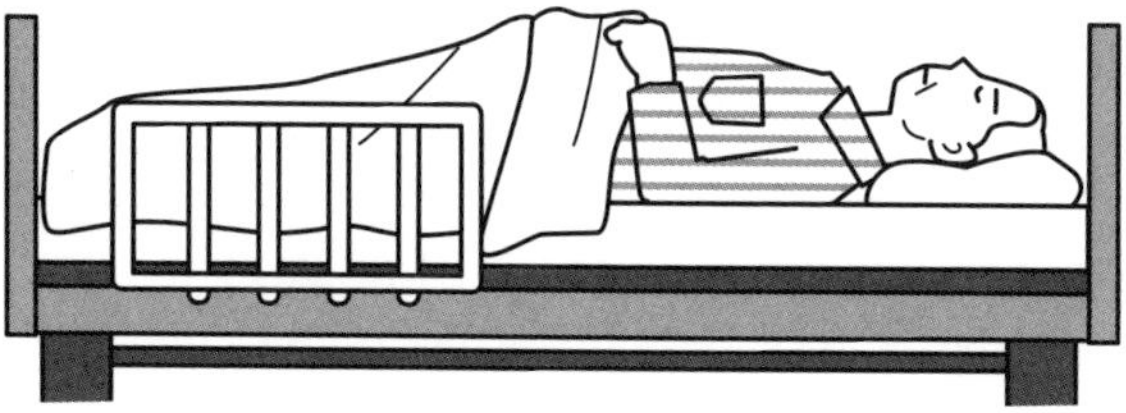

激しい痛みが急に起こったら、迷わず病院を受診する。起き上がれない場合は、救急車を呼ぶ。
できるだけ背中をまっすぐにして横になり、安静を保つことが大切

Q286 コルセットは市販のものでもよい？

A 背骨のカーブは患者さんによって異なるため、市販のコルセットでは背骨の形をうまく維持できない場合があります。また、ベルトタイプ（腰痛ベルト）のものだと骨折部位を十分にカバーできない可能性があります。

病院で自分の体型に合ったものをつくることをおすすめします。

Q287 椎体形成術後の生活で気をつけることは？

A 椎体《ついたい》形成術は、圧迫骨折した椎体内にバルーンを入れて膨らませ、医療用骨セメントを注入して骨を固定する手術法です。骨セメントが固まると、潰れた椎体は元どおりに修復されます。痛みは軽くなり、曲がった背中や腰も元の状態に近くなります。

手術時間は、一般に10～15分ですみます。ただし、椎体がひどく潰れている場合などは、椎体の中をきれいにしてからバルーンを膨らませるので、40～50分ほどかかります。

入院期間は3～4日間で、リハビリが必要な場合は数週間になることもあります。

退院後に注意しなければならないのは、椎体形成術を行った椎体の上下の骨が圧迫骨折を起こさないようにすることです。とくに骨粗しょう症がある人は、骨が弱くなっているので、圧迫骨折が連鎖しやすくなります。

ふだんからコルセットを装着して、激しい運動は控えるなど、背骨に負担がかからない生活を送る必要があります。

Q288 手術後も骨粗しょう症の治療は必要？

A 手術を受けても、骨粗しょう症が治るわけではありません。圧迫骨折が再発したり、ほかの骨が骨折しないためにも、骨粗しょう症の治療を続けることが大切です。薬をのんでいる場合は服用を続けます。

圧迫骨折を防ぐための日常生活の見直しも必要です。重い物を持たないようにする、杖を使うなど、転倒しない工夫を心がけます。

また、家の中を見直し、つまずきやすい場所をなくすことも大切です。

椎体形成術（BKP手術）の流れ

コルセットによる保存療法を行う

↓ 2〜3か月続けても痛みがとれない場合は、手術を検討

手術（椎体形成術）

❶
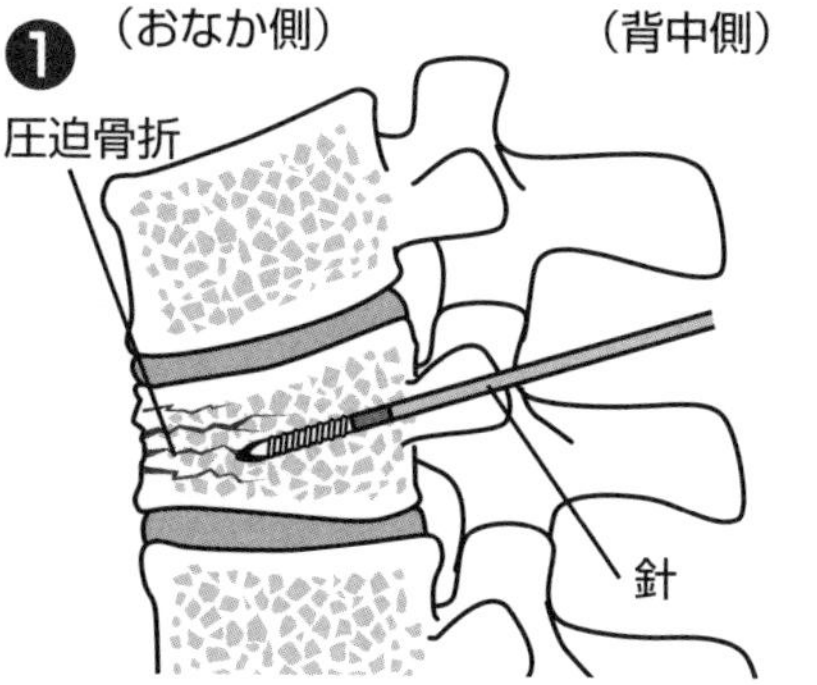

圧迫骨折した骨に針を刺し、バルーンのついた器具を挿入する

❷
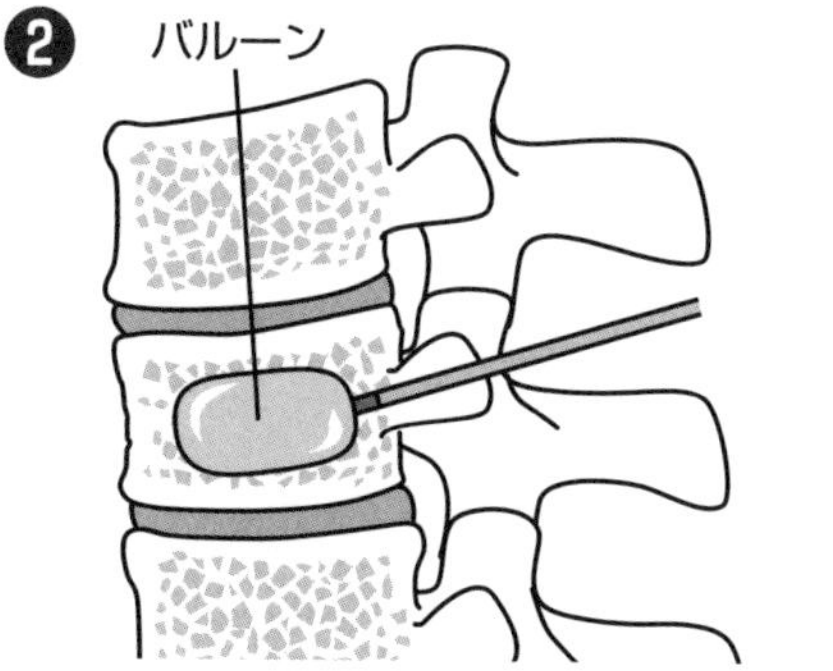

バルーンを膨らませて空洞をつくり、そのあとにバルーンを抜く

❸
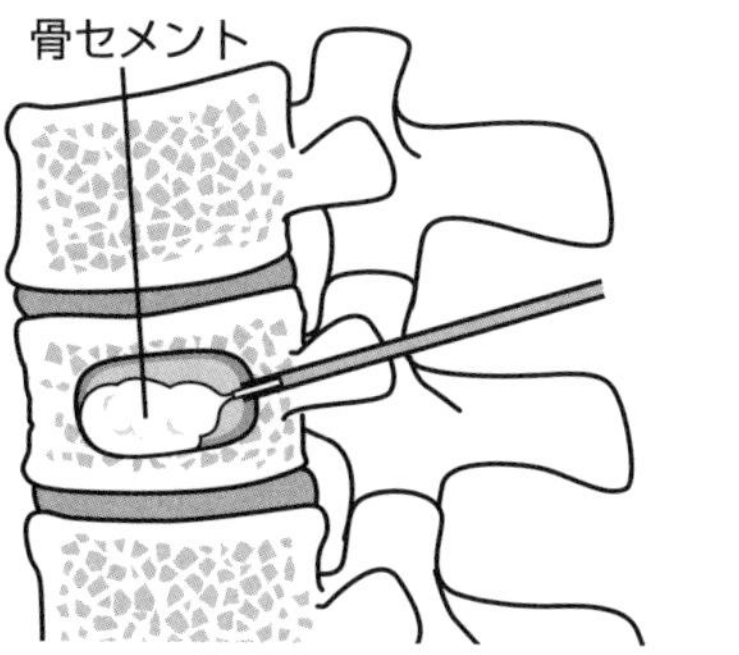

空洞に医療用骨セメントを注入する

❹
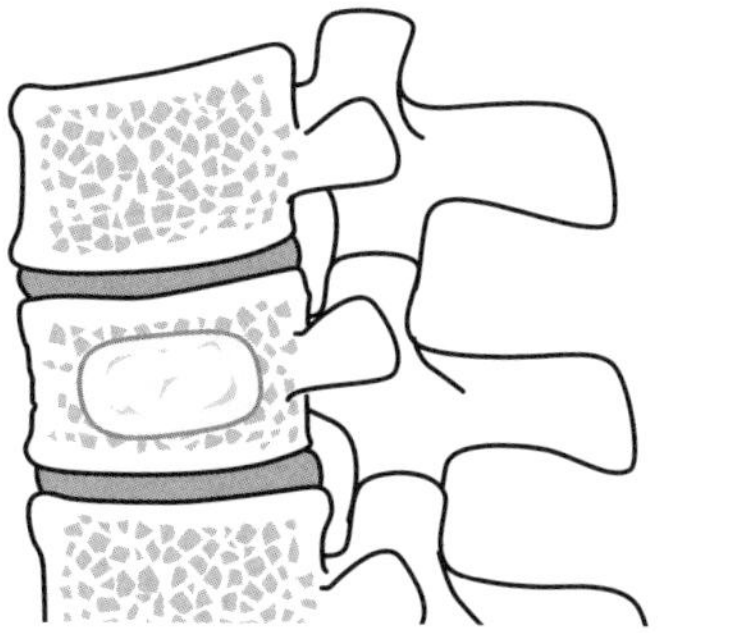

骨折していた骨が固まり、安定する

↓

リハビリ、骨粗しょう症の治療を続ける

そのほかの骨の病気

骨の血流が悪くなり、「骨壊死」を引き起こす

骨への血流が低下すると、酸素や栄養が行きわたらなくなり、骨の一部が壊《え》死《し》することがあります。壊死がもっとも多く起こるのが、大腿骨の先端にある大腿骨《こっ》頭《とう》です。

骨壊死の原因には、捻《ねん》挫《ざ》や脱《だっ》臼《きゅう》などの外傷や、全身性エリテマトーデスなどと関係があると考えられています。しかし、多くは原因がわかっていません。

大腿骨頭に壊死が起こったものを「大腿骨頭壊死症」といい、その多くを占めているのが「特発性大腿骨頭壊死症」です。日本では、1年間に２０００～３０００人発症していると推計されています。過度のアルコール摂取やステロイドの関与がわかっていますが、これらがなくても発症する場合もあります。

治療は保存療法が中心。進行すると手術も検討

特発性大腿骨頭壊死症の初期段階は、自覚症状はほとんどありません。壊死した骨頭部分が潰れると、痛みがあらわれます。大腿骨や股関節の変形が進むと、歩行に支障をきたすようになります。

診断には、Ｘ線検査やＭＲＩ、骨シンチグラフィなどの画像検査が有効です。

治療は、股関節に負担がかからない動作や生活の改善、股関節をやわらかくする体操などの保存療法が中心となります。痛みがある場合は、痛み止めの薬を使います。生活の質が維持できないときは、骨《こっ》切《き》り術や人工関節置《ち》換《かん》術を行います。

中高年に増加中「化膿性脊椎炎」

骨《こつ》髄《ずい》に細菌が感染すると、「骨髄炎」を起こすことがあります。感染経路は、風邪や中耳炎、尿路感染症などの病気によって、血液を介して細菌が骨髄に移ります。

化膿性脊椎炎

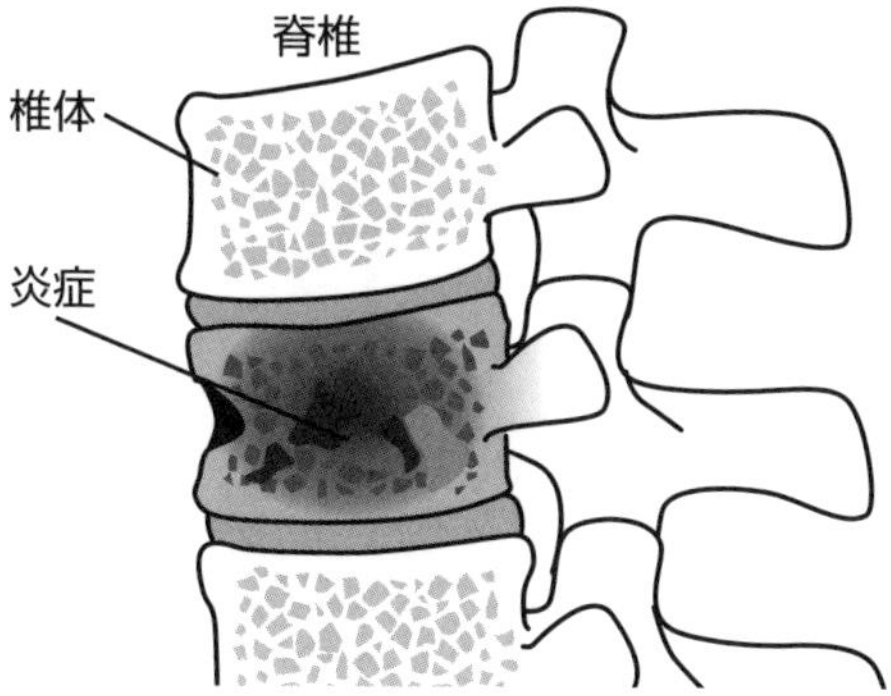

血液やリンパ液などを介して、背骨に黄色ブドウ球菌などの細菌が感染し、炎症を引き起こす。背中や腰の激痛、38℃以上の高熱があらわれる

骨髄炎は10歳前後の子どもに多くみられます。大腿骨、脛《けい》骨《こつ》、上腕骨に腫れや熱をもっている場合は、整形外科を受診してください。

子どもの骨髄炎は、症状が軽い場合は抗菌薬を投与します。それでも効果がないときは、手術が検討されます。ただ近年、子どもの骨髄炎は減少傾向にあり、一方で中高年の人に増えているのが「化膿性脊椎炎」です。

化膿性脊椎炎は、炎症によって背骨の椎体《ついたい》などが破壊されることで、背中や腰に激痛が起こったり、高熱を伴います。進行すると、脊髄のまわりに膿《うみ》がたまることで神経が圧迫され、脚に麻痺《まひ》を起こすこともあります。

病気や治療薬の影響で、免疫力が低下している人に起こりやすい病気です。

画像検査で診断。入院して抗菌薬を投与

化膿性脊椎炎は血液検査、X線検査、MRIなどの画像検査によって診断されます。進行して敗血症（233ページ）が疑われる場合は、血液培養検査も行われます。

治療は、入院して抗菌薬を投与するのが一般的です。抗菌薬で症状が改善されない場合は、手術が検討されます。手術では、化膿している組織を取り除き、それによって背骨が不安定になる場合は、背骨を固定します。

ポイント

- 大腿骨頭壊死症は徐々に痛みがあらわれ、歩行しにくくなる
- 化膿性脊椎炎は、背中や腰の激痛、高熱などを伴う

ここが聞きたい！
Q&A
そのほかの骨の病気

Q289 骨壊死は早期発見できる？

A 骨壊死《えし》は、骨の先端にある丸い骨がお椀状の関節にはまった構造をしているところに起こります。したがって、大腿骨頭《こっとう》以外にも、ひざの大腿骨や肩の上腕骨頭にも骨壊死が起こることがあります。

　これらの骨に壊死が起こっても、それだけで痛みを感じることはありません。壊死の部分が広がり、自分の体重で骨頭がつぶれて初めて痛みを感じるようになります。

　骨頭がつぶれるまでの期間は、個人差がありますが、一般的に数か月から数年かかるといわれています。その間に発見するのは難しいので、痛みを感じたら、早めに整形外科を受診するなどして対処してください。

骨壊死が起こる部位

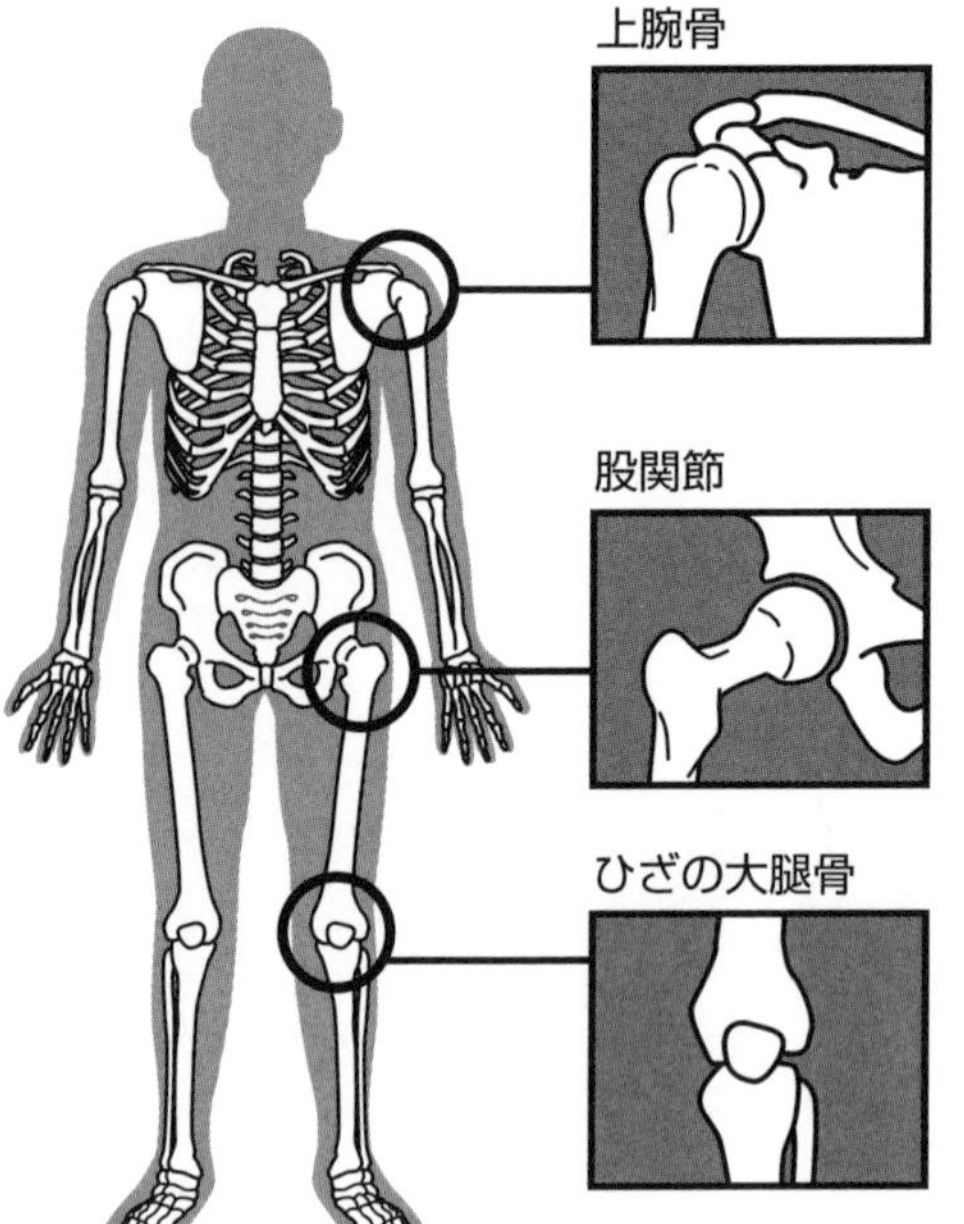

大腿骨、上腕骨、股関節に痛みがある場合は、早めに受診する

Q290 骨壊死の症状は変形性股関節症と似ている？

A 股関節に痛みが起こるという点で、特発性大腿骨頭壊死症と変形性股関節症は似ています。また、特発性大腿骨頭壊死症も進行すると、骨や関節の変形が進む

股関節に負担をかけない生活

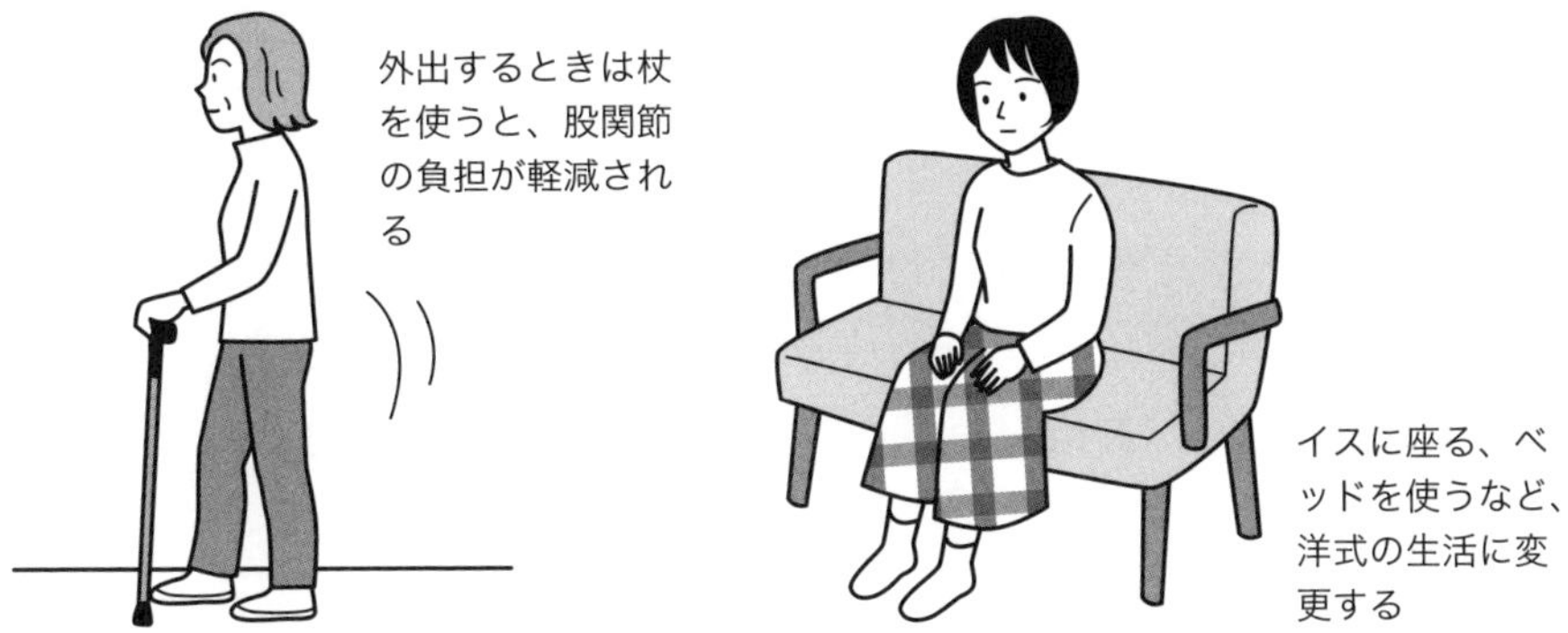

ため、歩行に支障が出るようになります。

一方で異なる点もあります。変形性股関節症は中高年に起こりやすい病気ですが、特発性大腿骨頭壊死症は比較的若い30～40歳代に多く起こります。また、変形性股関節症の痛みは徐々に強くなっていきますが、特発性大腿骨頭壊死症は突然痛みを感じるようになります。

いずれにしても、痛みが病気のサインです。痛みをがまんしないで、受診することが大切です。

Q291 特発性大腿骨頭壊死症で気をつけることは？

A 股関節に負担をかけない生活を送ることが大切です。外出時には杖を使うと関節への負担が少なく、転倒予防にもなります。できるだけ平坦な道を選んで歩くようにしましょう。家の中では、和式の生活様式は股関節に負担をかけるため、なるべく洋式に切り替えます。

股関節をやわらかくする体操を行う際には、痛みがあらわれたら中止することが大切です。無理して続けると、症状を悪化させてしまいます。

これらの生活を続けることで、壊死の範囲が狭い場合は、元どおりに回復する可能性もあります。

Q292 骨壊死の手術は早くしたほうがよい？

A 強い痛みが続き、壊死の範囲が広がっている場合は、早めに手術したほうがよいでしょう。

子どもの骨髄炎に気づくポイント

風邪や扁桃炎などの病気、けがのあとの子どもの様子に注意

- 不機嫌そうにしている
- 腕や太もも、すねなどが赤く腫れていたり、熱をもっている
- 腕や太もも、すねなどを動かすと泣いていやがる

→ 病院を受診

手術は、骨《こつ》切《き》り術や人工関節置《ち》換《かん》術が多く行われています。

骨切り術は自分の骨を残すことができる手術です。壊死の範囲が狭く、比較的若い人に行われます。一方、人工関節置換術は人工股関節に入れかえる手術で、高齢者に多く行われています。

手術の方法やタイミングについては、壊死の範囲、年齢、患者さんの生活スタイルなどを考えて選択されます。医師とよく相談して決めてください。

Q293 子どもの骨髄炎を早く見つけるには？

A 子どもは自分で症状を訴えることが難しいため、発見が遅れてしまうケースがあります。

骨髄炎のおもな症状は、発熱、全身倦怠感、炎症部位の痛み、腫れ、熱感などです。扁《へん》桃《とう》炎《えん》や尿路感染症、けが、骨折などをしたあとに、こうした症状がみられたら、病院を受診してください。その際、医師に病気やけがをしたことを伝えることが大切です。

Q294 化膿性脊椎炎を起こしやすい人は？

A 化膿性脊椎炎は、免疫力が低下した人に起こりやすい病気です。加齢とともに全身の免疫が低下するため、高齢者は化膿性脊椎炎を起こしやすくなります。糖尿病や慢性腎臓病で透析を受けている人や重い病気にかかっている人なども、免疫が低下しているため、化膿性脊椎炎にかかりやすくなります。

化膿性脊椎炎になりやすい人

- 高齢者（とくに重い病気を抱えている人は要注意）
- 糖尿病のある人
- 透析を受けている人
- 肝炎がある人
- 肺炎がある人
- 膠《こう》原《げん》病《びょう》がある人
- 免疫が低下しやすい治療薬を使っている人
  免疫抑制薬、抗がん剤やステロイドの長期投与など

治療薬では、免疫抑制薬や抗がん剤、ステロイドの長期使用によって免疫の働きが低下します。ただし、これらの服用で必ずしも化膿性脊椎炎になるわけではないので、勝手に薬を中止してはいけません。

Q295 化膿性脊椎炎の治療は長くかかる?

A まず、原因菌を調べる検査を行い、細菌が特定できたらその菌に効果のある抗菌薬を、特定できなければ広範囲に効く抗菌薬を投与します。また、ベッド上で安静にし、動くときは硬めのコルセットを装着するなどして、背骨を守ることも大切です。

抗菌薬の治療は、基本的に入院して行われます。1週間ほど点滴で抗菌薬を投与すると、熱も下がり、痛みもやわらぎます。さらに1～3週間ほど点滴を続けて、症状が改善されてきたら、のみ薬に切り替えます。完全に炎症が治まるまでに、1～2か月の入院が必要です。

抗菌薬の治療をしても症状が改善されない場合や、背骨のまわりに膿《うみ》がたまって下肢に麻痺《まひ》が起こっている場合などには手術を行います。

手術をしないでほうっておくと、炎症が進み、血液中に細菌が入って増殖し、敗血症という深刻な全身症状を引き起こして死に至ることもあります。手術の必要があると診断されたら、完治を目指して、できるだけ早く手術を受けるようにしてください。

COLUMN

高まる「骨粗しょう症」の啓発運動

骨密度の低下・骨折は世界的な問題

骨粗しょう症は、日本だけの問題ではなく、世界的な問題として認識されています。1998年には、世界91か国・地区から188の骨粗しょう症関連団体が加盟する組織が発足し、世界各地でさまざまな骨粗しょう症の啓発運動が行なわれています。

その活動の一環として、10月20日を「世界骨粗しょう症デー（WOD）」として、「世界から骨粗しょう症による骨折をなくす」ことを目標に、毎年、世界各地でキャンペーンが行われています。

日本では、そのほかに日本整形外科学会が10月8日を「骨と関節の日」として、日本転倒予防学会が10月10日を「転倒予防の日」として、それぞれ啓発活動を行っています。

日本でも高まる骨粗しょう症への関心

また、骨粗鬆症財団（JOF）という団体も、骨粗しょう症に関する研究助成と、医療関係者や一般市民を対象とした啓発運動を行っています。骨粗しょう症の診療を専門的に扱っている病院やクリニックのリストも紹介しています。

骨粗しょう症が気になる人は、近くの病院を探すときに役立つでしょう。

骨粗しょう症に対する関心は、一般市民の間でも次第に高まっており、市民の有志による「骨を守る会」が各地で発足しています。会報の発行、健康に関する講演会など、各会がさまざまな方法で市民に情報を発信しています。骨粗鬆症財団は「全国骨を守る会」を組織し、これらの活動を支援しています。

全国の「骨を守る会」の情報は、骨粗鬆症財団のホームページに掲載されています。

●公益社団法人　骨粗鬆症財団
http://www.jpof.or.jp/

 ※索引は238ページから始まります

さ

索引

■参考文献

『腰痛診療ガイドライン 2019（改訂第 2 版）』（日本整形外科学会・日本腰痛学会）

『別冊　NHK きょうの健康　シニアの脊柱管狭窄症 痛みと不安を解消する！』
　　紺野愼一・矢吹省司監修（NHK 出版）

膝痛 . 池内昌彦：これからの女性医療を考える White. Vol.4, No.2, 107-112, 2016

『別冊　NHK きょうの健康　シニアのひざの痛み ずっと歩ける！自分で治す！』
　　池内昌彦監修（NHK 出版）

五十肩 . 岩堀裕介：頸椎症・首こり・肩の痛み しつこい症状の原因がわかる
　　pp69-73, ベースボールマガジン社

腱板断裂 . 岩堀裕介：頸椎症・首こり・肩の痛み しつこい症状の原因がわかる
　　pp74-79, ベースボールマガジン社

肩の痛み 五十肩＆腱板断裂の運動療法 . 飯田博己
　　：頸椎症・首こり・肩の痛み しつこい症状の原因がわかる pp80-83, ベースボールマガジン社

『変形性股関節症診療ガイドライン 2016』（日本整形外科学会・日本股関節学会）

変形性股関節症 . 中島康晴ほか . J of Clinical Rehabilitation. Vol.24, No.4, 338-342, 2015

『関節リウマチ診療ガイドライン 2014』（日本リウマチ学会）

『関節リウマチ治療におけるメトトレキサート (MTX) 診療ガイドライン 2016 年改訂版』
　　（日本リウマチ学会）

『関節リウマチのことがよくわかる本』　山中 寿著（講談社）

『骨粗鬆症の予防と治療ガイドライン 2015 年版』（日本骨粗鬆症学会）

『別冊　NHK きょうの健康　シニアの骨粗しょう症・圧迫骨折を防ぐ！』
　　宗圓 聰監修（NHK 出版）

番組情報

きょうの健康

1967年に放送が始まった健康情報番組。第一線で活躍する医療の専門家が、病気の治療や予防、検査など、健やかに暮らすために知っておくべき最新の情報をていねいに解説しています。

放送時間　Eテレ　月曜～木曜　午後8:30～8:45
再放送　翌週月曜～木曜　午後1:35～1:50

・きょうの健康 番組ホームページ　http://nhk.jp/kyonokenko
・NHK健康チャンネル　https://nhk.jp/kenko

●監修者

紺野愼一（こんの・しんいち）
福島県立医科大学医学部整形外科学講座教授
1984年自治医科大学医学部卒業。専門は整形外科、とくに脊椎、脊髄外科、腰痛の研究と治療

池内昌彦（いけうち・まさひこ）
高知大学医学部整形外科教授
1995年高知医科大学医学部卒業。専門は整形外科、とくにひざ治療

岩堀裕介（いわほり・ゆうすけ）
あさひ病院スポーツ医学・関節センター長、愛知医科大学客員教授
1986年名古屋大学医学部卒業。専門は肩・ひじ関節の病気やけがの診断・治療

中島康晴（なかしま・やすはる）
九州大学大学院医学研究院整形外科教授
1990年九州大学医学部卒業。専門は成人股関節外科、小児整形外科、関節リウマチ

山中寿（やまなか・ひさし）
山王メディカルセンターリウマチ・痛風・膠原病センター長、東京女子医科大学客員教授
1980年三重大学医学部卒業。専門は内科学、とくに関節リウマチ、痛風

宗圓聰（そうえん・さとし）
そうえん整形外科院長
1978年京都大学医学部卒業。専門は整形外科学

NHKきょうの健康 **関節・骨を守る295のQ&A事典**

編　者　「きょうの健康」番組制作班、主婦と生活社ライフ・プラス編集部
編集人　新井　晋
発行人　倉次辰男
印刷所　太陽印刷工業株式会社
製本所　小泉製本株式会社
発行所　株式会社主婦と生活社
〒104-8357　東京都中央区京橋3-5-7
編集部　☎03-3563-5058　販売部　☎03-3563-5121　生産部　☎03-3563-5125
https://www.shufu.co.jp

ISBN 978-4-391-15327-9

落丁・乱丁その他不良本はお取り替えいたします。お買い求めの書店か小社生産部までお申し出ください。

※本書の情報は、2020年1月時点のものです。